Leben Lernen
Klett-Cotta

Zu diesem Buch

Die Arbeit mit Eltern und Familien ist ein unverzichtbarer Bestandteil der Kinder- und Jugendlichenpsychotherapie. Der vorliegende Band stellt eine praktische Anleitung für die begleitende Behandlung von Bezugspersonen dar.
Der bereits veröffentlichte erste Band *Psychotherapie für Kinder und Jugendliche* beschäftigt sich ausschließlich mit kindzentrierten Methoden, der nun vorliegende zweite Band mit Eltern-, Kind- und familienzentrierten Interventionen und erlebnisorientierten Übungen. Im ersten Teil dieses Bandes findet der Leser zunächst *Basisinformationen* zu den Themen Familie, Erziehung und Psychotherapie. Der zweite Teil des Buches besteht aus einer Fülle von einzel- und familienzentrierten Methoden, Informationen und *erlebnisorientierten Übungen und Materialien* für die Arbeit mit Bezugspersonen, Familien und Paaren sowie für die Eltern-Kind-Arbeit. Die einzelnen Übungen sind mit therapeutischen Zielen und wörtlichen Instruktionen versehen und daher in der Praxis leicht umsetzbar. Zahlreiche *Übungen, Informationen und Materialien* eignen sich auch für die Weitergabe an Bezugspersonen und als Hilfe zur Selbsthilfe für interessierte Leser.
Fallbeispiele, zwei *exemplarische Kassenanträge*, Informationen für Therapeuten sowie ein *Fragebogen* für Eltern und Bezugspersonen machen das Buch – ebenso wie den ersten Band – zu einem praxisbezogenen Nachschlagewerk.

Gudrun Görlitz, Diplom-Psychologin, arbeitet als Psychotherapeutin für Kinder, Jugendliche und Erwachsene in einer Praxisgemeinschaft in Augsburg sowie als Lehrtherapeutin, Supervisorin und Selbsterfahrungsleiterin an verschiedenen Weiterbildungsinstituten. Weitere Veröffentlichungen in der Reihe Leben Lernen: *Psychotherapie für Kinder und Jugendliche. Erlebnisorientierte Übungen und Materialien* und *Körper und Gefühl in der Psychotherapie (Basis- und Aufbauübungen).*

Alle Bücher aus der Reihe »Leben Lernen« finden sich unter
www.klett-cotta.de/lebenlernen

Gudrun Görlitz

Psychotherapie für Kinder und Familien

Übungen und Materialien für die Arbeit mit Eltern und Bezugspersonen

Klett-Cotta

Leben Lernen 179

Klett-Cotta
www.klett-cotta.de

Printed in Germany
Umschlag: Hemm & Mader, Stuttgart
Titelbild: Pablo Picasso: Claude beim Zeichnen,
Françoise und Paloma, 1954

Satz: PC-Print, München
Auf holz- und säurefreiem Werkdruckpapier gedruckt
und gebunden von Gutmann + Co., Talheim
ISBN 978-3-608-89059-4

Zweite Auflage, 2007

Bibliographische Information der Deutschen Nationalbibliothek
Die Deutsche Nationalbibliothek verzeichnet diese Publikation in der
Deutschen Nationalbibliographie; detaillierte bibliographische
Daten sind im Internet über <http://dnb.d-nb.de> abrufbar

Inhalt

Für
Bernd

ein Dank
von ganzem Herzen
für die gelungene Familienzeit

Einleitung

Als ich vor vielen Jahren begonnen hatte, mit Kindern und Jugendlichen zu arbeiten, und so manches Mal sowohl die kleinen Patienten und ihre Eltern als auch ihre Therapeutin des Fragens, Redens und Erklärens müde wurden, war ich oft vergeblich auf der Suche nach praktischen Übungen. Ich fand in meinen Fachbüchern sehr viel Theorie und Analysen von Fallbeispielen, aber ich fand nur ganz selten wörtliche Anweisungen, die mir halfen, Schritt für Schritt, kindgerecht, kreativ und lebendig zum Ziel zu kommen. Mühsam musste ich mir dies oft für jeden einzelnen Fall selbst zusammenstellen und vorbereiten. Diese »Lücke« in der Literatur hat mich über zwei Jahrzehnte lang beim Lesen, Lehren, in den Therapie- und Supervisionssitzungen beschäftigt, bis ich mich nun selbst dazu entschlossen habe, einen kleinen Beitrag zu erlebnisorientiertem Arbeiten in der Kinderpsychotherapie zu leisten.
Vielleicht haben Sie, liebe Leserin, lieber Leser, bereits den ersten Band *Psychotherapie für Kinder und Jugendliche* gelesen. Wahrscheinlich haben Sie dann Anleitungen, Übungen und Informationen für die *Arbeit mit Eltern und Familien* vermisst. Dies werden Sie nun in dem vorliegenden zweiten Band in Form von theoretischen und praktischen Grundlagen, erlebnisorientierten Übungen und Therapiematerialien finden.
Kinder- und Jugendlichenpsychotherapeut zu sein, ist ein interessanter, kreativer und vielseitiger, aber auch anspruchsvoller Beruf. Er erfordert vom Therapeuten sowohl die Fähigkeit, mit Kindern altersentsprechend umgehen zu können, als auch Eltern, Bezugspersonen und Familien für die Unterstützung der Therapie zu gewinnen. Die Zusammenarbeit mit den Bezugspersonen gelingt in der Regel dann am besten, wenn Sie

- ressourcenorientiert (ohne Schuldzuweisungen) und lebendig (statt trocken belehrend) arbeiten,
- die Notwendigkeit der Elternarbeit auch theoretisch verständlich begründen und den Eltern entsprechende Materialien, Tipps und Informationen – auch als Hilfe zur Selbsthilfe – geben und
- kompetent, lebendig, gut vorbereitet und strukturiert Ihr psychotherapeutisches Wissen einsetzen.

Der vorliegende Band gibt hierfür zahlreiche Hilfestellungen. Verschiedene Informationen, Übungen und Materialien eignen sich auch zur Weitergabe an Eltern und als Hilfe zur Selbsthilfe.
Der erste Teil enthält praxisrelevante Informationen und Materialien zu psychologischen Forschungsergebnissen in den Bereichen Familie, Entwicklung und Erziehung (wie z. B.: *Familienentwicklungsaufgaben, Entwicklungsziele, Erziehungsstile, die richtige Zuwendung*) sowie einen Überblick über Basis-Interventionen in der Bezugspersonenarbeit (wie z. B. *Psychotherapieinformation für Eltern, Elterntraining, Familien- und Paar-Sitzungen, Spiel-, Kommunikations- und Problemlösetraining, Therapeutische Briefe, Hausbesuche*).
Im zweiten Teil finden Sie zu den häufigsten Themen *erlebnisorientierte Übungen* und Materialien sowohl für die ressourcenorientierte Einzelarbeit mit Bezugspersonen (wie z.B. *Liebe ist …, Kraftquellen für die Familie, Blick auf das Positive, Mein Wunschkind*) als auch für die gemeinsame Eltern-Kind-Arbeit (wie z. B. *Familienkonferenz, Freundlichkeitsgesten, Trösten, Wutvulkan*) sowie Übungen und Materialien für die Gruppentherapie (z. B. *Die Vorsichtigen und die Mutigen, Neu in der Klasse*).
Da sich hinter so manchem »schwierigen Kind« auch eine nicht erkannte *Hochbegabung* verbergen kann, wird auf das Thema »Hochbegabte und ihre Eltern in der Psychotherapie« noch näher eingegangen. Praxisrelevante Informationen zur berufsbegleitenden *Supervision* – die dankenswerterweise von *Andreas Mühlbauer* und *Michaela Nagel* zusammengestellt wurden – sowie Tipps für Therapeuten und ein *Fragebogen für Eltern* zur Kindertherapie finden Sie im letzten Kapitel dieses Bandes. Die dargestellten *exemplarischen Kassenanträge für Langzeit- und Kurzzeittherapie*, einschließlich der *Behandlungsverläufe*, können Sie als Vorlage für die Formulierung Ihrer eigenen Falldarstellungen und Kassenanträge verwenden. Mit verschiedenen *Fallbeispielen*, *Bildern* und *Kinderzeichnungen* versuche ich für den Leser die dargestellten Informationen etwas zu »beleben«. Mit der Zeichnung eines *Familien-Wohlfühlortes* des 12-jährigen Ralf (»Hütte im Wald mit Feuerstelle und Spielgeräten für Kinder und Eltern, einem Kinderbeet und einem kleinen Teich mit Fischen und Fröschen«) möchte ich – zur Veranschaulichung von Kindersehnsüchten – diese Einleitung schließen.

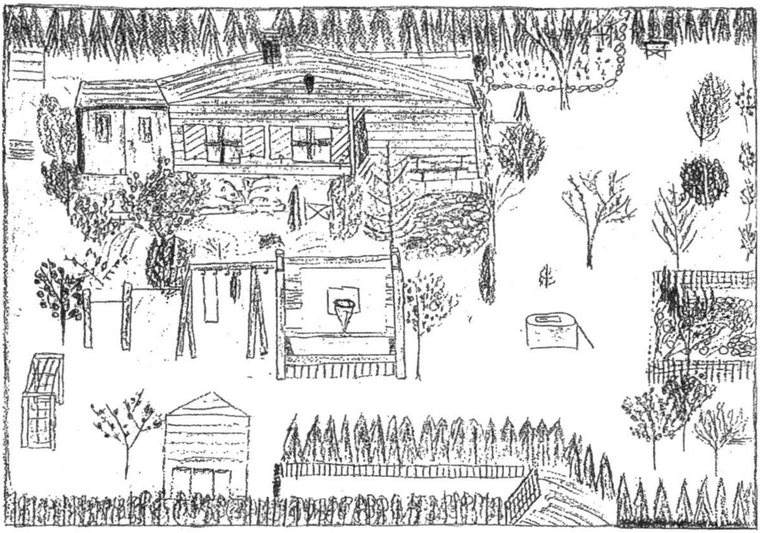

Ich bedanke mich bei allen, die mir direkt oder indirekt Unterstützung für diese beiden Bände gegeben haben, insbesondere bei meiner Familie.
Mein Dank gilt auch *Friederike Bröhan* und Frau *Dr. Treml*, die mit Aufmerksamkeit und klugen Anregungen die Manuskript-Erstellung begleiteten. Bei den kleinen und großen Patienten, bei meinen langjährigen geschätzten Kollegen *Dr. Bernd Hippler* und *Werner Scholz,* bei den Aus- und Weiterbildungsteilnehmern von BAP und CIP und bei unserem Institutsleiter und Förderer *Dr. Dr. Serge Sulz* möchte ich mich schließlich noch ganz herzlich für alle fachlichen und persönlichen Impulse bedanken.

Augsburg, im Januar 2005 *Gudrun Görlitz*

Vorwort zur zweiten Auflage:
Über die zahlreichen Rückmeldungen, welche nunmehr die aktualisierten Zweitauflagen beider Bände ermöglicht haben, freue ich mich sehr.

Augsburg, im Februar 2007 *G. G.*

I. Grundlagen der Arbeit mit Bezugspersonen und Familien

In der psychotherapeutischen Arbeit mit Kindern und Jugendlichen ist die Einbeziehung der Familienmitglieder und Bezugspersonen wichtig. Je jünger die Kinder sind, desto häufiger ist dies erforderlich. Zur Veranschaulichung hier zunächst ein Fallbeispiel mit kurzer Darstellung des Behandlungsverlaufs.

Fallbeispiel: Familie Neumann

> Familie Neumann hat viele Probleme. Frau Neumann verträgt sich nicht mit den im Haus lebenden Schwiegereltern, es gibt häufig Streit. Der achtjährige Max leidet unter Trennungsängsten und bleibt nicht alleine im Haus, auch dann nicht, wenn die Großeltern anwesend sind. Sein elfjähriger Bruder Gerd, der als Musterschüler gilt, versucht immer allen alles recht zu machen, explodiert jedoch in letzter Zeit immer häufiger. Herr Neumann hat Angst um seine Stelle. Er rastet manchmal aus und verteilt Ohrfeigen. Er fühlt sich von seiner Frau vernachlässigt, weil diese sich nur noch um Haus, Garten und Kinder kümmert. Die Paarbeziehung leidet. Die sexuelle Beziehung ist seit etwa einem Jahr eingeschlafen. Es bleibt kaum noch Zeit und Ruhe für Gespräche oder Gemeinsamkeiten zu zweit.

Frau Neumann stellt sich mit ihrem Sohn Max wegen dessen Trennungsängsten vor. Max weint jeden Morgen und klagt über Bauchschmerzen und Übelkeit, wenn er aus dem Haus gehen soll. Er hat Angst, seiner Mutter könnte etwas passieren. Diese versucht ihn dann liebevoll zu trösten, sie fühlt sich jedoch insgesamt von Max und der gesamten Familiensituation überfordert.
Die Übungen *Kraftquellen für die Familie, Blick auf das Positive* sowie die Information *Eine Stunde Elternzeit* ermöglicht es der Familie, wieder angenehme Gemeinsamkeiten zu erleben. Durch regelmäßige Spiel- und Zuwendungszeiten für beide Kinder bekommt Max zunehmend mehr »Grundsicherheit«, und Gerd fühlt sich

wieder mehr beachtet. Die Übungen *Familie in Tieren** und *Familiensoziogramm* machen deutlich, wie sehr die Kinder unter dem Streit der Mutter mit den Großeltern leiden. Es werden mit den Eltern Konflikt- und Problemlösemöglichkeiten im Rollenspiel geprobt. Mit den Eltern werden ein *Kommunikationstraining* durchgeführt und eine regelmäßige *Familienkonferenz* eingeführt. Die Großeltern werden zu einer Familiensitzung eingeladen und einige Konfliktbewältigungsmöglichkeiten erarbeitet.
Nach diesen stabilisierenden Maßnahmen werden die Ängste von Max symptomorientiert behandelt. Die bereits in der 3. Sitzung aufgestellte Angstleiter wird schrittweise durch systematische Desensibilisierung bewältigt. Durch die Übungen *Mein innerer Helfer**, *Das starke Ich** und *Mut tut gut** gewinnt Max an Selbstsicherheit und Selbstvertrauen.
Die Eltern erhalten *Informationen zur Trennungsangst*, zum *Umgang mit kindlichen Ängsten* und üben *Gefühlstrostsätze*. Die gemeinsame Übung *Kräfte messen* macht die einzelnen Rollen in der Familie wieder klarer.
Nach 32 Sitzungen geht es Familie Neumann wieder wesentlich besser. Die Trennungsängste von Max haben sich auf ein altersentsprechendes Minimum reduziert.
Die Exploration der eigenen Lebensgeschichten der Eltern gibt wichtige zusätzliche Informationen darüber, wie deren lebensgeschichtliche Erfahrungen ihre heutigen Erziehungsmodelle und Einstellungen gegenüber dem Kind prägen. Zur mühelosen Erfassung dieser Daten können Sie den *Eltern* einen *Fragebogen zum eigenen Lebenslauf* aushändigen (z. B. in: Görlitz, 2003a, S. 256–262).
Die Erkenntnisse der *Familienpsychologie* sind als theoretischer Hintergrund für die Arbeit mit Bezugspersonen sehr hilfreich. Die Familienpsychologie beschäftigt sich mit den unterschiedlichen Qualitäten des Zusammenlebens im Familienalltag und mit den einzelnen Beziehungen innerhalb einer Familie. Im Folgenden stelle ich einige theoretische Grundlagen, die Sie für die psychotherapeutische Arbeit gut gebrauchen können, kurz dar.

---

* Die mit einem * gekennzeichneten Übungen und Materialien findet der Leser im ersten Band: Psychotherapie für Kinder und Jugendliche. Erlebnisorientierte Übungen und Materialien. 2006.

1. Theoretische Grundlagen

Familienentwicklungsaufgaben

Familien und ihre Mitglieder haben im Laufe ihres Zusammenlebens bestimmte Aufgaben zu bewältigen. Eltern sind für die Betreuung, Pflege und Erziehung ihrer Kinder verantwortlich, in der Regel so lange, bis die Kinder sich selbst versorgen können. Später kann es zu einer Umkehr der Rollen kommen, indem z. B. erwachsene Kinder Verantwortung für hilfsbedürftige und gebrechliche Eltern übernehmen. »Psychologisch ist Familie als Gruppe verwandter Personen mit gemeinsamer Geschichte, Gegenwart und Zukunft zu verstehen, deren Mitglieder formal durch Blutsverwandtschaft, (nichteheliche Lebensgemeinschaft, Pflegschaft oder Adoption direkt bzw. über Angehörige miteinander verbunden sind.« (Kaiser, 2002, S. 6)

Exkurs: Familiendaten

Die häufigste Form des Zusammenlebens ist nach wie vor die Ehe. Von den 19,5 Millionen Ehepaaren haben 11 Millionen Kinder, mit denen sie als *Kernfamilie* zusammenleben. 7,4 Mill. Ehepaare haben mindestens ein Kind unter 18 Jahren. Dies waren 1999 7,1% weniger als 1991 (7,9 Mill.). Insgesamt wuchsen im April 1999 in Deutschland 12,5 Mill. Kinder unter 18 Jahren bei Ehepaaren (z. T. aus Vorbeziehungen) und weitere 2,8 Mill. bei *Alleinerziehenden* auf. Knapp jedes dritte der 15,3 Mill. Kinder unter 18 Jahren war ein Einzelkind (31%). Im Jahre 2000 lebten 81% der Mütter mit minderjährigen Kindern mit einem Ehemann zusammen, im Jahre 1991 waren es noch 86%. (aus: Kaiser, 2002, S. 8)

Neben der klassischen Kernfamilie gibt es weitere unterschiedliche Familienformen wie z. B. Mehrgenerationenfamilien, Pflege- und Adoptivfamilien, nichteheliche Lebensgemeinschaften, Einelternfamilien, Stieffamilien, Kommunen usw.

Familienentwicklungsaufgaben (s. Schneewind, 2002, S. 109)

Stufe	Entwicklungsaufgaben für die Eltern
• *Familien mit jungen Kindern*	• Anpassung des Ehesystems, um Raum für ein Kind bzw. Kinder zu schaffen. • Koordinierung der Kindererziehung, des Umgangs mit Geld und der Haushaltsführung. • Neuorientierung der Beziehungen mit der erweiterten Familie, um Eltern- und Großelternrolle mit einzubeziehen.
• *Familien mit Jugendlichen*	• Veränderung der Eltern-Kind-Beziehung, um Jugendlichen zu ermöglichen, sich innerhalb und außerhalb des Familiensystems zu bewegen. • Neue Fokussierung auf die ehelichen und beruflichen Themen der mittleren Lebensspanne. • Hinwendung auf die gemeinsame Pflege und Sorge für die ältere Generation.

Das *Familienklima* ist u. a. mitverantwortlich dafür, wie gut die jeweiligen Entwicklungsaufgaben gelingen. Untersuchungen zum Familienklima ergaben drei übergeordnete familiäre Struktur-Dimensionen (s. auch Schneewind, 1995, S. 141):

1. *Positiv-emotionales Klima* (Harmonie, Verständnis, Zuwendung, Konfliktregelung)
2. *Anregendes Klima* (Offenheit, Erfahrungsaustausch, aktive Freizeitgestaltung)
3. *Normativ-autoritäres Klima* (Normorientierung, Regeln, geordneter Ablauf des Familienlebens, Leistungsorientierung)

Zur *Typenbildung von Familiensystemen* dient das Circumplexmodell von Olson (1990). Es besteht aus drei Dimensionen: Kohäsion, Anpassungsfähigkeit und Kommunikation. Mit diesen Dimensionen werden Paar- und Familiensysteme erfasst.

1. *Familienkohäsion* ist definiert als das Ausmaß der emotionalen Bindung, das die Familienmitglieder untereinander haben.
2. *Familienanpassungsfähigkeit* ist definiert als die Fähigkeit eines Ehe- oder Familiensystems, seine Machtstruktur, Rollenbeziehungen und Beziehungsregeln im Hinblick auf situations- oder entwicklungsbezogenen Stress zu ändern.
3. *Kommunikation* erweist sich für Familien als wesentliches unterstützendes Moment für die beiden anderen Dimensionen.

Jeder Bereich wird in vier Abschnitte unterteilt und kann so als Modell verwendet werden, um die Familiensituationen und das Familienklima zu untersuchen.

Familienressourcen

Die Ressourcen eines Familiensystems beziehen sich auf die Art und Weise, wie die Familie ihr Zusammenleben organisiert und die Beziehungen zur Außenwelt gestaltet. Hierfür sind u. a. der familiäre Zusammenhalt, Kommunikationsfähigkeiten und Problemlösefertigkeiten sowie die familiäre Anpassungsfähigkeit verantwortlich. Förderlich ist auch das Eingebundensein in umfassendere soziale Unterstützungssysteme, die bei der Bewältigung von Familienstress behilflich sein können.

Zu den individuellen und familiären *Bewältigungsressourcen* zählen:

- persönlicher Wohlstand
- Bildungsniveau
- gesundheitliches Wohlergehen
- psychische Voraussetzungen in Form bestimmter Persönlichkeitsdispositionen
- hohes Selbstwertgefühl
- geringes Ausmaß an Selbsterniedrigung oder Hilf- und Hoffnungslosigkeit
- ausgeprägte Selbstwirksamkeits- und Kontrollüberzeugungen
- familiärer Zusammenhalt
- familiäre Anpassungsfähigkeit
- familiäre Kommunikations- und Problemlösefertigkeiten

(s. Schneewind, 1995, S. 138 ff.)

Familienressourcen können in der Psychotherapie auch zur Problembewältigung genutzt werden. Hierfür eignen sich z. B. die Übungen *Kraftquellen für die Familie* und *das Freizeitrad* besonders gut.

Familien-Stressoren

Es wird unterschieden zwischen *Familienstress* und *Familienstressoren*. Familienstress wird als Druck oder Spannung im Familiensystem gesehen, wodurch eine Veränderung des relativen Gleichgewichts in der Familie ausgelöst werden kann. Ein auf die Familie einwirkendes Lebensereignis oder Übergangsstadium, das im sozialen System der Familie Veränderungen hervorruft bzw. das Potenzial zur Veränderung in sich trägt, wird als Familienstressor bezeichnet. »In der Regel sind mit einem Familienstressor weitere Familienbelastungen gekoppelt, so z. B., wenn mit der Arbeitslosigkeit des Hauptternährers einer Familie neben finanziellen Einbußen eine erhöhte Unsicherheit in den inner- und außerfamiliären Rollenbeziehungen auftritt.« (Schneewind, 1995, S. 139) Diese Familienstressoren erhalten jedoch ihre stressauslösende Wirkung erst dann, wenn sie in einer bestimmten Weise wahrgenommen werden, so z. B., wenn Arbeitslosigkeit als selbstverschuldetes Versagen interpretiert wird statt als neue Herausforderung. In der psychotherapeutischen Arbeit ist die Berücksichtigung von Familienstressoren auch zur realistischen Einschätzung des möglichen *Behandlungserfolgs* wichtig.

Familien-Beziehungen

Die Art und Komplexität von Beziehungskonstellationen wird innerhalb einer Familie von der Anzahl der Familienmitglieder bestimmt, die wiederum aus verschiedenen Beziehungskonstellationen (z. B. Vater–Mutter/Mutter–Sohn/Tochter–Sohn/Kinder–Eltern usw.) bestehen kann und in der Psychotherapie berücksichtigt werden muss. Andere Faktoren wie Werte, Lernprogramme, Lebensentwürfe, Erziehungsvorstellungen usw. spielen ebenfalls eine wichtige Rolle. Wie sich eigene Werthaltungen der Eltern, lebensgeschichtliche Einflüsse und auch die Qualität der Paarbeziehung auf Familienbeziehungen auswirken können, möchte ich am Beispiel der eingangs erwähnten Familie Neumann verdeutlichen.

Beispiel: Eine Familienszene – Familie Neumann

Herr Neumann beobachtet seine Ehefrau beim gemeinsamen Spiel mit den Kindern. Diese Beobachtung kann – je nach Stimmungslage – folgende unterschiedliche Gefühle bei ihm auslösen:

- Vergnügen angesichts dieser harmonischen Szene
- Freude darüber, dass seine Frau den Kindern Zuwendung gibt
- Überraschung, dass Mutter und Kinder nach langer Zeit wieder einmal miteinander spielen
- Angst, dass das Haushaltsgeld nicht reichen könnte, weil die Ehefrau schon wieder ein neues Spiel angeschafft hat
- Ärger, weil der Abwasch in der Küche noch nicht erledigt wurde
- Enttäuschung, weil Frau und Kinder ihn nicht bitten mitzuspielen
- Geringschätzung, weil er Spielen für sinnloses Vergnügen hält
- Neid, weil seine Frau, seiner Meinung nach, viel besser mit den Kindern spielen kann als er selbst
- Eifersucht, weil die Ehefrau sich ihm nicht sofort zuwendet und das Spiel unterbricht, wenn er den Raum betritt
- Schuldgefühle, weil ihn die Szene daran erinnert, dass er selbst schon lange nicht mehr mit seinen Kindern gespielt hat.

Wenn nun Herr Neumann seine Gefühle nicht äußern und wortlos den Raum verlassen würde, könnten sich wiederum bei Mutter und Kindern, je nach Deutung der Situation und eigener lebensgeschichtlicher Erfahrungen, folgende unterschiedliche *Gefühle* einstellen: Überraschung, Erleichterung, Gelassenheit, Mitgefühl, Enttäuschung, Furcht, Reue, Sorge, Zorn, Missmut, Abneigung usw. Wenn nun Frau Neumann und die Kinder diese Gefühle ebenfalls für sich behalten würden, könnte dies zu hochgradigen familiären Spannungen führen, nur weil die Mutter den Kindern die für ihre gesunde Entwicklung notwendige Zuwendung gab.
Wie können diese komplizierten wechselseitigen Prozesse in der Psychotherapie bearbeitet, aufgelöst, verändert werden?

1. Familientherapeutisch kann z. B. mit der *Methode der zirkulären Fragen* begonnen werden.

2. Ein *Familiensoziogramm* oder die Übung *Familie in Tieren** könnte dem Therapeuten weitere Informationen über die Familienbeziehungen bringen.
3. Es kann auch sinnvoll sein, den Beteiligten diesen Teufelskreis kognitiv zu erklären. Dies gelingt z. B. anhand des Modells der *vier Erlebnisebenen*, oder mit Hilfe der *Videoanalyse* einer Spielsituation der Familie.
4. Die *Modelle von Kindererziehung*, die Einstellung gegenüber Zuwendung und Spiel, die gegenseitigen Erwartungen können mit verschiedenen Methoden analysiert und bearbeitet werden (z. B. Übung *Blick auf das Positive*, *Wertehierarchie von Erziehungsvorstellungen*, *Entwicklungsförderndes Verhalten*, *Eine Stunde Elternzeit*).
5. Die belastenden lebensgeschichtlichen *Erfahrungen der Eltern* können mit den Eltern selbst bearbeitet werden (z. B. durch die Übungen *Gangarten*, *Lebensspuren*, in Görlitz, 2003b) usw.
6. Zur Förderung der familiären *Kommunikation* und stärkeren Einbeziehung des Vaters in das Familiengeschehen sind z. B. die Übungen *Familienkonferenz*, *Kräfte messen* oder *Freundlichkeitsgesten* hilfreich.

Weitere Methoden sind denkbar. Das Beispiel soll auch verdeutlichen, wie eng Gedanken und Gefühle verknüpft sind und wie stark sich die persönliche Lebensgeschichte auf diese und auf das Verhalten auswirkt.

Eltern-Kind-Beziehung: Die Rolle von Müttern und Vätern

Insbesondere in den ersten Jahren der kindlichen Entwicklung soll durch bindungsförderndes Verhalten der Eltern eine positive emotionale Beziehungsgrundlage für die weitere Entwicklung des Kindes gelegt werden.
In der frühen Kindheit ist die *Mutter*-Kind-Interaktion besonders bedeutsam. Folgende Bedingungen sind für die Entwicklung des Kindes sehr förderlich:

* Die mit einem * gekennzeichneten Übungen und Materialien findet der Leser im ersten Band: Psychotherapie für Kinder und Jugendliche. Erlebnisorientierte Übungen und Materialien. 2006.

- Aufmerksame Zuwendung
- Körperkontakt
- Verbale Stimulierung
- Materialanregung
- Responsivität

Die *Dimension Wärme* gilt als genereller Faktor, der die sozial-emotionale Entwicklung in unserer Kultur fördert. Dies gilt nicht nur für die frühe Form der Interaktion zwischen Pflegeperson und Kind, sondern auch für die spätere positive Beziehung zwischen Eltern und Jugendlichen. »Wärme wirkt regelrecht als Puffer gegenüber ungünstigen Einflüssen und scheint bis ins Jugendalter hinein kontrollierende und disziplinierende Maßnahmen der Eltern akzeptabel zu machen.« (Oerter, 1995, S. 110)
Biologisch wird die Dimension Wärme als eigenständiges System neben dem Bindungsverhalten betrachtet. Der *Aufbau des Bindungsverhaltens* im Laufe des ersten Lebensjahres und seine Ausprägung im zweiten Lebensjahr nimmt einen entscheidenden Einfluss auf die spätere Entwicklung. Ein *sicheres Bindungsverhalten* (s. auch *Band 1*) in der frühen Kindheit wirkt sich im späteren Leben günstig aus, z. B. auf die soziale Kompetenz im Vorschulalter und die psychische Gesundheit im Schulalter (s. a. Ball et al., 2006).
Väter sind für die psychotherapeutische Arbeit mit Kindern und Jugendlichen häufig sehr viel nützlicher, als von manchen Therapeuten oder auch von den Müttern oft vermutet wird. Empirische Befunde von Geary (2000) bestätigen z. B. die Hypothese, dass Töchter von Vätern, die sich in der Kindheit gar nicht oder wenig um sie kümmern, früher in die Pubertät kommen, eher den ersten Geschlechtsverkehr haben, weniger stabile Partnerschaften eingehen und selber weniger in ihre Kinder investieren als Töchter fürsorglicher Väter. Da die mütterliche Fürsorge weniger stark variiert, hat die Qualität der Beziehung zum Vater mehr Vorhersagewert.
Die Einbeziehung der Väter auch in einzelnen Vater-Kind-Interaktionssitzungen ermöglicht häufig die Mobilisierung einer wertvollen, oft brachliegenden Vater-Kind-Beziehungsqualität. Die Väter sind es manchmal nicht gewöhnt, in ihren Erziehungskompetenzen gefragt oder als Erzieher erwünscht zu sein, daher ist es in jedem Fall wichtig, mögliche Ressourcen und Vorteile der Vater-Kind-Bezie-

hungsqualität zu explorieren, hervorzuheben und therapeutisch zu nutzen. Oft kann ein Vater z. B. ein Angstbewältigungstraining besser begleiten als die Mutter, oder ein pubertierender Jugendlicher tauscht sich über seine Probleme lieber mit dem Vater als mit der Mutter aus. In bestimmten Entwicklungsphasen kann der Vater sowohl für Töchter als auch für Söhne eine wichtige Rollenspiel- oder Identifikationsfigur darstellen.
Lassen Sie sich nicht von Hinweisen der Mutter, der Vater habe keine Zeit, abhalten, sondern rufen Sie den Vater im Notfall auch persönlich an, machen Sie ihm deutlich, wie notwendig und wichtig sein Erscheinen in den Therapiesitzungen für seinen Sohn/seine Tochter ist.
Folgender Geburtstagsbrief eines 11-jährigen Jungen an seinen Vater spricht für sich und veranschaulicht die Besonderheit der Vater-Kind-Beziehung.

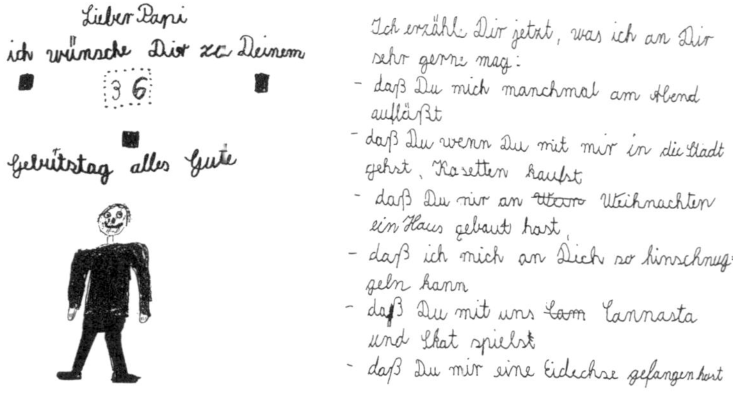
Lieber Papi
ich wünsche Dir zu Deinem
36
Geburtstag alles Gute

Ich erzähle Dir jetzt, was ich an Dir sehr gerne mag:
- daß Du mich manchmal am Abend aufläßt
- daß Du wenn Du mit mir in die Stadt gehst, Kasetten kaufst
- daß Du mir an Weihnachten ein Haus gebaut hast,
- daß ich mich an Dich so hinschmuggeln kann
- daß Du mit uns Cannasta und Skat spielst
- daß Du mir eine Eidechse gefangen hast

Paar-Beziehung

Auch die Gestaltung und Qualität der Paarbeziehung ist als wichtiger Einflussfaktor für die kindliche Entwicklung und die Familienbeziehungen im familiendiagnostischen und psychotherapeutischen Prozess einzubeziehen.
Die allgemeine Zufriedenheit in einer Familie und deren gutes Funktionieren hängen häufig eng mit der Qualität der Paarbeziehung zusammen.

Betrachtet man Paarbeziehungen im lebenslangen Verlauf, so kann man sie nach Schneewind (2002a) in fünf Entwicklungsphasen mit unterschiedlichen Entwicklungsaufgaben (in Klammern) einteilen.

1. Paare in der Frühphase ihrer Beziehung (z. B. lernen zusammenzuleben)
2. Paare mit kleinen Kindern (z. B. Differenzierung zwischen Partner- und Elternrolle)
3. Paare mit älteren Kindern und Jugendlichen (z. B. Entlassen der Kinder in Eigenständigkeit)
4. Paare in der nachelterlichen Phase (z. B. Neuorientierung des Lebensstils als Person und Paar)
5. Paare in der späteren Lebensphase (z. B. Auseinandersetzung mit Gebrechlichkeit bzw. Tod des Partners) (S. 113)

Paare, die durch hohe Ausprägungen der Beziehungskompetenz und des Einfühlungsvermögens bei gleichzeitig gering ausgeprägter Verletzlichkeit (sog. »Typ-1-Personen«) auffallen, zeigen eine deutlich höhere und weitgehend stabil bleibende Ehezufriedenheit. Die Ehezufriedenheit wirkt sich ebenfalls positiv auf das Familienklima und die Familienbeziehungen aus. Die Qualität der *Konfliktbewältigung* spielt dabei als Mediatorvariable eine große Rolle. »Interventionsansätze sollten demnach in einer Paarbeziehung möglichst früh und unter Berücksichtigung differenzieller Aspekte der Beziehungspersönlichkeit mit der Stärkung von Beziehungsfertigkeiten und der Vermittlung konstruktiver Strategien der Konfliktregulation beginnen.« (S. 116)

Bei Sulz (2000a) finden Sie eine wertvolle Sammlung von paartherapeutischen Interventionen. Hervorheben möchte ich v. a. den Ansatz zur Integrativen Paartherapie von Hippler (2000). Im vorliegenden Band werden Sie ebenfalls Hinweise zur Durchführung von Partnersitzungen sowie von Problemlöse- und Kommunikationstrainingsprogrammen finden. Die Übung *Familienkonferenz* ist sowohl zur Pflege der Paar- als auch der übrigen familiären Beziehungen sehr hilfreich.

Unlösbare Konflikte wirken sich ebenso wie *Trennung* und *Scheidung* meist sehr belastend auf die psychische Gesundheit der Familienmitglieder aus. »In der Bundesrepublik wird jede zweite oder dritte Ehe geschieden. Das sind 180 000 Scheidungen jährlich. Betroffen sind davon mehr als 1,5 Millionen Kinder und Jugendliche. Hinzu kommen die statistisch nicht erfassten Trennungen unverheirateter Paare und die davon betroffenen Kinder. Trennungen sind einschneidende Ereignisse, die nicht selten mit Gefühlen wie Ohnmacht, Wut, Angst, Verzweiflung, Schmerz und Trauer verbunden sind.« (Mähler, 2000, S. 305). Die Information *Umgang mit Trennung und Scheidung* in diesem Band ist für die Elternarbeit betroffener Kinder sehr hilfreich.

Geschwister-Beziehungen

Die Geschwisterbeziehung ist in der Regel die am längsten währende, unaufkündbare und annähernd egalitäre menschliche Beziehung, die auf einer gemeinsamen Vergangenheit beruht. Es gibt nicht nur unterschiedliche Typen von Geschwisterbeziehungen, sondern auch Veränderungen in der Qualität der Beziehungen im geschwisterlichen Lebenszyklus. Trotz erheblicher Unterschiede ergibt sich zwischen einzelnen Geschwisterpaaren im Schnitt eine bis zur mittleren Lebensphase abnehmende Nähe zwischen Geschwistern, die jedoch im späteren Erwachsenen- und vor allem Seniorenalter wieder deutlich zunimmt. Eine enge Geschwisterbeziehung, vor allem unter Schwestern, scheint das persönliche Wohlbefinden zu steigern.
Die Normalität von Geschwisterbeziehungen wird vor ca. 30 Jahren in einem verbreiteten Lehrbuch über Entwicklungspsychologie folgendermaßen beschrieben:

Exkurs: Geschwisterbeziehungen 1973 und heute

»Sind die Geschwister annähernd gleichaltrig und liegen alle in der Altersgruppe der mittleren Kindheit, so ist ihr häusliches Zusammenleben wahrscheinlich durch Reizen, Necken, Streit, Schlachten, gegenseitige Herabsetzungen und Tollereien gekennzeichnet. Dazwischen liegen gemeinsame Unternehmungen, der Meinungsaustausch über die Schule, die Menschen, Tätigkeiten, Geschmack und Vorlieben und, nicht zu vergessen, die mehr oder weniger harmonische Teilnahme an Familienunternehmungen und Hausarbeiten … Stehen die Geschwister in verschiedenen

Entwicklungsphasen, also wenn z. B. ein Schulkind Geschwister im Vorschul- oder Jugendlichenalter hat, erscheint die Kluft wahrscheinlich unüberbrückbar. Das ältere Kind, das die Pubertät schon hinter sich hat, steht dem schmutzigen, lärmenden, unmanierlichen und pampigen kleinen Kind wahrscheinlich besonders kritisch gegenüber. Dies äußert sich manchmal in offener Wut, gelegentlich in Klapsen und Schlägen und manchmal in gekonnt arrogantem Zweifel an der gemeinsamen Abstammung.«

(aus: Stone & Church, 1973, S. 162–163)

Leider problematisieren und pathologisieren heute viele Eltern dieses o. g. »Normalverhalten« zwischen Geschwistern, das die besondere Intensität von Geschwisterbeziehungen widerspiegelt.
Geschwisterkinder haben gegenüber Einzelkindern u. a. den großen Vorteil, sich regelmäßig in Spiel- und Sozialverhalten üben zu können. Der 6-jährige Sven drückte dies – auf die Frage, was er besonders gerne spielt – in folgendem Bild mit den Worten aus:

»Am liebsten spiele ich den ganzen Tag mit meinen Brüdern Basketball. Wir haben nämlich in unserer Wohnung einen kleinen Basketballkorb mit einem Softball und das macht fast gar keinen Krach! Ich bin der Kleinste, aber meine Brüder geben mir manchmal einen Punktevorsprung, damit ich auch mal gewinnen kann.«

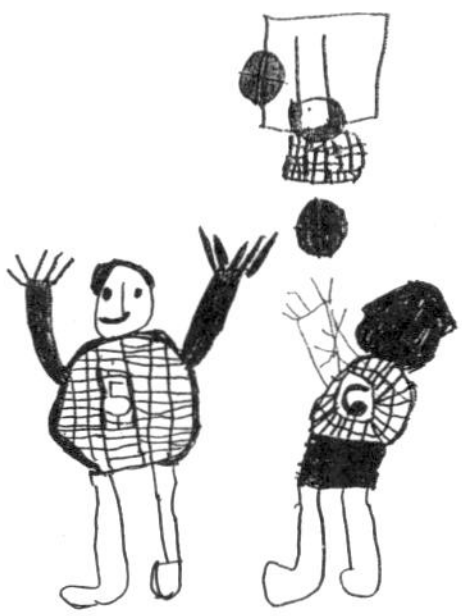

Eltern wundern sich häufig über die *Unterschiedlichkeit ihrer Kinder*. Sie sind oft davon überzeugt, dass sich ihre Kinder in etwa ähnlich entwickeln müssten, da sie doch in der gleichen Familie aufwachsen und gleichen Erziehungseinflüssen unterworfen seien. Diese Überzeugung wird jedoch durch die Forschung nicht bestätigt, da die Eltern Kinder ungleich behandeln, sie mit unterschiedlichen Umwelten konfrontiert sind und auch die Qualität der Geschwisterbeziehung selbst unterschiedlich ist. In der Regel haben Geschwister eine unterschiedliche Genkombination und weisen auch Unterschiede in

der aktiven Aneignung objektiv gleicher Umweltgegebenheiten auf. Wenn Eltern ihre Kinder unterschiedlich behandeln, erhöht dies den Konflikt in der Geschwisterbeziehung und verstärkt die Probleme, die sie als Jugendliche miteinander haben (Schneewind, 1995, S. 161). Es gibt eine Reihe von Studien, die belegen, dass durch das *Hinzukommen weiterer Kinder* in die Familie sich sowohl die Paarbeziehung der Eltern, die weitere Gestaltung der Eltern-Kind-Beziehung wie auch das Familienklima insgesamt verändern.
Toman (1987) hat eine Theorie zur Geschwisterkonstellation entwickelt. Diese zeigt, dass sowohl Geschlechts- und Rangkonflikte als auch Verluste in der Geschwisterreihe wesentliche Determinanten für das familiäre Beziehungsgeschehen, aber auch für außerfamiliäre Beziehungen wie Freundschaften und Partnerschaften sind.
Nach einer elterlichen *Trennung* kommt es meist zu einer Intensivierung der Geschwisterbeziehung. Es gibt Untersuchungen, die besagen, dass sich Geschwisterbeziehungen nach Trennung/Scheidung verschlechtern und es zu einer verstärkten Rivalität um die elterlichen Ressourcen kommt. Der Vater ist meist nicht mehr ohne weiteres verfügbar, die Mutter verstärkt belastet. Die Kinder erhalten meist weniger Zuwendung, obwohl sie diese gerade jetzt dringend bräuchten (s. a. *Umgang mit Trennung und Scheidung*, S. 92).
Andere Untersuchungen zeigen, dass das geschwisterliche Subsystem eine stützende Funktion ausübt, das den Kindern während der Trennung der Eltern Halt gibt. »Die eigenen Befunde weisen darauf hin, dass sich beide Effekte möglicherweise nicht ausschließen … Möglicherweise kann man von einer phasenspezifischen Gewichtung ausgehen. So nehmen die aversiven Auseinandersetzungen gegen Ende des Untersuchungszeitraums zu, während die positiven Bindungen in der frühen Trennungszeit stärker empfunden werden. Vielleicht kann aber auch die negativ erlebte Seite der Geschwisterbeziehungen als funktional angesehen werden, indem sie einen sozialen Rahmen für Auseinandersetzungen bildet, die in der innerfamiliären Interaktion Abwehrtendenzen unterliegen.« (Schmidt-Denter, 2000, S. 207–208)
Die Berücksichtigung von Geschwisterbeziehungen in der Psychotherapie ist auch deshalb so wichtig, weil die besondere Beachtung des Problemkindes oft den Geschwistern elterliche Zuwendung entzieht und somit neue Probleme schaffen kann.

Die Rolle der Großeltern

Großeltern können das Familienklima, den Erziehungsstil und die Paarbeziehung oft wesentlich beeinflussen. Häufig gehören Großeltern auch zu den wichtigen Bezugspersonen des Kindes und werden daher ebenfalls manchmal in den diagnostischen und therapeutischen Prozess einbezogen. Besonders bedeutsam sind Großeltern für ihre Enkel auch dann, wenn es zu Ehekrisen oder Trennung der Eltern kommt. Die Großeltern können dann ein ganz entscheidendes soziales Unterstützungssystem darstellen, das Kinder auffängt. Auf der anderen Seite fällt es vielen Angehörigen schwer, sich vor allem gegen die jeweils anderen Generationen genügend abzugrenzen und ihren Handlungsspielraum zu bewahren (s. Kaiser, 2002).
Mit einem *Familiensoziogramm* oder der Übung *Familienbotschaften* (in: Görlitz, 2003b) können Sie diese Strukturen bewusst machen und an den oft notwendigen Rollen-Abgrenzungen arbeiten.

Ablösungsaufgaben der Familie, Pubertät

Bereits in der frühen Adoleszenz (etwa ab dem 14. Lebensjahr), manchmal auch früher, beginnt das Umbruchsalter mit dem Bestreben nach größerer Unabhängigkeit, verbunden mit Missachtung elterlicher Standards und höherer Bewertung der Freunde. Diese Umbruchstendenzen sind auch mit höheren Gefahren verbunden, wie verfrühte Sexualität, Drogengebrauch und Verminderung der Schulleistung. Es besteht ein scheinbar unlösbares Dilemma zwischen Gewährung von Autonomie und Kontrolle der Jugendlichen durch die Eltern. Das Ziel ist, eine Balance zwischen selbstständigem Handeln und Kommunikation, zwischen Trennung und Bindung und zwischen Konflikt und Harmonie in familiären Beziehungen herzustellen (s. Oerter & Dreher, 2002).
Die Familie muss im Jugendalter ihren Einfluss mit der Schule und der Peergruppe teilen und eine Änderung ihrer Beziehung zueinander überstehen. »Irrtümlicherweise wird häufig angenommen, dass die Familie im Jugendalter keine große Rolle mehr spielt. Untersuchungen belegen jedoch die große Bedeutung der Familie für die Entwicklung des Jugendlichen.« (S. 306) Durch den Kontakt mit Gleich-

altrigen definieren Jugendliche die soziale Komponente ihrer sich entwickelnden Identität. »Eltern machen sich oft Sorgen, dass sie wegen der Gefahren des Gruppendrucks mit den Freunden ihres Kindes um Einfluss auf das Kind konkurrieren müssen, wenn sie verhindern wollen, dass ihr Kind schädliche Einstellungen oder Verhaltensweisen entwickelt. Wahrscheinlich richtiger ist aber, dass Jugendliche im Allgemeinen mit ihren Eltern über unterschiedliche Kategorien von Lebenserfahrungen sprechen.« (Zimbardo & Gerrig, 2004, S. 481) Mit den Eltern wird z. B. eher über schulische Themen gesprochen, mit Freunden eher über Liebesbeziehungen und Sexualität.

Wichtige Anhaltspunkte für ein gutes Gelingen der veränderten Eltern-Kind-Beziehung in der Pubertät sind u. a. folgende Haltungen, die Sie den Bezugspersonen als Richtlinie vermitteln und gemeinsam passende Handlungsanweisungen entwickeln können (s. S. 31). Wertvolle zeitlose Anregungen zum Umgang mit Ablösungskonflikten – auch zur Weitergabe an Eltern – finden Sie in dem Band von Halpern (2001) »Festhalten oder Loslassen«. Darüber hinaus gibt es zahlreiche aktuelle Veröffentlichungen zum Thema Pubertät. Im Sinne von Psychoedukation können Sie betroffenen Eltern auch die *Lebensregeln für ältere Menschen im Umgang mit jüngeren* von Karl Barth (siehe S. 265) oder das folgende – ebenfalls zeitlose – Gedicht von Kahlil Gibran aushändigen als Grundlage für die individuelle Arbeit an den gegenseitigen Ablösungsprozessen.

Eure Kinder sind nicht *eure* Kinder.
Es sind die Söhne und Töchter von des Lebens
Verlangen nach sich selber.
Sie kommen durch euch, doch nicht *von* euch;
Und sind sie auch bei euch, so gehören sie euch doch nicht.
Ihr dürft ihnen eure Liebe geben, doch nicht eure Gedanken.
Denn sie haben ihre eigenen Gedanken.
Ihr dürft ihren Leib behausen, doch nicht ihre Seele.
Denn ihre Seele wohnt im Hause von Morgen,
das ihr nicht zu betreten vermöget, selbst nicht in euren Träumen.

Khalil Gibran (1982). Der Prophet. Walter-Verlag

Förderliche Erziehungshaltungen in der Pubertät

- *Konfliktfreie Zonen* statt Dauerkonflikten (z. B. Jugend-Zimmer nicht ohne Einverständnis betreten)
- *Vermeiden von Willkür* und Aushandeln von Regeln (z. B. Übung *Familienkonferenz*)
- *Bildungsintensive Freizeitaktivitäten* (siehe Information *Eine Stunde Elternzeit*)
- *Argumentationsorientierter Erziehungsstil* statt Bestrafung (siehe »Kommunikationsregeln«, *Kritik in Wünsche und Lösungen verwandeln*)
- *Aufrechterhaltung unterstützender Maßnahmen* (z. B. Fertigkeiten vermitteln, Abfragen für die Schule)
- *Bereiche von Unabhängigkeit* (siehe z. B. Übungen *Grenze wahren, Mein starkes Ich*)
- *Realistisches Bild vom eigenen Kind* (realistisches Wahrnehmen von Stärken und Schwächen; siehe Übungen *Das Wunschkind, Blick auf das Positive* usw.) (vgl. auch Oerter & Dreher, 2002, S. 307)

Erziehungsstile

Neben ihrer Rolle als Partner sind Eltern auch Erzieher, die ihre Kinder in ein eigenständiges Leben führen sollen. Ob Erziehung gelingt, hängt wesentlich auch vom Erziehungsstil der Eltern ab.

Klassifikation von Erziehungsstilen

- *autoritär* (zurückweisend und stark Macht ausübend)
- *vernachlässigend* (zurückweisend und wenig Orientierung gebend)
- *permissiv* (akzeptierend und wenig fordernd)
- *autoritativ* (akzeptierend und klar strukturierend)

Eltern, die einen *autoritativen Erziehungsstil* praktizieren, tragen dazu bei, dass sich ihre Kinder zu emotional angepassten, eigenständigen, leistungsfähigen und sozial kompetenten Personen entwickeln. (Schneewind, 2002a, S. 119)

Autoritative Eltern akzeptieren ihre Kinder als ernsthafte Gesprächspartner. Sie öffnen sich ihren Kindern und sind an ihnen interessiert. Sie stellen angemessene Anforderungen und verlangen die Einhaltung von Regeln. Sie begründen die Regeln und Forderungen. Sie erklären ihre Erziehungsmaßnahmen und ermutigen Kinder zur Autonomie und zur Entwicklung eigener Standpunkte. Eltern halten Kommunikationskanäle offen, um die Selbstregulierungsfähigkeit ihrer Kinder zu fördern. Dieser Erziehungsstil führt mit größter Wahrscheinlichkeit zu einer *effektiven Eltern-Kind-Beziehung*. Die positive Wirkung der autoritativen Erziehung führt zu großen Fortschritten in der psychosozialen Reife, Bereitschaft zu prosozialem Verhalten, interner Kontrollüberzeugung, wenig Verhaltensproblemen und wenig Drogenproblemen. (Zimbardo & Gerrig, 1999, S. 692–695; 2004, S. 475) Durch körperliche Zuwendung entsteht Wohlbefinden beim Säugling und Kleinkind. Eine enge, interaktive Eltern-Kind-Beziehung mit liebevollen Erwachsenen ist der erste Schritt eines Kindes zu gesundem körperlichen Wachstum und normaler Sozialisation. (2004, S. 475–476)

Entwicklungsziele

Eltern haben meist zu wenig oder zu unübersichtliche Informationen darüber, was die wesentlichen Erziehungsziele sind, die für eine gesunde Persönlichkeitsentwicklung ihres Kindes förderlich sind. Die folgende Tabelle aus Schneewind (2002) können Sie sehr gut in der Arbeit mit Bezugspersonen und Familien als *Therapiematerial* benutzen. Sie können diese mit Eltern gemeinsam durchgehen, um angemessene Erziehungsziele und elterliche Unterstützungsmaßnahmen zu überprüfen. Sie können mit den Eltern anhand dieser Tabelle in der Therapiesitzung die erreichten Ziele und Unterstützungsmaßnahmen von 0 bis 100 einschätzen lassen und anschließend angemessene individuelle Handlungsanweisungen formulieren. So können Sie die Erkenntnisse der wissenschaftlichen Psychologie und Familienforschung kompetent für die Psychotherapie nutzen und vermitteln. Dies gibt Ihnen und den Patienten Sicherheit, einen fundierten, professionellen Weg einzuschlagen.

1.1 Therapiematerial: Entwicklungsziele

Erfolgskriterien 0–100	**Elterliche Unterstützungsmaßnahmen 0–100**	**Entwicklungsziele**
Persönliche Fertigkeiten		
Positives Selbstwertgefühl	Dem Kind helfen, solide, positive Selbstüberzeugungen und eine Haltung des »Ich kann's schaffen« vermitteln, sodass es sich erfolgszuversichtlich fühlt	Selbstvertrauen
Kultivierung von Stärken	Sensibilisierung der Achtsamkeit des Kindes für seine speziellen Talente und Stärken, sodass es auf seine Individualität stolz sein und sein persönliches Potenzial erweitern kann	Selbstbewusstsein
Emotionale Fertigkeiten		
Kommunizieren	Das Kind unterstützen, aufmerksam zuzuhören, für sich selbst zu sprechen und das, was es sagen will, mitzuteilen, um das eigene Wissen zu vergrößern und Missverständnisse zu reduzieren	Verstehen
Problemlösen	Dem Kind beibringen, wie es in Ruhe die besten Lösungen findet und verantwortliche Entscheidungen treffen kann	Selbstverantwortlichkeit
Soziale Fertigkeit		
Mit anderen auskommen	Unterstützung des Kindes bei der Entwicklung seiner Fähigkeiten, Freundschaften zu schließen und mit schwierigen Beziehungen zurechtzukommen	Kooperation
Motivationale Fertigkeiten		
Ziele setzen	Dem Kind helfen, wie es lernen kann, die Ziele zu bestimmen, die es erreichen möchte, und die Schritte für eine erfolgreiche Zielerreichung festzulegen	Selbstmotivation
Nicht aufgeben	Dem Kind zeigen, wie es etwas, das es begonnen hat, zu Ende bringen kann, auch wenn sich Schwierigkeiten auftun	Beharrlichkeit
Moralische Fertigkeit		
Sich kümmern	Stärkung des kindlichen Mitgefühls und seiner Sensibilität für die Gefühle und Bedürfnisse anderer	Empathie

(Tabelle aus Schneewind, 2002a, S. 120)

Beispiel:

Familie Neumann hat das positive *Selbstwertgefühl* (1. Zeile) ihres Sohnes Max als gering ausgeprägt (mit nur 25) eingeschätzt und die bisherigen elterlichen Unterstützungsmaßnahmen ebenfalls niedrig (mit 30). Um das entsprechende Entwicklungsziel *Selbstvertrauen* besser zu verfolgen, wurde vereinbart, dass die Eltern regelmäßig die Übung *Blick auf das Positive*, die *Wirksamen Erziehersätze* und *Richtig loben* anwenden. Darüber hinaus werden die Eltern angeleitet, verschiedene *Selbstsicherheitsübungen** mit dem Kind durchzuführen und ihm schrittweise auch kleine selbstständige Aufgaben zu übertragen.
Mit Max wurden die Übungen *Mein innerer Helfer** und *Das starke Ich** zur Verbesserung der Selbstwirksamkeit durchgeführt.

Eltern sind in der Psychotherapie häufig ganz besonders dankbar für Erziehungsrichtlinien und Materialien, denn sie wollen in der Regel für ihr Kind das Beste tun und ihm förderliche Umgebungsbedingungen schaffen. »Als Arrangeure kindlicher Entwicklungsangelegenheiten übernehmen Eltern aber auch die Aufgabe, entwicklungsförderliche Umwelten zu schaffen ... Innerhalb des häuslichen und außerhäuslichen Umfelds können dem Entwicklungsstand des Kindes angemessene Anregungsbedingungen so gestaltet und ausgewählt werden, dass sie bei den Kindern zu entwicklungsförderlichen Effekten führen.« (Schneewind, 2002, S. 122)
Schneewind (2003 und 2005) hat zum Thema Erziehung die sehr empfehlenswerten interaktiven CD-ROMs »Freiheit in Grenzen« – auch zur Weitergabe an Eltern – veröffentlicht.

Den folgenden *Leitfaden Erziehung* können Sie im Sinne von *Psychoedukation* den Eltern aushändigen und für die jeweilige Familie wichtigen Ziele und Handlungsanweisungen formulieren.

* Die mit einem * gekennzeichneten Übungen und Materialien findet der Leser im ersten Band: Psychotherapie für Kinder und Jugendliche. Erlebnisorientierte Übungen und Materialien. 2006.

1.2 Leitfaden Erziehung – Entwicklungsförderndes Verhalten (für Eltern und Therapeuten)

Eltern übernehmen die wichtige Aufgabe, entwicklungsförderliche Bedingungen für ihr Kind zu schaffen. Manchmal ist es hilfreich, sich hierfür an bestimmten Leitlinien orientieren zu können, um nicht vom Weg abzukommen. Folgende praktische Grundsätze sind für Eltern und Bezugspersonen im Erziehungsalltag und zur Förderung einer gesunden Persönlichkeitsentwicklung von Kindern besonders hilfreich. Wenn es Ihnen gelingt, diese größtenteils einzuhalten, dann können Sie sicher sein, dass Sie für Ihr Kind gute Eltern sind.

Bindung und Zuwendung
Der Aufbau einer sicheren und stabilen Bindung ist elementar. Regelmäßige altersabhängige Zuwendung, tägliche ungestörte Zeit für das Kind (1–2 Stunden), wertschätzender, wohlwollender und liebevoller Umgang sind seelische Grundnahrungsmittel für das gute Gedeihen eines Kindes. (Übungen: *Liebe ist …, Das Wunschkind, Eine Stunde Elternzeit*)

Blick auf das Positive
Lob, Belohnung, Zuwendung und Akzeptanz verstärken erwünschte Verhaltensweisen. Sie tragen wesentlich zum Aufbau eines gesunden Selbstwertgefühls bei, erzeugen Selbstbewusstsein, positive Gedanken, Gefühle und Bewältigungsfähigkeiten beim Kind für sein ganzes Leben. Ein Kind entwickelt sich dann am besten, wenn es so akzeptiert wird, wie es nun einmal eben ist, mit allen Stärken und Schwächen. (Übung: *Blick auf das Positive*, *Einfühlsame Erziehersätze*)

Struktur und Regeln
Für Kinder ist es wichtig, dass Bezugspersonen dem Tagesablauf eine bestimmte, klare Struktur geben und die notwendigen Alltagsregeln partnerschaftlich aushandeln. Wichtige Alltagsregeln und Fertigkeiten (z. B. im sozialen Kontaktbereich) können durch konsequente Vorbilder und geduldiges Einüben mit dem Kind zur mühelosen

Selbstverständlichkeit werden. Im Sinne von Gewöhnung lernt ein Kind z. B. konzentriertes Arbeitsverhalten, Übernahme von Selbstverantwortung und bestimmten Pflichten innerhalb der Gemeinschaft. Es lernt außerdem, sich im Kontakt mit anderen Menschen angemessen zu verhalten. Auch überschaubare klare Grenzen sind wichtig. Kinder sind andererseits jedoch leicht mit zu vielen Grenzsetzungen und Regeln überfordert. Deshalb müssen diese altersabhängig immer wieder auch auf ihre Einhaltbarkeit hin überprüft und neu vereinbart werden. (Übungen: *Familienrat, Grenze wahren**)

Konsequenz statt Schläge und Strafen
Die positiven (Belohnung) und negativen Konsequenzen (Ausbleiben positiver Konsequenzen) ihrer Verhaltensweisen müssen angekündigt, besprochen und für Kinder vorhersehbar sein. Körperliche und seelische Bestrafung (Schläge, Liebesentzug, Abwertungen) unterdrückt zwar manchmal das störende Verhalten für den Augenblick, jedoch nie dauerhaft. Sie verletzen das Kind meist äußerlich und innerlich, zerstören sein Selbstbewusstsein, erzeugen Unsicherheit und Angst sowie negative, selbstabwertende Gedanken und unangenehme Gefühlszustände. (Übungen: *Verstärkerprogramm*, *Richtig loben, Kritik in Wünsche und Lösungen verwandeln*)

Gute Vorbilder
Eltern und Erzieher sind wichtige Modelle für Kinder. Sie werden vor allem von kleineren Kindern relativ unkritisch nachgeahmt, von größeren nur dann, wenn das Erzieherverhalten positiv bzw. als erstrebenswert erlebt wird. Die Bewältigung von Alltagsproblemen, soziales Kontaktverhalten, konzentriertes Arbeiten und liebevollen Umgang miteinander lernen Kinder relativ mühelos am positiven Modell von Erziehern. Eine positive Grundhaltung gegenüber dem Kind prägen dieses für sein ganzes Leben. Positive Erziehersätze wie »ich mag dich«, »so wie du bist, ist es in Ordnung«, »das schaffst du schon« usw. helfen den Kindern, ein gesundes Selbstwertgefühl aufzubauen. Häufige negative Sätze wie »du taugst nichts«, »du bist dumm«, »aus dir wird nie etwas« usw. führen zu lebenslanger Verunsicherung und Selbstzweifeln. (Übungen: *Freundlichkeitsgesten, Katastrophengedanken entkräften, Trösten, Einfühlsame Erziehersätze)*

Fördern und Fordern statt Verwöhnen
Kinder brauchen zur Entfaltung ihrer vorhandenen Begabungen vielfältige Anregungen, Aufgaben, Projekte, Ziele, gemeinsame Spiele und Unternehmungen, die sie fordern, da sonst Begabungen zu verkümmern drohen. Auch altersangemessene Forderungen zur Mitgestaltung des familiären Alltags und Übernahme von Verantwortung sind für eine gesunde Entwicklung förderlich. Materielle Verwöhnung, Konsumverhalten und Ja-Sagen aus Zeitmangel fordern und fördern in der Regel nicht. (Therapiematerialien: *Energiequellen, Eine Stunde Elternzeit, Verstärkerliste, Freizeitrad)*

Das Symptom als Helfer
Symptome (z. B. Ängste, Einnässen) oder Verhaltensstörungen (z. B. aggressives Verhalten, Schulschwierigkeiten) werden nicht vom Kind absichtlich erzeugt, um Erzieher zu ärgern, sondern haben in der Regel eine gesunde Signalfunktion. Der Hilferuf kann heißen: »Beachte mich mehr, ich brauche mehr Wärme und Liebe, meine Begabung reicht nicht für diesen Schulzweig aus, ich brauche mehr Freiraum« usw. (Übungen: *Gespräch mit der Angst**, *Die Trauer verwandeln**, *Die richtige Zuwendung*)

Die Umwelt als Erziehungsfaktor
Manche Eltern haben Schuldgefühle, wenn ihr Kind Probleme mit Freunden, in der Schule usw. entwickelt, andere schreiben dafür alle Schuld dem Kind oder dem Lehrer zu. In allen drei Fällen wird das Problem künstlich auf einseitige Auslösebedingungen reduziert. Vielleicht hat das Kind aber gleichzeitig Streit mit dem Bruder, leidet körperlich unter zu hohen Ozonwerten, ist besorgt über Medienberichte, kann mit keiner Vertrauensperson über seine Probleme sprechen und hat Angst, die Fünf in Mathematik zu Hause zu beichten. Dies verdeutlicht, dass die Einflüsse von Familie, Erziehung, Freundeskreis, gesellschaftlichen Normen usw. ebenso entscheidend sind wie das übrige Lebensumfeld. (Übungen: *Mein Problemtopf**, *Familiensoziogramm, Kraftquellen für die Familie*).

Körper und Seele als Einheit
Das gute Lebensgefühl eines Kindes wirkt sich auch auf sein körperliches Befinden positiv aus und umgekehrt. Wird ein Kind ge-

liebt und akzeptiert, richtig ernährt, kann es sich entfalten und austoben, hat es genügend Ruhephasen, Freizeit und Schlaf, dann wird es sich im Sinne einer körperlich-seelischen Einheit auch wohl fühlen und z. B. in der Schule aufmerksam und konzentriert mitarbeiten können. Entspannung und das Schaffen von Ausdrucksmöglichkeiten für unterschiedliche Gefühle können dabei hilfreich sein. (Übungen: *Aktivierungsentspannung**, *Mein Körper und Ich**, *Gefühlsbesinnung**)

Erziehung als Entwicklungsbegleitung, Hilfe zur Selbsthilfe
Kinder wissen und fühlen sehr viel häufiger, als manche Erzieher glauben, was sie für ein gesundes Leben benötigen. Die Kinder immer wieder nach ihren Gefühlen zu fragen, sich in sie hineinzuspüren und ihre Wünsche zu berücksichtigen heißt, ihre vorhandenen Selbsthilfekräfte ernst zu nehmen und zu mobilisieren. Dies ist wesentlich für die Entwicklung der wichtigsten Erziehungs- und Lebensziele wie Unabhängigkeit, Selbstständigkeit, Selbstbestimmung, Selbststeuerung und Selbstbewusstsein. Kinder können nicht die Erfahrungen ihrer Eltern übernehmen. Sie müssen neue Erfahrungen auf der Grundlage ihrer völlig unterschiedlich gearteten Lebensbedingungen machen und aus den Konsequenzen ihres Denkens, Fühlens und Verhaltens sowie aus eigenen Erfolgserlebnissen lernen. Erzieher können diesen Prozess wohlwollend unterstützen und begleiten (vgl. auch Görlitz, 1993). (Übungen: *Trösten*, *Mein innerer Helfer**, *Mein Haustier*, *Tipps, um Freunde zu gewinnen**)

Da angemessene Zuwendung eines der wichtigsten Erziehungsmittel ist, finden Sie im Folgenden die Information *Die richtige Zuwendung*, die Sie an Eltern weitergeben können.

1.3 Information: Die richtige Zuwendung

- *Positive Zuwendung:* Liebe, Zärtlichkeit sind elementare seelisch-geistige Nahrungsmittel für Kinder. Positive Zuwendung trägt auch dazu bei, dass Verhaltensweisen besonders gefördert und verstärkt werden. Dies kann geschehen durch Lob, Streicheln, In-den-Arm-Nehmen, freundliches Lächeln, Blickkontakt, zustimmende Äußerungen (ja, Kopfnicken, genau usw.), sich hinsetzen und zuhören, belohnen usw.
- *Belohnung* ist eine wichtige Art von positiver Zuwendung, die auch therapeutisch genutzt wird. Sie kann auf verschiedene Art und Weise erfolgen:
- *Ideelle Belohnungen*: Gemeinsame Unternehmungen, spielen, basteln, Ballspiel, gemeinsam einen Film ansehen usw.
  Materielle Belohnungen: Geschenke, Süßigkeiten, Geld usw.
  *Soziale Belohnung*en: aufmerksam zuhören, zärtlich sein, lächeln, streicheln, umarmen, küssen, positive Äußerungen *(prima, das hast du gut gemacht, ich bin stolz auf dich* usw.).
  Angekündigte Belohnungen: Vereinbarung, Punkte oder Kreuzchen zu sammeln, Eintauschen von Chips gegen vorher vereinbarte Belohnungen usw. (Hier muss das Kind bereits in der Lage sein, einen Bedürfnisaufschub akzeptieren zu können).
- *Konsequenzen* vereinbaren (wie Schadensbehebung, Wiedergutmachung, Entschuldigungen, Ausbleiben von Belohnung usw.) darf nicht mit Bestrafung verwechselt werden. Die Einhaltung gewisser Regeln ist im Erziehungsalltag notwendig, das Kind muss lernen und wissen, dass bestimmte Regelverstöße automatisch Konsequenzen nach sich ziehen können
- Es gibt auch eine Form der *negativen Zuwendung*, die dazu beitragen kann, dass unerwünschtes Verhalten nicht verschwindet, sondern im Gegenteil zunimmt, wie z. B. Nörgeln, Schimpfen, Drohen, impulsive Ausbrüche, Vorwürfemachen, strenger Blick, belehren, abwerten, sprechen mit strenger scharfer Stimme usw.
- Bleibt jegliche Art von Zuwendung aus (wie z. B. durch nicht mehr sprechen, aus dem Raumgehen, nicht antworten, sich umdrehen und abwenden, Vermeidung von Blickkontakt usw.), so erlebt ein Kind dies als *Liebesentzug*, was eines der schädlichsten Erziehungsmittel ist. (Es gibt jedoch eine therapeutische Methode, die

als *Löschung* bezeichnet wird. Hier wird unter therapeutischer Anleitung unerwünschtes Verhalten ignoriert und erwünschtes Verhalten verstärkt).

- *Bestrafung* (z. B. Abwertungen, Schläge) ist eine negative oder willkürlich entzogene Zuwendung. Sie führt nicht zum Aufbau von erwünschtem oder neuem Verhalten, sondern eher zu Angst, Flucht und Vermeidung und kann Unsicherheit und Aggression auslösen. Strafende Bezugspersonen sind kein gutes Vorbild – im Gegenteil – Kinder, die bestraft werden, lernen andere zu bestrafen (s. auch Petermann, 1997, S. 163–164). Dass auch ein »Klaps auf den Hintern« schadet, keine wirksame Erziehungsmethode ist und nicht den beabsichtigten Effekt hat, ungezogenen Kindern besseres Verhalten beizubringen, belegen auch neuere Untersuchungen. »Jene Individuen, die körperlich bestraft worden waren, hatten mit größerer Wahrscheinlichkeit später mit einer Menge von Problemen zu kämpfen: Sie zeigten ein erhöhtes Risiko für Depression, Suizid, Alkoholmissbrauch, Kindesmisshandlungen und (bei Männern) die Tendenz, ihre Frau zu schlagen.« (s. Zimbardo & Gerrig, 2004, S. 270).

1.4 Therapiematerial: Werte-Hierarchie von Erziehungszielen

Erziehung ist von bestimmten Wertvorstellungen geprägt. Dies geschieht meist durch Vorbildverhalten und Erziehungsanweisungen. Erstellen Sie bitte im Folgenden eine Rangreihe Ihrer sieben wichtigsten Wertvorstellungen, die Sie in der Erziehung verfolgen, und tragen Sie entsprechende persönliche Beispielsituationen ein.

Wertvorstellungen	**Eltern als Vorbild**	**Vermittlung**
Akzeptanz		
Bescheidenheit		
Ehrlichkeit		
Einfühlungsvermögen		
Fairness		
Fleiß		
Freundlichkeit		
Geduld		
Gerechtigkeit		
Höflichkeit		
Leistungsbereitschaft		
Lernbereitschaft		
Nächstenliebe		
Offenheit		
Ordentlichkeit		
Pflichtbewusstsein		
Pünktlichkeit		
Rücksichtnahme		
Soziales Engagement		
Taktgefühl		
Toleranz		
Umweltbewusstsein		
Verantwortungsgefühl		
Verständnis		
Zuverlässigkeit		

II. Basis-Interventionen für die Arbeit mit Bezugspersonen und Familien

1. Der Beginn der Elternarbeit

In Eltern- und Familiensitzungen vermittle ich den Beteiligten – im Sinne einer *psychotherapeutischen Grundeinstellung* –, dass wir davon ausgehen, dass nahezu alle Eltern versuchen, ihr Bestes zu geben. Es gibt kaum Eltern, die ihren Kindern ganz bewusst und absichtlich schaden wollen. Bezugspersonen sind nur manchmal in einer Sackgasse angelangt und ratlos, wie sie ihrem Kind helfen können. Deshalb suchen wir nicht nach Schuld, sondern nach Auswegen. Dafür werden *Ressourcen* gesucht und genutzt, statt auf Probleme fixiert zu bleiben. Hier ein Vorschlag, wie Sie diese Haltung Eltern vermitteln können.

Psychotherapieinformation für Eltern und Bezugspersonen

Sie haben einen Psychotherapeuten aufgesucht, weil Sie und Ihr Kind fachliche Unterstützung benötigen. Das heißt nicht, dass Sie oder Ihr Kind versagt haben, sondern nur, dass Umstände eingetreten sind, für die Sie, Ihre Familie, Ihr Kind professionelle Hilfe benötigen, weil Sie selbst vielleicht nicht mehr weiterwissen. Sie brauchen keine Sorge zu haben, dass wir bei Ihnen oder Ihrem Kind nach »Schuld« suchen werden. Wir gehen davon aus, dass Eltern in der Regel versuchen, ihr Bestes zu geben und keine absichtlichen Fehler machen. Wir werden nach neuen Wegen suchen, wie Sie alle aus der momentanen Sackgasse herauskommen können. Dabei werden wir die Fähigkeiten aller Beteiligten zu nutzen versuchen. Deshalb benötigen wir zunächst sowohl Informationen vom Kind als auch von den Bezugspersonen. Diese mündliche und schriftliche Informationssammlung (Fragebögen, Tests, Selbstbeobachtungslisten usw.) und das gegenseitige Kennenlernen wird etwa fünf bis acht Termine beanspruchen. Anschließend werden wir gemeinsam die Therapieziele, den Behandlungsplan und die voraussichtliche Therapiedauer besprechen. In einem schriftlichen Gutachten werde ich dann die Genehmigung der Psychotherapie durch die Krankenkasse beantragen. Sobald diese Genehmigung vorliegt, können wir die Therapie beginnen. Die begleitende Behandlung von Bezugspersonen kann in einem Verhältnis von etwa 1:4 oder auch häufiger erfolgen. Je jünger das Kind ist, desto häufiger werden die Bezugspersonen bei dem Termin dabei sein, weil kleinere Kinder noch sehr viel abhängiger von ihren Eltern sind. Bei älteren Kindern werden die Eltern nur ab und zu dazugebeten. Die Termine werden ein- bis zweimal pro Woche stattfinden. Möglicherweise werden verschiedene Übungen auch in der natürlichen Umgebung durchgeführt werden. Ich wünsche Ihnen und Ihrem Kind eine gute Zusammenarbeit mit Ihrem/r Therapeuten/in.

Bezugspersonensitzungen – Beantragung und Genehmigung
Bei der *Beantragung* von Bezugspersonensitzungen ist es wichtig, dass auch deren Notwendigkeit begründet wird, z. B. im Sinne unzureichender familiärer Bedingungen. Familiäre Bedingungen können in mehrfacher Hinsicht unzureichend oder unangemessen sein. Hier eine Auswahl von *Zusatzdiagnosen*.

Auswahl von Zusatzdiagnosen
(Familie und Bezugspersonen betreffend)

- Mangel an Wärme in der Eltern-Kind-Beziehung
- Disharmonie in der Familie zwischen Erwachsenen
- Feindliche Ablehnung oder Sündenbockzuweisung gegenüber dem Kind
- Körperliche Kindesmisshandlung
- Sexueller Missbrauch
- Psychische Störung eines Elternteils
- Inadäquate oder verzerrte intrafamiliäre Kommunikation
- Elterliche Überfürsorge
- Unzureichende elterliche Aufsicht und Steuerung
- Erziehung, die eine unzureichende Erfahrung vermittelt
- Unangemessene Forderungen oder Nötigungen
- Lebensbedingungen mit möglicher psychosozialer Gefährdung

(vgl. Borg-Laufs, 2001, S. 35, und Görlitz, 2006, Band 1)

Je nach Ausprägungsgrad muss bei den aufgeführten Problemen der primäre Ansatzpunkt im unangemessenen elterlichen Verhalten gesehen werden.
In den *Psychotherapievereinbarungen*, gültig ab 1.1.1999 Teil C, § 11 Punkt 9 und 10, wird das Verhältnis zwischen kindzentriertem Vorgehen und eltern- bzw. familienzentrierten Vorgehen geregelt.
(§ 11, 9) »Bei der Behandlung von Kindern und Jugendlichen ist es häufig notwendig, Gespräche unter psychodynamischen bzw. verhaltenstherapeutischen Gesichtspunkten zur Einbeziehung von Bezugspersonen in das Therapiekonzept zu führen. In der Begründung zum Antrag ist anzugeben, ob und in welchem Umfang eine solche Einbeziehung der Bezugspersonen als notwendig angesehen wird. Die für diese Einbeziehung vorgesehene Stundenzahl soll ein Verhältnis von 1:4 zur Stundenzahl des Patienten möglichst nicht überschreiten. Die in diesem Verhältnis für die Einbeziehung der Bezugspersonen bewilligte Stundenzahl ist der Stundenzahl für die Behandlung des Patienten hinzuzurechnen. Ist eine höhere Stundenzahl für die Einbeziehung der Bezugspersonen therapeutisch geboten, ist dies zu begründen. Wird hierfür eine höhere Stundenzahl bewilligt, so reduziert sich die Stundenzahl für die Behandlung des Patienten entsprechend. Stellt sich im Verlauf der Einbeziehung von Bezugspersonen heraus, dass eine Psychotherapie der Bezugsperson notwendig ist, bedarf es dafür eines eigenen Antrags.«
(§ 11,10) »Soll die Einbeziehung der Bezugsperson bzw. Bezugspersonen in Gruppen durchgeführt werden, darf ein Verhältnis 1:2 zur Stundenzahl des Patienten nicht überschritten werden. Die genehmigten Doppelstunden für die Gruppenbehandlung werden der Stundenzahl für die Behandlung des Patienten hinzugerechnet.«
In Ihrem *Kassenantrag* können Sie z. B. unter dem Punkt *Behandlungsplan* bei der Beantragung von eltern- und familienzentrierten Zielen und Methoden Folgendes schreiben:

Beispiele für ergänzende Bezugspersonen-Methoden

1. Analyse des Familiensystems (z. B. *Interaktionsbeobachtung mittels Videoanalyse,* Übung: *Familiensoziogramm* usw.)
2. Verbesserung der familiären Kommunikation (z. B. *Kommunikationstraining,* Übungen: *Freundlichkeitsgesten, Mein inneres Kind** usw.)
3. Aufbau familiärer Konfliktbewältigungsstrategien (z. B. *Rollenspiele, Problemlösetraining,* Übungen: *Familienkonferenz, Richtig loben, Kritik in Wünsche und Lösungen verwandeln* usw.)
4. Erarbeitung von Unterstützungsmöglichkeiten der Eltern zur Symptomüberwindung. Abbau des sekundären Krankheitsgewinns, Abbau von elterlicher Kontrolle, Förderung des Ablösungsprozesses (z. B. *Partnersitzungen,* Information: *Psychosoziale Entwicklung,* Leitfaden: *Erziehung,* Information: *Förderliche Erziehungshaltungen in der Pubertät,* Übungen: *Mein Wunschkind, Kräfte messen*)
5. Mobilisierung und Erweiterung von Ressourcen (Übung: *Kraftquellen für die Familie, Blick auf das Positive, Verstärkerliste* usw.)

Elternarbeit
Schmelzer (1999) hat störungsübergreifende Elemente der Elternarbeit zusammengestellt. Diese können sowohl für die begleitende Elternarbeit als auch zur Festlegung von Schwerpunkten eines Elterntrainings herangezogen werden (Seite 385). In Klammern finden Sie eine Auswahl der in diesem und im ersten Band dargestellten zu den einzelnen Punkten passenden möglichen Interventionen.

Vermittlung von Prozessfertigkeiten
- Wahrnehmungs- und Beobachtungsübungen (z. B. *Selbstbeobachtungsliste**)
- Vermittlung und Anwendung von Problemlöseschritten (z. B. *Problemtopf**)
- Einübung von Kommunikations- und Konfliktlösestrategien (z. B. *Familienkonferenz*)
- Selbstregulation und Selbstmanagement von Eltern und Erziehungsfunktionen (z. B. *Verstärkerprogramm, Wutvulkan*)

Vermittlung besonderer inhaltlicher Schwerpunkte
- Informationsvermittlung (z. B. *Erziehungsstile, Störungsinformationen**)

- Verhaltens- und Bedingungsanalyse kritischer Erziehungssituationen
- Zielgerichteter, systematischer Einsatz von Erziehungsmitteln (z. B. Informationen: *Entwicklungsziele, Richtige Zuwendung, Pubertät*)
- Transfer-Training und Vorbereitung auf potenzielle künftige Problem- und Krisensituationen (z. B. *Selbstsicherheitsübungen**)
- Allgemeine Ziel- und Wertklärung (z. B. *Wertehierarchie von Erziehungszielen)*
- Diskussion konkreter Erziehungsziele und -methoden (z. B. *Familiensoziogramm, Wirksame Erziehersätze*)
- Biographie-Arbeit in Bezug auf Erziehung und Sozialisationsgeschichte (z. B. *Lebensspuren, Elternvorstellung, Familienbotschaften*, in Görlitz, 2003b)
- Stressbewältigung und aktive Psychohygiene (z. B. *Energiequellen*)
- Zeitmanagement (z. B. *Eine Stunde Elternzeit, Grundbedürfnisse, Anleitung für die seelische Basisversorgung von Kindern*)
- Emotionale Unterstützung beim Akzeptieren unabänderlicher »Tatsachen« (z. B. *Gefühlstrostsätze*)
- Aufmerksamkeit auf Stärken und Ressourcen lenken (z. B. *Blick auf das Positive, Mein inneres Kind**, *Was ich alles kann**)
- Positive Eltern/Kind- bzw. Familieninteraktionen fördern (z. B. *Freizeitrad*)
- Förderung elterlichen Eigenlebens (z. B. *Kraftquellen für die Familie*)
- Soziales Netzwerk knüpfen und ausbauen (z. B. *Selbstsicherheitsübungen**)

Bei Schmelzer (1999) finden sich für die einzelnen Elemente auch Hinweise für Indikationen der einzelnen Methoden. Ergänzt wird diese von ihm so genannte »Programmbibliothek« durch folgende generellen Leitlinien für die verhaltenstherapeutische Elternarbeit:

* Die mit einem * gekennzeichneten Übungen und Materialien findet der Leser im ersten Band: Psychotherapie für Kinder und Jugendliche. Erlebnisorientierte Übungen und Materialien. 2006.

Positive Leitlinien für die verhaltenstherapeutische Elternarbeit

1. Niemand macht in der Erziehung absichtlich etwas falsch
2. Nichts ist selbstverständlich, auch nicht, dass Eltern überhaupt zur Therapie kommen
3. Vorsicht mit fürsorglicher Belagerung und pädagogischem Zeigefinger
4. Ressourcen müssen real vorhanden sein oder aufgebaut/genutzt werden
5. Niemand hat letztlich »Recht« – jede Person erlebt und handelt auf der Basis ihrer subjektiven Überzeugungen
6. Statt Suche nach Schuldigen besser Suche nach Helfern!
7. Auch bei Elternarbeit muss das Rad der Beratung/Therapie nicht jedes Mal neu erfunden werden

Altersangemessenes Elternverhalten
Kann ich mein Kind im Säuglingsalter schon zu sehr verwöhnen? Was braucht ein Jugendlicher, der gerade auf der Suche nach seiner eigenen Identität und Persönlichkeit ist, von seinen Bezugspersonen? In der begleitenden Behandlung von Bezugspersonen begegnen uns häufig diese oder andere ängstliche Fragen der Erwachsenen, wie sie ihren Kindern altersangemessen begegnen können. Die fortschreitende körperliche und psychosoziale Entwicklung fordert von Therapeuten und Eltern ein hohes Maß an Flexibilität, je nachdem, in welchem Alter und in welcher Entwicklungsphase sich das Kind befindet.

Die folgende Tabelle aus Schneewind (2002a) können Sie ebenso wie die *Psychosoziale Entwicklung nach Erikson* als Vorlage nehmen und auch mit individuellen Handlungsanweisungen ergänzen, um Eltern anzuleiten, sich jeweils auf das entsprechende Alter der Kinder angemessen einzustellen. Hier wird wieder deutlich, wie notwendig es ist, in der Kinderpsychotherapie die Erkenntnisse der Entwicklungs- und Familienpsychologie zu nutzen und umzusetzen.

1.1 Anleitung für die seelische Basisversorgung von Kindern

Abhängig vom Alter und der jeweiligen Entwicklungsstufe – die sich im funktionalen **Verhaltensmuster des Kindes** zeigt – benötigen Kinder für eine gesunde seelische Entwicklung unterschiedliche **elterliche Verhaltensmuster**. Bitte wählen Sie zunächst das momentane Alter Ihres Kindes aus und erarbeiten Sie dann, die bis zu diesem Alter notwendigen elterlichen Verhaltens- und Handlungsmuster.

Phasen	**Funktionale Verhaltensmuster Eltern**	**Funktionale Verhaltensmuster Kind**
Eltern mit Säuglingen und Kleinstkindern	• Pflege, Schutz und Fürsorge für das Kind	• Totale Abhängigkeit von den Eltern
Eltern mit jüngeren Kindern	• Anpassung an eine triadische Beziehung mit dem Kind • Verfügbarkeit als Verhaltensmodell für kindliche Imitation • Einführung angemessener Beschränkungen und Grenzen	• Psychologische Trennung von den Eltern • Streben nach Autonomie • Spiegeln und Imitieren elterlichen Verhaltens • Bewältigung von Allmachtsphantasien
Eltern mit älteren Kindern	• Sensibilität für die kindlichen Entwicklungsbedürfnisse • Bereitstellung von Gelegenheiten für die Eigenaktivität des Kindes entsprechend seinen Fähigkeiten • Kind gehen und wachsen lassen • Lebensfreude vermittelt durch die Erfahrungen des Kindes	• Suche nach Individualität

Phasen	**Funktionale Verhaltensmuster Eltern**	**Funktionale Verhaltensmuster Kind**
Eltern mit Jugendlichen	• Unterstützung bei der Rollen- und Identitätsentwicklung • Toleranz und Kompromissbildung bei generationsspezifischen Unterschieden	• Entwicklung eines Selbstbildes und einer eigenen Identität
Erwachsene Kinder mit Eltern	• Erwachsenes Kind gehen und unabhängig sein lassen • Akzeptieren einer Erwachsenenbeziehung mit dem Kind • Mit Ermutigung, Bestätigung und Wertschätzung zur Seite stehen	• Relative Unabhängigkeit von den Eltern • Entwicklung einer Erwachsenenbeziehung mit den Eltern • Suche nach Orientierung und Unterstützung durch die Eltern, wenn erforderlich
Erwachsene Kinder mit älteren Eltern	• Rollenumkehr bezüglich der Betreuung durch das Kind	• Rollenumkehr, um die Betreuung von gealterten und gebrechlichen Eltern zu übernehmen

(aus Schneewind, 2002a, S. 118; nach Cusianto, 1994)

1.2 Information: Psychosoziale Entwicklungsstufen nach Erikson (für Therapeuten, Eltern und Bezugspersonen)

Das Modell der psychosozialen Entwicklungsstufen nach Erik Erikson (1902–1994) verdeutlicht die lebensgeschichtlich bedingte Entstehung bestimmter psychischer Probleme. Es verbindet die einzelnen Entwicklungsstufen mit dem zentralen Thema der Persönlichkeitsentwicklung, dem *Aufbau von Ich-Identität*. Da sich dieses Modell besonders gut zur Verwendung in der psychotherapeutischen Arbeit mit Kindern, Jugendlichen und Bezugspersonen eignet, möchte ich dieses Stufenmodell hier etwas ausführlicher darstellen.

Theoretiker sind sich einig, dass alle Menschen bestimmte aufeinander folgende Entwicklungsstufen durchlaufen. Während jeder einzelnen Stufe sind wir bestimmten wichtigen Belastungen ausgesetzt, an denen wir entweder wachsen oder scheitern können, je nachdem, wie wir und unsere Umwelt diese Belastungen bewältigen können. »Wie Erikson wiederholt betont, gibt es in jeder Entwicklungsstufe zahlreiche Klippen und mögliche Fehlentwicklungen. Die Gründe dafür können in psychischen Unzulänglichkeiten, biologischen Auffälligkeiten oder außergewöhnlichen umweltbedingten Belastungen liegen.« (Comer, 1995, S. 675) »Obwohl jeder dieser Konflikte nie vollständig verschwindet, muss er in einem bestimmten Stadium hinreichend bewältigt werden, damit eine Person die Konflikte in den folgenden Stadien erfolgreich meistern kann.« (Zimbardo & Gerrig, 2004, S. 470) »Die Begriffe *Krise* und *innere Einheit* sind zwei relevante Komponenten seiner gesamten Entwicklungskonzeption. Krise versteht er als Wendepunkt im Sinne einer entscheidenden Periode, die sowohl erhöhte Verletzlichkeit als auch erhöhtes Potenzial in sich birgt. Das *Gefühl der inneren Einheit* charakterisiert ein zentrales Merkmal seines Konzepts der *Ich-Identität*.« (Oerter & Montada, 1995, S. 322) In jeder Krise liegt jedoch eine Chance! Hier ein Ausschnitt aus der tabellarischen Darstellung dieses Entwicklungsmodells.

Sowohl für Therapeuten als auch für Bezugspersonen ist die folgende Information, die auch den Eltern ausgehändigt werden kann, nützlich:

Phasen der Identitätsentwicklung bis zum 18. Lebensjahr:

Ungefähres Alter (Jahre)	**Psychosoziale Krisen**	**Umkreis/ Bezugsperson**	**Psychosoziale Modalitäten**
Säuglingsalter 0–1,5 Jahre	*Vertrauen* versus *Misstrauen*	Mutter	Gegeben bekommen Geben
Kleinkindalter 1,5–3 Jahre	*Autonomie* versus *Scham und Selbstzweifel*	Eltern	Halten (Festhalten) Lassen (Loslassen)
Vorschulalter 3–6 Jahre	*Initiative* versus *Schuldgefühl*	Familienzelle	Tun (Drauflos-gehen), »Tun als ob« (= Spielen)
Schulalter 6 Jahre bis Pubertät	*Kompetenz* (Werksinn) versus *Minderwertigkeitsgefühl*	Wohngegend Schule	Etwas »Richtiges« machen, etwas mit anderen zusammen machen
Adoleszenz Pubertät Bis 18 Jahre	*Identität* versus *Identitätsdiffusion*	»eigene« Gruppen, »die anderen« Vorbilder	Wer bin ich (wer bin ich nicht). Das Ich in der Gemeinschaft

nach Oerter, 1995, S. 323 (nach Erikson, 1994)

Entsprechend dem Stufenmodell von Erikson (1976/1994), das aufgrund klinischer Studien entwickelt wurde, besteht der Lebenszyklus aus acht aufeinander folgenden Stufen. Psychosoziale Entwicklungsstufen sind »sukzessive Entwicklungsstadien, die sich auf die Orientierung einer Person zu sich selbst und zu anderen konzentrieren; diese Stadien beinhalten sowohl die sexuellen als auch die sozialen Aspekte der Entwicklung einer Person und die sozialen Konflikte, die sich aus der Interaktion zwischen dem Individuum und der sozialen Umwelt ergeben.« (Zimbardo & Gerrig, 2004, S. 470)

1. Lebensjahr: Vertrauen versus Misstrauen

Wenn Bezugspersonen die Bedürfnisse des Kindes befriedigen und eine intensive emotionale Bindung eingehen können, kann sich das grundlegende »Urvertrauen« eines Menschen entwickeln. Wenn eine starke stabile Beziehung zu den Eltern besteht und diese das Kind mit Nahrung, Wärme und Geborgenheit versorgen, stellt sich das Vertrauen ganz von selbst ein. Wenn jedoch die erwachsenen Bezugspersonen häufig abwesend sind und die Grundbedürfnisse des Kindes nicht befriedigt und nicht genügend Nähe und Körperkontakt hergestellt werden, so entwickelt sich beim Kind eher Misstrauen. Auf diese Weise ist es dann nicht genügend vorbereitet für die Herausforderung der nächsten Stufe. Wird die Entwicklungsaufgabe dieser Phase gut bewältigt, so kann das Kind ein stabiles, grundlegendes Sicherheitsbewusstsein entwickeln, andernfalls entstehen Unsicherheit und Angst.

2. bis 3. Lebensjahr: Autonomie versus Scham und Selbstzweifel
Das Kind entwickelt Autonomiewünsche. Kinder, welche die Herausforderung dieser Stufe erfolgreich bewältigen, entwickeln Willenskraft und erreichen ein Gleichgewicht zwischen der Durchsetzung ihres Willens und Selbstbeschränkung. Wird ein Kind in dieser Phase zu viel kontrolliert und kritisiert, so können Selbstzweifel entstehen. Wird das Kind zu streng erzogen (z. B. zu frühe Sauberkeitserziehung) oder überfordert, verringert sich sein Mut zur Bewältigung neuer Aufgaben. Durch daraus entstehende Szenen heftiger Konfrontation kann die schützende Eltern-Kind-Beziehung zerstört werden. Das Kind kann sich in diesem Alter als Handelnder und Verursacher von Geschehnissen und als fähig zur Körperbeherrschung selbst wahrnehmen. Misslingt dies, so können Zweifel an der eigenen Fähigkeit zur Kontrolle von Ereignissen entstehen.

3. bis 6. Lebensjahr: Initiative versus Schuld
Durch das Spielen verschiedener Rollen im Familienkontext und die Entwicklung eines Gefühls dafür, was erlaubt ist und was nicht, entwickeln Kinder ein Gewissen und die Fähigkeit, Schuld zu empfinden. Sie erreichen einen Gleichgewichtszustand, in dem ihr Gefühl von Initiative von einem angemessenen ausgeprägten Gewissen geleitet wird. Eltern können durch ihre Reaktionen auf die kindlichen Aktivitäten entweder sein Selbstvertrauen stärken oder das Kind mit Schuldgefühlen und dem Gefühl, ein dummer Eindringling in die Welt der Erwachsenen zu sein, belasten. Gelingt

dieser Entwicklungsschritt, dann kann das Kind lernen, auf eigene Initiative und Kreativität zu vertrauen, andernfalls kann ein Gefühl fehlenden Selbstwertes entstehen.

6. Lebensjahr bis zur Pubertät: Kompetenz versus Minderwertigkeit

In dieser Stufe bis zur Pubertät entdecken die Kinder die Bedeutung von Arbeit und entwickeln Kompetenz. Andererseits besteht auch das Risiko, dass sie auf Kosten von Phantasie und Spieltrieb zu viel arbeiten. Die wichtigsten Regeln und Gesetze der Gesellschaft werden in diesen Jahren verinnerlicht. Schule und Sport stellen Möglichkeiten dar, intellektuelle und körperliche Fähigkeiten zu erwerben. Durch den Umgang mit Gleichaltrigen werden soziale Kompetenzen erlernt. Damit ist auch die individuelle Beharrlichkeit bei der Verfolgung eines Interesses verbunden. Durch verschiedene Misserfolgserlebnisse kann ein Minderwertigkeitsgefühl entstehen, das daran hindert, den Anforderungen der nächsten Stufe gerecht zu werden. In dieser Entwicklungsphase entsteht ein Vertrauen auf angemessene grundlegende soziale und intellektuelle Fähigkeiten. Bei Störungen in dieser Entwicklungsphase können sich Gefühle des Versagens und ein mangelndes Selbstvertrauen entwickeln.

Adoleszenz (Pubertät) bis frühes Erwachsenenalter (ca. 18. Lebensjahr): Identität versus Identitätsdiffusion

Die Jugendlichen streben nach einem dauerhaften Wertesystem. Sie schließen sich zu Cliquen zusammen und suchen ihre psychosoziale Identität. In dieser Zeit müssen sie drei wichtige Aufgaben bewältigen: das Akzeptieren ihrer körperlichen Veränderungen und Reife, einschließlich Sexualität, die Ablösung von den Eltern und die Neubestimmung sozialer Rollen sowie die berufliche Orientierung.

Die Bewältigung dieser Aufgaben gilt als Voraussetzung für die übergeordnete Aufgabe der Identitätsentwicklung in diesem Alter. Der pubertäre Wachstumsschub ist dabei das erste konkrete Anzeichen für das Ende der Kindheit. Cliquenbildungen sind als Versuche zu betrachten, sich selbst zu definieren und ein Wertesystem zu entwickeln. Pathologische Muster beruhen auf der Unfähigkeit, ein gefestigtes Selbst zu entwickeln. In dieser Phase entsteht bei gutem Gelingen ein festes Vertrauen in die eigene Person. Misslingt dies, so kann das eigene Selbst als bruchstückhaft erlebt werden bei schwankendem unsicheren Selbstbewusstsein.

Junges Erwachsenenalter (19. bis 25. Lebensjahr): Intimität versus Isolierung
Das Ziel dieser Phase liegt darin, Liebe zu erfahren, nicht in Isolation zu geraten und mit der sich festigenden Identität intime Beziehungen und sexuelle Kontakte herzustellen. Diese Phase ist v. a. durch die Fähigkeit zur festen Bindung (sexuell, emotional und moralisch) geprägt. Die jungen Erwachsenen lernen in dieser Phase die Fähigkeit zu Nähe und Bindung. Misslingt dies, so entstehen Gefühle der Einsamkeit, des Abgetrenntseins und schließlich Isolation und eine Leugnung des Bedürfnisses nach Nähe. Dies kann zu Ängsten und Depressionen führen.

26. Lebensjahr bis 40. Lebensjahr: Generativität versus Stagnation
Das Augenmerk richtet sich in diesem mittleren Erwachsenenalter v. a. auf die nächste Generation und die Zeugungsfähigkeit. Die Sorge um eigene Kinder und jüngere Menschen (z. B. die Anleitung jüngerer unerfahrener Arbeitskollegen) ist wichtiger Bestandteil dieser Phase. Diese Phase ist in der Regel geprägt vom Interesse an Familie und Gesellschaft, das über unmittelbare persönliche Belange hinausgeht. Selbstbezogene Interessen und eine fehlende Zukunftsorientierung gelten als eher unangemessene Lösungen und machen es den Betroffenen in ihrer Rolle als Eltern schwer, sich angemessen ihren eigenen Kindern zu widmen.

Höheres Erwachsenenalter: Ich-Integrität versus Verzweiflung
Bei gesunder Entwicklung und Erledigung der Entwicklungsaufgaben vorangegangener Stufen können die Menschen dieses Lebensalters immer wieder ein Gefühl der Erfüllung und Ganzheit erleben und ohne Reue auf das hinter ihnen liegende Leben zurückblicken. Menschen, denen dies nicht gelungen ist, leiden häufig unter Ängsten vor dem Sterben, sind verbittert und anfällig für Depression, Hypochondrie und Paranoia. Als angemessene Lösung dieser Phase werden eine grundlegende Zufriedenheit mit dem Leben und ein Gefühl der Ganzheit betrachtet, als unangemessen ein Gefühl der Vergeblichkeit und Enttäuschung.

Das *Ziel der Psychotherapie* mit Kindern, Jugendlichen, Eltern und Bezugspersonen besteht darin, an misslungenen oder nicht vollendeten Entwicklungsstufen und unangemessenen Lösungen anzusetzen, die Chancen der verschiedenen Lebenskrisen zu nutzen und gemeinsam mit dem Patienten und seiner Umgebung reifere Lösungen zu erarbeiten. Hierfür finden Sie in diesem Band verschiedene psychotherapeutische Methoden und erlebnisorientierte Übungen (z. B.: *Das starke Ich**, *Mein innerer Helfer**, *Gespräch mit der Angst**, *Liebe ist …* usw.), die auch alters- und entwicklungsangemessen modifiziert werden können. Zur Aufstellung eines entwicklungsangemessenen Behandlungsplanes und zur richtigen Auswahl der einzelnen Übungen ist daher die genaue Exploration der genannten Entwicklungsphasen wichtig.
Im Rahmen ihrer Identitätsentwicklung und ihres Ablösungsprozesses stellte eine sehr kreative 18-jährige Patientin ihr Bedürfnis nach ihrer Ich-Grenze und der Nichteinmischung durch die Eltern in ihren persönlichen Bereich in folgendem Bild dar:

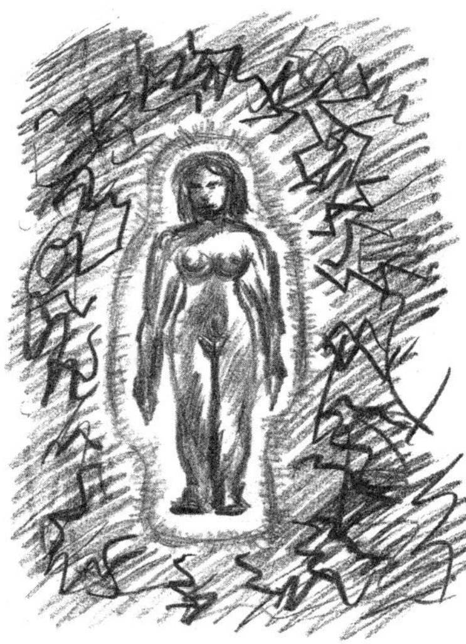

»Ich stehe fest und unerschütterlich auf der Erde und bin von einem Schutzmantel umgeben. Dieser hält Einmischungen, Angriffe, Beängstigendes und alles, was mich in meiner eigenen Ich-Entwicklung stören könnte, von mir fern und hält die dunklen Geschosse, die mich von außen angreifen könnten, von mir ab.«

1.3 Entscheidungskriterien für die Bezugspersonenarbeit

Arbeit mit einem bestimmten Klientensystem

Klientensystem (mit wem wird gearbeitet?)	**Beispielhafte heuristische Entscheidungskriterien**
1. mit dem Kind allein	• bei Fähigkeitsdefiziten (Sprache, Konzentration, Entwicklungsrückstand, aber auch soziale Kompetenzdefizite, mangelnde Selbstkontrolle) • bei Traumatisierungen, Missbrauch, Trauer, Trennung, Ängsten • zur individuellen Diagnostik • bei Jugendlichen, die sich zur Selbstständigkeit entwickeln sollen
2. mit einem Elternteil allein	• bei einer dominanten Störung des Elternteils (Depression, Zwang etc.) • »Notlösung«, wenn andere Systemmitglieder nicht bereit sind
3. mit Elternpaar allein	• bei Partnerschaftskonflikten, Sexualproblemen, Trennung/Scheidung, Konflikten bzgl. dem Erziehungsverhalten • Eltern als Mediatoren, Veränderung des verstärkenden Erziehungsverhaltens • zur Exploration
4. mit Dyade Elternteil und Kind	• bei entsprechenden Interaktionsproblemen (Hausaufgabenkonflikte etc.) • bei Alleinerziehenden • zur Verhaltensbeobachtung
5. mit Gesamtfamilie	• bei Interaktionsproblemen, Machtkämpfen etc. • zur Verhaltensbeobachtung
6. mit externem System (Schule, Kindergarten)	• bei dort auftretenden Problemen, Interaktionsproblemen, zur Veränderung des aufrechterhaltenden Verhaltens der dortigen Bezugspersonen • zur Verhaltensbeobachtung, Exploration

Aus Borg-Laufs, 1999, S. 534 (in Anlehnung an Schmelzer & Trips, 1995)

Leider ist es nicht immer möglich, alle notwendigen Bezugspersonen zur Mitarbeit zu motivieren. Im optimalen Fall entscheidet der Therapeut, welche Bezugspersonen und Familienmitglieder einbestellt werden müssen, um die Psychotherapie des Kindes zu unterstützen oder zu ergänzen. Je jünger die Kinder sind, desto notwendiger ist meist die Einbeziehung der Eltern. Auch bei älteren Kindern, Jugendlichen und Erwachsenen bekommen Sie einen guten Einblick in das Interaktionsverhalten und mögliche Symptomzusammenhänge, wenn Sie die Bezugspersonen einbestellen. Über die Frage, wann und mit wem in der Familie jeweils gearbeitet werden sollte, gibt nebenstehende Tabelle Aufschluss. Weitere wertvolle Hinweise findet der Leser bei Mattejat, 2006.

2. Methoden der Eltern- und Familienarbeit

2.1 Elterntraining

Elternarbeit war schon immer ein Bestandteil verhaltenstherapeutischer Psychotherapie mit Kindern und Jugendlichen. Das verhaltenstherapeutische Elterntraining ist nach Heekerens (2002) die am besten untersuchte Vorgehensweise im Bereich der psychotherapeutischen Hilfen für Probleme von Kindern und Jugendlichen. Dies gilt auch für die Wirksamkeitsprüfung. Es ist ebenso effektiv wie die systemisch fundierte Familientherapie (S. 238). Der Behandlungseffekt zeigt sich dabei weitgehend beim kindlichen oder jugendlichen Patienten selbst.

Elterntraining kann sowohl in Einzelsitzungen als auch in einer Gruppe erfolgen. Häufig ist die Durchführung einer Elterngruppe mit vier bis fünf Elternpaaren ökonomischer und auch aufgrund der Gruppenwirkfaktoren und des Synergie-Effekts besonders wirksam. Die Eltern erhalten Informationen über die Störung, lernen neue Erziehungsstrategien, setzen sich mit ihren Gefühlen auseinander und übertragen das Gelernte auf den Alltag. Der Therapeut fungiert als Modell. Eltern werden ermutigt, ihrem Kind regelmäßig Zuwendung zu geben, lernen Grenzen und Regeln zu setzen, das Kind zu loben und positiv zu verstärken. Es werden Problemlösestrategien für Alltagskonflikte erarbeitet sowie Interaktionsmuster und Beziehungsqualitäten verbessert. Das Elterntraining hat nach Warnke (1993, S. 583) folgende Aufgaben:

1. die Schaffung optimaler Bedingungen zur Behandlung, Entwicklungsförderung und sozialen Integration des Kindes und Jugendlichen
2. die Motivierung und Stützung der familiären erzieherischen Kräfte
3. die Ergänzung, Unterstützung und Effektivierung der fachlichen Behandlungsbemühungen
4. die Nutzung und Entwicklung von gesellschaftlichen Rechten, von Einrichtungen und von Interessenvertretungen.

»Elterntraining ist ein psychotherapeutischer Zugang, der durch eine systematische Zusammenarbeit mit den Eltern Veränderungen in der Interaktion der Eltern mit dem Kind, im Wertesystem, in der Zielausrichtung und der Erlebens- und Verhaltensfähigkeit sowie Lebensgestaltung der Eltern herbeizuführen sucht mit dem Ziel, die Entwicklung des Patienten zu fördern und, wo Heilung nicht möglich, zu einem besseren wechselseitigen Verstehen zwischen Eltern und psychisch erkranktem Kind beizutragen und adäquatere Bewältigungsformen zu erschließen.« (S. 584)
Das Elterntraining ergänzt die Psychotherapie des Kindes oder Jugendlichen. Es unterscheidet sich von der *systemisch fundierten Familientherapie* dadurch, dass der Therapeut über die Eltern als »Mediator« Einfluss auf das zu behandelnde Kind oder den Jugendlichen nimmt. Eltern werden dabei auch folgendermaßen zu Cotherapeuten geschult:

- Die Eltern werden angeleitet, das Verhalten des Kindes zu beobachten und evtl. auch umzudeuten.
- Es werden Lernprinzipien vermittelt (Auswirkungen von Belohnung, Bestrafung, Konsequenz, Verträgen usw.).
- Während der psychotherapeutischen Sitzungen mit dem Kind können Eltern zusehen und lernen, wie sie förderliche Verhaltensweisen übernehmen und in den Alltag integrieren können (s. Heekerens, 2002, S. 232).

Methoden des Elterntrainings

- Ressourcen- und Verhaltensbeobachtung des Kindes und der Familie
- Interaktionsbeobachtung und Kompetenzaufbau auch mittels Videorückmeldung
- Vereinbarung von Therapie- und Verhaltensverträgen
- Vermittlung psychologischen Wissens, im Bereich der Entwicklungspsychologie, der Familienpsychologie und der Erziehung
- Durchführung von Kommunikationstrainingsprogrammen
- Einübung von Problemlösekompetenzen
- Psychoedukation auch mittels Fachinformationen
- Konkrete Einübung förderlicher Verhaltensweisen durch therapeutisches Modell und unmittelbare Nachahmung

- Durchführung von Elterngruppen und Präventivgruppen
- Störungs- und themenzentrierte Elternarbeit

(s. auch Schmelzer, 1999)

Eine gute Möglichkeit, um die Arbeit mit Kindern für Eltern transparent zu machen, die Eltern zu beteiligen und die Erfolgschancen zu erhöhen, besteht auch in einem *Eltern-Kind-Training* in Gruppen. Dies bietet sich insbesondere auch zu einzelnen Themen (siehe z. B. Eltern-Kind-Training zur Förderung sozialer und emotionaler Fähigkeiten hochbegabter Kinder im letzten Kapitel dieses Bandes) und Störungsbereichen wie Stottern, Soziale Ängste, psychosomatische Erkrankungen usw. an. Ausführliche Darstellungen finden Sie z. B. im Lehrbuch von Borg-Laufs (2001) oder bei Petermann (1997).

Im Verlauf eines Elterntrainings erfolgen, im Anschluss an die Interaktionsbeobachtung sowie die Ressourcen- und Verhaltensanalyse, Informationen zur Störung, die Aufklärung über das Störungsmodell und die Erstellung eines Behandlungsplans. Für die Elternarbeit ist es zur Veranschaulichung der entwicklungspsychologischen, erzieherischen und therapeutischen Informationen sinnvoll, mit verschiedenen Materialien zu arbeiten. Dies fällt unter den Begriff der *Psychoedukation.* Neben den im *ersten Band (für die Arbeit mit Kindern und Jugendlichen)* dargestellten Informationen und Materialien (z. B. *Folgen von Essstörungen**, *Angstbewältigung**, *Zwangsbehandlung** usw.) finden Sie in diesem Band hierfür ebenfalls nützliche Therapiematerialien wie z. B. *Entwicklungsziele, Eine Stunde Elternzeit, Richtig loben* usw.
Zu den Problembereichen *»Soziale Unsicherheit«* und *»Aggressives Verhalten«* arbeite ich z.B. gerne mit Eltern anhand der folgenden Materialien mit praktischen Beispielen.

2.2 Therapiematerial: Soziale Unsicherheit

Das **Kind** traut sich nicht in soziale Situationen

Ziel →

Die **Eltern** ermutigen mit Lösungsvorschlägen

Beispiel

Eltern möchten gerne, dass ihr Kind an einer Kindergruppe teilnimmt

—

Das Kind traut sich nicht hinzugehen und beginnt schließlich zu weinen

Falsches Verhalten	Richtiges Verhalten
Die Eltern erschrecken, dass ihr Kind weint	Die Eltern sprechen liebevoll mit dem Kind und
• sie nehmen es in den Arm und trösten es	• gehen auf seine Gefühle ein:
»Wenn du gar nicht in diese Gruppe möchtest, dann darfst du zu Hause bleiben.«	»Ich verstehe dich gut, dass es dir schwer fällt, vor neuen Situationen haben alle Menschen ein komisches Gefühl im Bauch …«
• Eltern und Kind sind hilflos	• Eltern und Kind sammeln Lösungsvorschläge
Das Kind hört auf zu weinen und zieht sich zufrieden in sein Zimmer zurück (und lernt, Schwieriges zu vermeiden).	Das Kind erfährt, dass soziale Kontakte wichtig sind, hat Problemlösestrategien im Kopf (und traut sich wahrscheinlicher).

2.3 Therapiematerial: Sozial-aggressives Verhalten

Das **Kind** reagiert bei sozialen Frustrationen impulsiv und aggressiv

Ziel →

Die **Eltern** beruhigen und helfen mit Lösungsvorschlägen

Beispiel

Das Kind wird von einem Klassenkameraden gehänselt, daraufhin verprügelt es ihn.

Falsches Verhalten	Richtiges Verhalten
Die Eltern • schimpfen und strafen ihr Kind und sagen: »Du bekommst jetzt Hausarrest.« • Kind und Eltern sind noch mehr verärgert und frustriert Das Kind ist erneut frustriert, wird das nächste Mal wahrscheinlich noch impulsiver reagieren (und wird zukünftig zu Hause nichts mehr erzählen).	Die Eltern • sprechen in Ruhe mit dem Kind und gehen auf seine Gefühle ein und sagen: »Es ist wirklich ärgerlich und tut sehr weh, gehänselt zu werden.« • Eltern und Kind sammeln Lösungsvorschläge Das Kind erfährt, ernst genommen zu werden, und hat gewaltfreie Problemlösestrategien im Kopf (die es nach einiger Übung auch wahrscheinlicher umsetzen kann).

2.4 Partnersitzungen

Im Rahmen einer Kinder- und Jugendlichenpsychotherapie ist es immer wieder wertvoll, die Eltern des Kindes, auch zu zweit als Paar zu bestellen, um die Auswirkungen der Partnerbeziehung auf das Kind, die Familie, die Krankheitsentwicklung und den Therapiefortschritt zu analysieren. Folgender Ablauf einer Partnersitzung hat sich bewährt:

1. Nehmen Sie sich eine *Doppelsitzung* (100 Min.) für das Paar (bzw. die Eltern) Zeit, da bereits die Warming-up-Phase in der Regel 30 bis 40 Minuten dauert.
2. Stellen Sie zwei Stühle einander gegenüber und bitten Sie Vater und Mutter, sich gegenüber zu setzen und sich möglichst während der gesamten Sitzung in *direkter Anrede* mit »du« anzusprechen (um das Kommunikationsverhalten des Paares besser beobachten zu können).
3. *Begrüßen* Sie das Paar z. B. mit den Worten: »Ich freue mich sehr, dass Sie heute beide gekommen sind (dass ich Ihren Partner kennen lerne), dass Sie bzw. Ihr Partner mir sicherlich zusätzliche wertvolle Informationen geben können und wir gemeinsam uns noch besser Unterstützungsmöglichkeiten für Ihr Kind überlegen können.«
4. Fragen Sie anschließend sowohl die Ehefrau als auch den Ehemann getrennt nach ihren *Wünschen an die Sitzung* und formulieren Sie dann Ihre eigenen *Zielvorstellungen*, z. B.:

Beginn einer Partnersitzung

»Ich möchte heute gerne sehen und hören, wie Sie miteinander sprechen und Probleme lösen. Deshalb habe ich auch Ihre Stühle einander gegenüber gestellt, sodass Sie all das, was ich von Ihnen wissen möchte, nicht nur mir, sondern auch Ihrem Partner erzählen, ich sitze dabei, höre zu und schreibe mit.
Außerdem möchte ich Sie (Ehefrau, Ehemann oder beide) bitten, die Entwicklung Ihres Problems (oder ihres Kindes) von Anfang an Ihrem Partner zu erzählen. Der Partner kann Fragen stellen oder zusätzliche Informationen geben. Wichtig ist mir auch, dass wir uns gegenseitig kennen lernen. Für mich ist es wertvoll, Ihre

Meinungen, Einstellungen und Werthaltungen zu erfahren. Für Sie ist es möglicherweise auch interessant und informativ, die Therapeutin Ihres Partners (oder Ihres Kindes) kennen zu lernen.«

5. Im Anschluss an diese Warming-up-Phase bekommt das Paar 5 bis 10 Minuten Zeit, sich einige *Notizen* zu machen, z. B. in folgender Weise:
   a) *Positives:* Was gefällt mir an dir, der Beziehung, dem Familienleben oder unserem Kind besonders gut?
   b) *Gemeinsamkeiten:* Welche Gemeinsamkeiten gibt es in unserer Beziehung, in der Familie mit dem Kind, wie gestalten wir die Freizeit, die Wochenenden, Urlaube usw.?
   c) *Wünsche:* Meine fünf wichtigsten Wünsche an dich (die Familie, das Kind usw.).
   Hierfür können Sie bereits ein Blatt vorbereiten (um Ihre Zielorientierung und Kompetenz zu verdeutlichen), oder Sie bitten das Paar, die Punkte a bis c in der Sitzung selbst aufzuschreiben. Bitten Sie dann die Partner, während des Schreibens und Nachdenkens nicht zu sprechen.
6. Wenn beide Partner das Schreiben beendet haben, werden sie vom Therapeuten aufgefordert, sich Punkt für Punkt jeweils gegenseitig laut *vorzulesen*, zunächst ohne Stellungnahme oder Bewertung.
7. Entweder entscheidet nun das Paar, welche der *Themen* aufgegriffen werden, oder jeder streicht sich 1 bis 3 der wichtigsten Themen an, händigt diese dem Therapeuten aus und überlässt ihm die Entscheidung.
8. Das bevorzugte Thema wird nun nach den Regeln der *partnerschaftlichen Kommunikation* (Kriterien vorher festlegen, wie z. B. Blickkontakt, Ich-Botschaften, zuhören, aussprechen lassen, wiederholen usw. – siehe Kommunikationstraining) bearbeitet und besprochen, wobei jedem Einzelnen Gelegenheit gegeben wird, die Thematik aus seiner Sicht im Ist- und im Wunschzustand zu formulieren. Die Kommunikationskriterien können bereits vorher oder auch in der Sitzung individuell festgelegt und sollten beiden Partnern möglichst schriftlich vorgelegt werden

(siehe auch Therapiematerialien *Richtig loben* und *Kritik in Wünsche und Lösungen verwandeln*).

9. Es ist therapeutisch sehr wertvoll, die gesamte Sitzung auf *Video* aufzunehmen, um dann in weiteren Sitzungen entweder getrennt oder gemeinsam eine Videoanalyse zu erstellen und bestimmte Kriterien, Regeln oder Zielvorstellungen für die zukünftige therapeutische Arbeit zu formulieren.
10. Weitere *Beziehungsthemen* können auch durch einen *Partnerschaftsfragebogen* noch genauer erfasst werden. Hier gibt es Normwerte zu den Bereichen Streitverhalten, Zärtlichkeiten, Gemeinsamkeiten, Kommunikation usw. Auch die Betrachtung der einzelnen Fragen kann zusätzliche wertvolle diagnostische oder therapeutische Informationen ergeben.
11. Um noch intensiver erlebnisorientiert zu arbeiten, können Sie auch *körperliche Berührung und Zärtlichkeit* nutzen. Um diesen Bereich auch emotional und körperlich zu verankern, können Sie das Paar bitten aufzustehen, sich anzusehen, anzulächeln, aufeinander zuzugehen, sich zu berühren, sich zu umarmen usw.
12. Als weitere *erlebnisorientierte Übungen* in einer Partnersitzung eignen sich die Übungen *Liebe ist …*, *Trösten* und *Blick auf das Positive* (bitte sprachlich anpassen) sowie die Übungen *Abklatschen*, *Kopfwiegen*, *Partner-Atmen*, *Rücken an Rücken* und *Streicheleinheiten* (in: Görlitz, 2003a, Körper und Gefühl in der Psychotherapie – Basisübungen).
13. Formulieren Sie am Ende der Sitzung gemeinsam eine *therapeutische Übungsaufgabe bis zur nächsten Sitzung* (z. B. ein Spiele-Abend pro Woche, gegenseitiges Massieren am Wochenende, zwei fernsehfreie Abende pro Woche usw.) und lassen Sie dies über mehrere Wochen in einer *Selbstbeobachtungsliste* protokollieren.

Für die Arbeit mit Paaren gibt *Hippler* (2000) eine sehr schöne Anleitung zur Durchführung des sog. *Zwiegesprächs.* Im Rahmen eines Kommunikationstrainings werden hier folgende Regeln vermittelt:

Fertigkeiten für den Sprechenden

- Sprechen Sie persönliche Gefühle aus
- Seien Sie konkret
- Gehen Sie von Ihrem subjektiven Standpunkt aus
- Sagen Sie, welche Verhaltensweisen Sie sich wünschen
- Machen Sie eine positive Beziehungsaussage
- Vermeiden Sie, »übergriffig« zu werden

(aus: Hippler, 2000, S. 101)

In der damit zusammenhängenden Akzeptanzarbeit besteht das Ziel darin, dass sich die Partner in ihrem Sosein annehmen lernen. Der Kontakt wird in folgenden Bereichen gefördert:

- Verstehen des Verhaltens des Partners
- Wahrnehmen ohne Bewertung
- Annehmen z. B. durch Mitgefühl und Toleranz
- Spüren durch Zärtlichkeit und körperliche Nähe

Sollte eine längerfristige Paartherapie erforderlich sein, so ist es sinnvoll, diese an einen Kollegen zu delegieren. Dabei sollten Sie genau überlegen, welche der Behandlungen (Kinder- oder Paartherapie) Vorrang hat, da parallele Behandlungen bei zwei verschiedenen Therapeuten die Familie überfordern und verwirren können. Empfehlen Sie in solchen Fällen, die Therapien möglichst nacheinander anzugehen.

2.5 Familientherapie

Die Familientherapie ist eine relativ neue Therapiemethode, deren erste Ansätze in den 50er-Jahren entwickelt wurden (vgl. Eggers et al. 2004, S. 173 ff.). Der Therapeut trifft sich mit allen Familienmitgliedern und versucht der ganzen Familie zu helfen, sich zu verändern. In diesem Fall ist die Familie die zu therapierende Einheit, auch wenn nur ein Mitglied (z. B. das Kind) eine Diagnose erhalten hat. Der Schwerpunkt der Familientherapie liegt auf der Veränderung von Prozessen und Beziehungen zwischen den Menschen und weniger auf der direkten Veränderung des Patienten. Es wird angenommen, dass die Probleme Ausdruck von gestörten Interaktions- und Kommunikationsmustern innerhalb des Familiensystems sind. Die *therapeutische Grundhaltung* ist »die Akzeptanz und die Respektierung des anderen als autonomen Menschen. Das Gespräch dient der Erweiterung des Problemverständnisses sowie der Förderung von Entwicklungsmöglichkeiten der Familie und des Einzelnen. Die Therapeuten nehmen eine Haltung der vielgerichteten Parteilichkeit ein. Grundlegend ist auch die Beachtung und Förderung der Ressourcen der Familie bzw. des Paares.« (Scheib & Wirsching, 2004, S. 11, vgl. auch Steinhausen, 2006)

Grundlegende und methodenübergreifende Gesprächstechniken sind:
- Förderung einer vertrauensvollen therapeutischen Beziehung
- Aktive und strukturierende Gesprächsführung
- Sparsame Interpretationen und Ratschläge
- Klärung des Kontextes und des Behandlungsauftrages
- Stärkung der Ressourcen der Familie bzw. des Paares
- Anregungen von Problemlösungen

Diese allgemeinen Gesprächstechniken können in Abhängigkeit von der Therapiephase sowie der paar- und familientherapeutischen Ausrichtung der Therapeuten unterschiedlich stark gewichtet und ggf. durch spezifische Techniken ergänzt werden. (S. 49)

Ungünstiges Therapeutenverhalten bzw. wenig hilfreiche Gesprächstechniken sind:
- Moralisieren oder Verurteilen
- Zu unstrukturierte oder überstrukturierte Gesprächsführung

- Übermäßige Pathologieorientierung
- Inquisitorische Befragungen
- Bloßstellen (z. B. durch Aufdecken von Geheimnissen gegen den Willen der Betroffenen)
- Verfrühtes Ansprechen unbewusster Motive und Themen
- Einseitige Parteinahme statt vielgerichteter Parteilichkeit (S. 53)

Bei Krucker (2000), bei Jänicke, W. & Borg-Laufs (2001, S. 670) und Eggers (2004) findet sich jeweils ein guter Überblick über die verschiedenen methodischen Richtungen der Familientherapie. Nach Scheib & Wirsching (2004) haben sich – entsprechend ihrer Leitlinien zur Paar- und Familientherapie – folgende Grundformen der Familientherapie herausgebildet:
Bei der **strukturellen Familientherapie** (Minuchin, 1974) stehen die Strukturaspekte familiärer Bindungen im Vordergrund. Es werden insbesondere familiäre Grenzen, Normen, Regeln, Hierarchien und Beziehungsqualitäten wie Zusammenhalt bzw. Bindung und Adaptation an Anforderungen beachtet.
Die **entwicklungsorientierte Familientherapie** (Satir, 1975) verfolgt besonders lebenszyklische Prozesse in Familien. Es wird davon ausgegangen, dass Familien typische Phasen durchlaufen, deren Übergänge Krisenpunkte darstellen, in denen das familiäre System sich neu orientieren muss und störungsanfällig wird. Therapeutisch geht es um die Stärkung des familiären Entwicklungspotenzials, um den Rahmen für eine positive Entwicklung für die Individuen zu schaffen.
In der **psychoanalytischen Familientherapie** (Richter, 1970) stehen die aktuelle und vergangene Beziehungsdynamik im Zentrum der Therapie. Bewusste und unbewusste Konflikte, die Dynamik libidinösen Geschehens in der Familie, z. B. die Entwicklung der Sexualität, oder verdrängte und über Generationen tradierte Themen sind die Ansatzpunkte für analytische Paar- und Familienbehandlung. Methodisch wird, der psychoanalytischen Tradition folgend, insbesondere mit den Konzepten der Übertragung und Gegenübertragung gearbeitet.
Die **verhaltenstherapeutische Paar- und Familientherapie** (Falloon, 1988) erfasst das aktuelle Erleben der Familienmitglieder im Zusammenhang mit Problemen sowie Aufgaben und Belastungen, die vom System zu bewältigen sind. Über eine Verhaltensanalyse werden

Einsichten über frühere und aktuelle Lernkontexte sowie das Erleben und Verhalten beeinflussende Umweltfaktoren gewonnen. Eine Verbesserung des Problemlösungsverhaltens in der familiären Kommunikation sowie die Erarbeitung neuer Problemlösungsstrategien sind das Ziel. Nach Eggers (2004) liegt ein Schwerpunkt der verhaltenstherapeutischen Familientherapie in der Prävention kindlicher Auffälligkeiten wie z. B. durch das »Triple-P«-Programm. (S. 175)
Die **systemische Familientherapie** (Selvini Palazzoli et al., 1981) betont die Aspekte der Zirkularität, Neutralität, Allparteilichkeit sowie die ressourcen- und lösungsorientierte therapeutische Haltung. Theoretisch beziehen sich diese Ansätze auf biologische und sozialwissenschaftliche Systemtheorien und den Konstruktivismus. Wurzeln liegen in der Kybernetik und den kommunikationstheoretischen Konzepten. (aus: Scheib & Wirsching (2004) S. 17–18)
Zwei weitere Formen bei Jänicke und Borg-Laufs (2001, S. 670–673): Als neuere Modelle werden verschiedene **narrative und lösungsorientierte Ansätze** bezeichnet. Hier werden Symptome als abhängig von den durch die Sprache konstruierten Wirklichkeiten betrachtet. White & Epston (2002) z. B. arbeiten explizit mit Geschichten, welche die Familie ihnen anbietet, hinterfragen sie systematisch und schaffen neue Optionen, indem Vertrautes unvertraut gemacht wird.
In der **funktionalen Familientherapie** (Alexander & Parsons, 1982) werden nach Scheib & Wirsching (2004) familien- und verhaltenstherapeutische Anteile zu einem gemeinsamen Ansatz vermischt. Es werden die Bedeutung des Verhaltens im systemischen Sinn und die kognitive Neubewertung (Reframing) in den Mittelpunkt der Behandlung gestellt. Berücksichtigung findet auch die Funktion des Verhaltens zur Herstellung von Nähe und Distanz im Rahmen der familiären Interaktionen. Mit geeigneten Methoden wird hier ein Alternativverhalten aufgebaut, das in gleicher Weise wie das bisherige Symptom die Verstärkung durch die jeweils gewollte Nähe bzw. Distanz hervorbringt, jedoch von seiner Umwelt als angemessenes Verhalten (im Gegensatz zum Symptom) betrachtet wird.
Eggers (2004, S. 177) ergänzt noch den **bindungsdynamischen Ansatz**, der die eigene Bindungsgeschichte der einzelnen Familienmitglieder berücksichtigt sowie den **psychoedukativen Ansatz**, der sich aus der Familienarbeit mit schizophrenen Jugendlichen und jungen Erwachsenen entwickelt hat.

Bei der *verhaltenstherapeutischen Paar- und Familientherapie,* welche schwerpunktmäßig in diesem Band dargestellt wird, stehen nach Scheib & Wirsching (2004) folgende Methoden im Vordergrund:

- Kommunikationstraining
- Konflikt- und Problemlösetraining
- Vertragsmanagement
- störungsspezifische Behandlungsprogramme
- psychoedukative Programme.

Verhaltenstherapeutische Interventionen können immer dann gut durch strukturelle oder systemische familientherapeutische Intervention ergänzt werden, wenn die Verbesserung der familiären Interaktion mit hoher Wahrscheinlichkeit die Wirksamkeit der symptombezogenen verhaltenstherapeutischen Methoden unterstützt.

Spezielle *Behandlungstechniken* der *systemischen Paar- und Familientherapie* sind:

- das Hypothetisieren
- zirkuläre Fragen
- die positive Konnotation
- die Arbeit mit Familienskulpturen und Genogrammen
- das Externalisieren des Problems
- »Dekonstruktion«, »Rekonstruktion« und »Neuverfassen« von Biographien
- die Arbeit mit Kotherapie und einem reflektierenden Team
- mit Therapiepausen und
- spezielle Schlussinterventionen (Scheib & Wirsching, 2004, S. 50).

Diese Techniken können ebenso in ein verhaltenstherapeutisches Vorgehen integriert werden wie Methoden der *entwicklungsorientierten Familientherapie.*

»In neueren Entwicklungen wird zunehmend auf präventive Interventionen von Partnerschafts- und familiärem Stress fokussiert. Auch die Akzeptanz von Verhaltensmustern in Familien und zwischen Paaren, im Gegensatz zur unbedingten Veränderung, findet sich verstärkt in verhaltenstherapeutischen Ansätzen zu Paar- und Familienbehandlungen.« (S. 52) Die meisten der genannten verhaltenstherapeutischen Methoden finden Sie in diesem oder im ersten Band.

Im Folgenden möchte ich Ihnen das mögliche konkrete Vorgehen in verhaltenstherapeutisch orientierten Familiensitzungen noch etwas praktischer verdeutlichen.

2.6 Familiensitzungen

Durch Familiensitzungen können Sie viele Informationen bekommen und oft auch eine Menge bewirken. Machen Sie sich bereits während der Sitzungs-Vorbereitung bewusst, welche Ziele Sie verfolgen wollen, und bereiten Sie entsprechende Übungen und Materialien vor. Wichtig ist es auch, dass *Sie* das Setting bestimmen. Wenn Sie sich auf diese Weise vorbereiten, wird sich auch Ihre mögliche Katastrophenphantasie, dass die Sitzung »aus dem Ruder laufen könnte«, nicht verwirklichen. Eine wesentliche innere therapeutische Haltung sollte sein, dass Sie zwar der Therapeut des als Patienten ausgewiesenen Familienmitglieds sind, aber nicht sein Rechtsanwalt. Sie suchen also nicht nach Schuld, sondern behandeln auch alle anderen Familienmitglieder neutral und wertschätzend und versuchen sich in jeden Einzelnen so gut wie möglich einzufühlen, um das Familiensystem verstehen zu können. Fällen Sie auch keine vorschnellen Urteile, geben Sie keine Ratschläge, sondern nur therapeutische Übungsaufgaben, möglichst unter Beteiligung eines jeden einzelnen Familienmitglieds.
Neben den in diesem Band vorgestellten Übungen sind zur Strukturierung einer Familiensitzung folgende Methoden und Interventionen empfehlenswert.

Bleistift- und Papierübungen
Um den Eltern und Ihnen den Einstieg in eine Familiensitzung zu erleichtern, ist es nützlich – nach einer ausführlichen wertschätzenden Begrüßung aller Teilnehmer –, mit einer Bleistift- und Papierübung zu beginnen, um die Familie auf die Sitzung einzustimmen sowie die Themen zu kanalisieren. Am besten bereiten Sie die relevanten Themen und Fragen schriftlich vor und machen für jedes Familienmitglied eine Kopie.

Wörtliche Instruktion:
»Für unser heutiges Gespräch habe ich eine kurze Bleistift- und Papierübung vorbereitet, damit Sie das, was Ihnen besonders wichtig ist, auch in jedem Fall formulieren können. Ich möchte Sie bitten, dass Sie sich alle 5 bis 10 Minuten persönliche Zeit nehmen, die folgenden Fragen in Stichpunkten schriftlich zu beantworten. Im Anschluss daran werden wir uns dann gemeinsam darüber austauschen.«
Betrachten Sie die folgenden Fragen nur als Vorschläge. Sie können einzelne Fragen auswählen und/oder ergänzen.

Bleistift- und Papierübung: Erstkontakt mit der Familie

1. Worunter leidet .... nach meiner Meinung?
   - äußerlich
   - innerlich

2. Welches sind die Stärken der einzelnen Familienmitglieder?
   - Die Stärken der Mutter:
   - Die Stärken des Vaters:
   - Die Stärken der Geschwister:

3. Wie habe ich bisher versucht zu helfen?
   - was war hilfreich
   - was war weniger hilfreich

4. Wie ist das Problem meiner Meinung nach entstanden?

5. Was erhoffe ich mir persönlich von der Psychotherapie?

6. Was könnte ich selbst (Mutter, Vater, Kind) dazu beitragen?

7. Was möchte ich heute in jedem Fall ansprechen? usw.

Gegenseitige Vorstellung der einzelnen Familienmitglieder
Diese Form der Vorstellungsrunde bringt im Unterschied zur persönlichen Vorstellung, die natürlich auch eine Möglichkeit ist, zusätzliche Informationen über familiäre Beziehungsstrukturen. Sie können folgende Anweisung geben.

Wörtliche Instruktion:
»Bitte stellen Sie sich kurz gegenseitig vor, indem Sie mir Ihre anwesenden Familienmitglieder ein wenig beschreiben, wie z. B. ›Das ist meine Mutter. Sie ist 46 Jahre alt, sie ist ganztags berufstätig, eine gepflegte und sehr fleißige klein gewachsene Frau, die gerne liest, nicht gerne über Probleme spricht und der für mich am wichtigsten ist, dass ich gut in der Schule bin.‹
Auf diese Art und Weise stellt nun jeder von Ihnen jeden aus seiner persönlichen Sicht vor, und ich notiere mir das Wichtigste (oder zeichne diese Vorstellungsrunde auf Video auf).«

Als Variante können Sie auch die Übung *Elternvorstellung* (in: Görlitz, 2003b) durchführen.

Gesprächswünsche des Kindes/Jugendlichen aufgreifen
Kinder und Jugendliche berichten Ihnen häufig ihre Sorgen mit der Bitte, diese nicht den Eltern weiterzuerzählen. Um aber den Therapiefortschritt, die Transparenz und Zusammenarbeit mit der Familie zu gewährleisten, ist es häufig notwendig, Wege zu finden, an diesen schwierigen Themen zu arbeiten. Sie können hierfür die Sorgen in Gesprächswünsche umformulieren lassen und diese für eine Familiensitzung (wie in folgendem Beispiel dargestellt) aufbereiten.

Fallbeispiel: Karl, 12 Jahre

> Karl leidet darunter, dass sich die Mutter mit den von ihm so geliebten Großeltern zerstritten hat. Früher konnte er die nebenan wohnenden Großeltern täglich besuchen, hat bei ihnen häufig zu Mittag gegessen, und sie haben viel mit ihm unternommen und gespielt. Vor einem Jahr gab es einen heftigen Familienstreit mit nachfolgendem Kontaktverbot für Karl ohne weitere Erklärung. Seitdem ist Karl entweder aggressiv oder wortkarg und in sich zurückgezogen. In seiner Familie gibt es häufig Streit. Karl fühlt sich ungeliebt und nicht ernst genommen. Er äußert den Wunsch, dass die Therapeutin ihm helfen möge, die häusliche Situation wieder erträglicher für ihn zu machen. Für eine Familiensitzung bereiten wir gemeinsam seine folgenden Gesprächswünsche vor:

Beispiel: Gesprächswünsche des Kindes

Was können alle Beteiligten dazu beitragen, dass Karl sich besser fühlt?
(jeder nimmt die eigene und die Perspektive der anderen ein)

Themen	Beitrag: Mutter	Beitrag: Vater	Beitrag: Karl
Warum wurde der Kontakt zu den Großeltern abgebrochen?			
Wie könnte sich die Beziehung zu den Großeltern wieder entspannen?			
Wie kann der Vater Karl das Gefühl geben, dass er ihn mag?			
Wie könnte Karl Gelegenheit bekommen, sich bei Angriffen so zu wehren, dass er ernst genommen wird?			

Dieses Arbeitsblatt wurde in der Familiensitzung von jedem Einzelnen (ca. 10 Min. in Ruhe) ausgefüllt. Anschließend wurden die Vorschläge besprochen und gemeinsame Lösungen gesucht.

2.7 Videoanalyse und Videofeedback

Diagnostische und therapeutische Videoanalysen zur Verhaltensbeobachtung für Eltern und Therapeuten (evtl. auch für das Kind) sind für uns ein sehr wertvolles Arbeitsmittel. Die Videokamera ist ein wichtiges Handwerkszeug für Rollenspiele und Interaktionssitzungen mit dem Kind und seiner Familie. Das aufgenommene Videomaterial kann in einer oder mehreren der anschließenden Sitzungen analysiert werden. Es ist sehr hilfreich, um sowohl erwünschtes als auch veränderungsbedürftiges Verhalten gemeinsam mit den Betroffenen zu identifizieren und Kriterien für die Veränderungsarbeit zu entwickeln. Die Realität, die auf dem Videoband sichtbar wird, kann von allen Beobachtern als real existierend akzeptiert werden (und kann als solche nicht wegdiskutiert werden).
Auch für den Therapeuten selbst ist die Videoanalyse ein wichtiges eigenes Supervisionsinstrument, um therapeutische Stärken und blinde Flecken festzustellen, aber auch um sich im Nachhinein nochmals den Verlauf schwieriger Sitzungen in Ruhe ansehen zu können, oder als Videoband gemeinsam mit dem eigenen Supervisor zu reflektieren.
Die *diagnostische Videoanalyse* hat zum Ziel, Ressourcen und Probleme der Eltern-Kind-Interaktion zu identifizieren, die Eltern für die therapeutische Arbeit zu motivieren, ihren Blick für das Positive in der Beziehung zu schulen und daraus auch gemeinsame Veränderungswünsche und -ziele zu formulieren.
Nachdem Sie möglichst *drei unterschiedliche Interaktions-Situationen* (z. B. *Spiel*, *Hausaufgaben*, *Unterhaltung*) in einer Sitzung auf Video aufgenommen haben, empfiehlt sich in der darauf folgenden Sitzung folgendes Vorgehen:

1. Gemeinsames Ansehen der Videoaufzeichnung (1. Videositzung mit Eltern): reine *Verhaltensbeobachtung* nur beschreibend, ohne Bewertung (z. B. »Ihr Sohn baut ohne zu sprechen einen Turm, Sie sehen zu«)
2. Ausfüllen vorbereiteter *Beobachtungskriterien* (z. B. Anweisung an die Eltern »bitte schreiben Sie Ihre Gedanken und Gefühle auf«)
3. *Hypothesenbildung* unter Berücksichtigung der anamnestischen Daten im Anschluss an die Videobeobachtung gemeinsam mit den

Eltern (z. B.: was könnte der Grund sein, dass Sie sich so verhalten?)
4. Gemeinsame Formulierung von *Zielen* für die Eltern und für die weitere therapeutische Arbeit (siehe Beispiel)

Beispiel für eine strukturierte Videobeobachtung (Diagnostik)

1. Verhaltensbeobachtung (Therapeut)	**2. Mögliche Beobachtungskriterien** (für Eltern)	**3. Hypothesen** *(Therapeut und Eltern)*	**4. Mögliche Ziele** (für Eltern)
Spielsituation Sohn baut still und konzentriert einen Turm	Gedanken und Gefühle der Eltern über den Sohn: • in der Situation • beim Ansehen des Videobandes	• Sohn kann gut alleine spielen! • Kommunikationsstörung? • Kein Interesse der Eltern am Spiel?	• Förderung von gemeinsamem Spielverhalten • Förderung von Interesse und Kommunikation
Hausaufgabensituation Vater legt seine Hand auf das Arbeitsblatt und erklärt dem Sohn sehr viel. Sohn gähnt mehrmals und legt den Stift zur Seite	Verteilung der Redeanteile	• Streben des Sohnes nach Selbstständigkeit? • Ineffektive Unterstützung des Vaters?	• Wünsche und Bedürfnisse des Sohnes erfragen und berücksichtigen • Einübung altersgemäßer Förderung
Gespräch Sohn sagt: »Ich möchte am Wochenende frei haben und nichts mehr für die Schule arbeiten müssen.« Eltern widersprechen heftig	Konfliktbewältigungsversuche der Eltern	• Sohn kann seine Bedürfnisse gut formulieren! • Werden seine Bedürfnisse nicht ernst genommen? • Überforderung?	• Durchsetzungsversuche aufgreifen, ernst nehmen, Fragen stellen gemeinsame Lösungen suchen

Empfehlungen für mögliche weitere Beobachtungssituationen:

1. *Gesprächssituation* (z. B. Urlaubsplanung, Speiseplan, Fernsehen, Computerspielen etc.)
2. *Konfliktlösungssitzung* (z. B. in Form einer *Familienkonferenz*, nach Sammlung familiärer Konflikte der Familienmitglieder, Verhaltensbeobachtung der Konfliktlösefähigkeiten)
3. *Rollentausch*, Vater–Sohn, zwei Rollenspiele, Idealsohn (wird vom Vater eingenommen) und Realvater (wird vom Sohn eingenommen) sowie Idealvater und Realsohn.

Videoanalyse und Videofeedback können auch therapeutisch eingesetzt werden. Dies ist u. a. insbesondere bei Rollenspielen, einem Kommunikations-, Problemlöse- oder Spieltraining sinnvoll.

2.8 Eltern-Kind-Spieltraining

Das Eltern-Kind-Spieltraining im Vorschul- und Schulalter dient zum Aufbau von Eltern-Kind-Bindung, Einfühlung und Zuwendung sowie zur Förderung emotionaler und kognitiver Fähigkeiten. Es kann auch ganz grundlegend zur Beruhigung oder Verbesserung der Beziehungsqualität genutzt werden. »Die positive Erlebnisqualität des Spiels kann Widerstände gegen eine direkte Bearbeitung schwieriger Situationen zwischen Eltern und Kind umgehen helfen. Für Kinder ist Spielen per se ein positiv besetztes Handeln und ein zentrales Ausdrucksmedium … Spielen mit Kindern erlaubt Erwachsenen in der Regel recht schnell, in einen positiv getönten Kontakt zu kommen.« (v. Aster, S. & v. Aster, M., 2003, S. 275)

Für das Spieltraining möchte ich Ihnen folgenden Ablauf empfehlen:

1. Händigen Sie den Eltern *Informationen* über die Wichtigkeit des Spiels für den Aufbau von Bindung und Förderung aus (siehe hierzu Information: *Eine Stunde Elternzeit, Tipps für Spiele und Aktionen, Entwicklungsförderung, Bindung* usw.).
2. Vereinbaren Sie mit Eltern und Kind zunächst eine Doppelsitzung zur *Interaktionsbeobachtung* im Spiel.
3. Das *Kind* darf sich aus Ihrem Spielschrank jeweils ein *Spiel auswählen* (oder bringt ein eigenes Spiel mit).

4. Nehmen Sie eine Spielszene zwischen Eltern und Kind auf *Video* auf, die anschließend gemeinsam (oder bei gravierenden Problemen der Eltern auch mit den Eltern alleine, ohne Kind) analysiert wird.
5. Erarbeiten Sie schriftlich *Kommunikationsregeln* für alle Beteiligten (z. B. Blickkontakt, lächeln, abwarten, aussprechen lassen, sitzen bleiben, positive statt negative Bemerkungen, Zärtlichkeitsgesten, Ich-Äußerungen usw.).
6. Geben Sie den Eltern eine *Anleitung für* entwicklungangemessenes *Spiel-Verhalten* (z. B. Spaß u. Spielzeit nach Döpfner, 1997, s. auch S. 107 in diesem Band).
7. Zeigen Sie den Eltern, als *positives Modell*, das Zielverhalten im Spiel mit dem Kind. Die Eltern imitieren dies.
8. Nehmen Sie weitere Male das Eltern-Kind-Spiel auf Video auf (günstig ist es auch, dies in der häuslichen Umgebung zu tun) und geben Sie in der anschließenden Videoanalyse *Rückmeldung* für die einzelnen Zielkriterien.
9. Die Eltern machen zwischen den Sitzungen *Aufzeichnungen* über die Häufigkeit und Qualität des häuslichen Spiels (siehe *Selbstbeobachtungsbogen,* s. S. 96).
10. In der Therapie können Sie im Eltern-Kind-Spiel verschiedene *Spielinhalte* auch direkt oder indirekt *zur Symptombehandlung* nutzen (z. B. Förderung von Konzentration und Geschicklichkeit, Aufbau von Frustrationstoleranz, Abbau sozialer Ängste, Förderung von flüssigem Sprechen usw.).

Das primäre Ziel von »Spielen« in der Verhaltenstherapie besteht demnach im Aufbau einer besseren Eltern-Kind-Beziehungsqualität oder -Förderung.

Das *Spiel in der Kind-Therapeut-Interaktion* sollte ebenfalls mit einem psychotherapeutischen Ziel verbunden und nicht nur eine angenehme, bequeme oder »hilflose« Verlegenheitslösung sein.

Weitere Informationen zu spieltherapeutischen Ansätzen in der Verhaltenstherapie findet der Leser bei v. Aster (2006).

2.9 Kommunikationstraining

Wie kommuniziere ich richtig? Wie komme ich mit meinem Kind, meinem Partner so ins Gespräch, dass alle Beteiligten sich wohl fühlen?
Für diese Fragen gibt es leider keine Patentrezepte, da das Kommunikationsgeschehen auf der sprachlichen und der nichtsprachlichen Ebene zu komplex ist. Außerdem haben wir es auch mit unterschiedlichen Persönlichkeiten, Lebensgeschichten, Überlebensregeln usw. zu tun. Im Rahmen von Kommunikationstrainingsprogrammen, der Familienkonferenz oder der Paartherapie gibt es jedoch verschiedene Empfehlungen, die helfen können, konstruktive Gespräche zu führen. Diese Regeln können Sie in der Arbeit mit Bezugspersonen und Familien gezielt Schritt für Schritt einüben.
Virginia Satir (1975, 2004), die bekannte amerikanische Familientherapeutin und Autorin, ist ebenfalls berühmt für die begleitenden Illustrationen der verschiedenen Kommunikationsstile. Um Eltern kindgerechte Kommunikation zu veranschaulichen und Einfühlung zu schulen, benutze ich besonders gerne – ohne viel Worte – die folgenden beiden Darstellungen:

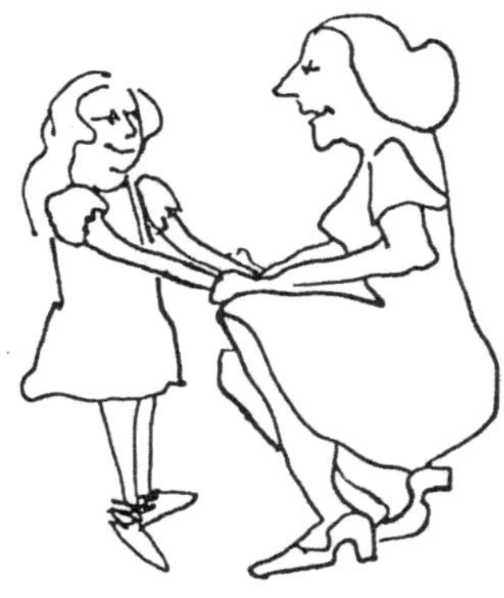

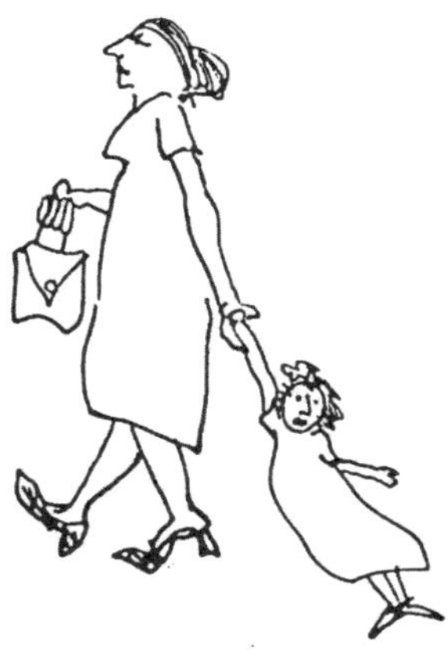

Weit verbreitet ist der Ansatz von *Schulz von Thun* (1988), der sich intensiv mit zwischenmenschlicher Kommunikation beschäftigt und das *Modell der vier Ohren* des Empfängers entwickelt hat *(das Sach-Ohr, das Beziehungs-Ohr, das Selbstoffenbarungs-Ohr und das Appell-Ohr).*

Schulz von Thun arbeitet mit entsprechenden Illustrationen, die ich ebenfalls sehr gerne im Rahmen eines Kommunikationstrainings benutze, weil den Beteiligten über Bilder so manches sehr viel schneller klar wird, als wenn wir nur erklären. Er interpretiert die Reaktionen in u. g. Beispiel auch altersentsprechend. Die folgende Abbildung passt für unterschiedliche Situationen. Der Autor ordnet sie der Situation zu, dass ein Vater gereizt nach Hause kommt, Spielzeug herumliegen sieht und sein Kind anschnauzt. »Solange ein Kind nicht älter als fünf Jahre ist, wird es diese Nachricht mit dem Beziehungs-Ohr hören müssen, sich schlecht und schuldig fühlen.« Ein älteres Kind hat eher die Fähigkeit, den wütenden Ausspruch des Vaters

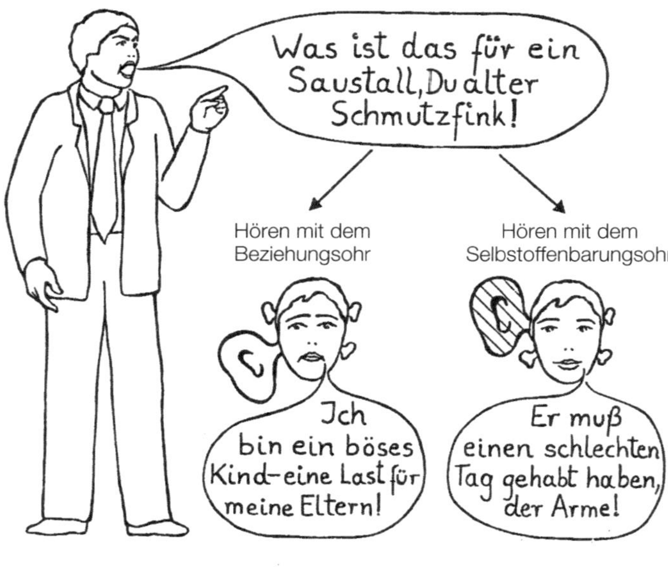
Was ist das für ein Saustall, Du alter Schmutzfink!
Hören mit dem Beziehungsohr
Hören mit dem Selbstoffenbarungsohr
Jch bin ein böses Kind – eine Last für meine Eltern!
Er muß einen schlechten Tag gehabt haben, der Arme!

nicht auf seine Kappe zu nehmen. Es hört ihn mit dem Selbstoffenbarungs-Ohr. Die automatische Schlussfolgerung und Selbstbeschuldigung »so einer bin *ich* also« des Fünfjährigen ist außer Kraft gesetzt und ersetzt durch »so einer bist *du* also«. (S. 55)

Thomas Gordon (1980) hat bereits vor vielen Jahren sein Buch »Familienkonferenz« veröffentlicht und vielen Eltern und Familien damit hilfreiche Anregungen im Umgang mit Familienkonflikten gegeben. Seine wichtigsten Kommunikationsregeln lauten:

- Aktives Zuhören
- Lösungsbotschaften senden
- Ich-Botschaften äußern
- Niederlagelose Konfliktbewältigung

In Anlehnung an die Kommunikationsregeln von Gordon finden Sie in diesem Band u. a. das Übungsblatt *Kritik in Wünsche und Lösungen verwandeln*.

Diese wichtigen Ansätze könnte ich noch durch die Erwähnung vieler anderer Kommunikationsprogramme ergänzen. Es sei hier nur noch der »Vater des Kommunikationstrainings« *Paul Watzlawick* (1969) erwähnt, der die Unterscheidung zwischen »Inhalts- und Beziehungsebene« sowie den Begriff der »partnerschaftlichen Kommunikation« verwendet (siehe auch Arbeitsblatt *Wertschätzender Kommunikationsstil* am Ende dieses Abschnitts).

Es ist oft schon viel gewonnen, wenn es uns gelingt, die Eltern-Kind-Kommunikation zu verbessern. Sie können hierfür entweder selbst Kommunikationsregeln vorschlagen oder im Anschluss an eine Videoanalyse mit den Eltern gemeinsam förderliche Regeln erarbeiten. Anschließend üben Sie diese in mehreren Sitzungen ein – auch bei Bedarf im Rollenspiel mit den Eltern alleine –, wobei Sie immer wieder ein positives Therapeuten-Modell bieten und Videorückmeldung geben. Achten Sie darauf, dass Sie mit höchstens drei der wichtigsten Regeln beginnen und sie dann schrittweise bei Bedarf erweitern. Hierfür eignen sich z. B. folgende elementare Kommunikationsregeln:

Beispiele für Kommunikationsregeln

- Ich-Form (»Ich möchte« statt »Du bist faul, schlampig ...«)
- Freundlicher Blickkontakt
- Übereinstimmung von Inhalt, Tonfall, Mimik und Gestik
- Zuhören und aussprechen lassen
- Wichtiges in Ruhe im Sitzen besprechen
- Konkretes Lob äußern
- Wünsche und Bedürfnisse äußern (statt Kritik, Ermahnungen, Anklagen oder Abwertungen)
- Konkrete Äußerungen (statt Verallgemeinerungen wie immer, nie, dauernd, ständig ...)
- Aufforderungen sachlich und in Ruhe wiederholen (statt ärgerlich oder drohend)
- Einfühlsame Äußerungen (z. B. »Ich kann dich verstehen«) statt Verletzung (z. B. »Das verstehe ich überhaupt nicht«)
- Kontaktbereite Haltung (Lächeln, Kopfnicken, zugewandt ...) statt feindselige Haltung (Zeigefinger, Kopfschütteln, abgewandt ...)
- Lösungsvorschläge äußern usw.

Sie können den Eltern auch diese Regeln vorlegen und sie in einem ressourcenorientierten Sinn einschätzen lassen, was ihnen bisher gut gelingt. Oder Sie können die Eltern selbst entscheiden lassen, an welchen Kommunikationsregeln es für sie nützlich wäre zu arbeiten (dies erzeugt manchmal eine höhere Eigenmotivation und weniger Widerstand).

Da alleinige Erklärung nicht ausreicht, gute Kommunikation zu beherrschen und sie auch anzuwenden, ist es nun nötig, diese intensiv einzuüben und zu trainieren. Das Kommunikationstraining beinhaltet in der Regel für eine Situation folgende *fünf Schritte*:

1. Lassen Sie sich vorspielen (z. B. als Monodrama mit zwei Stühlen), wie bei einem bestimmten Thema bisher kommuniziert wurde. (z. B.: *Du bist stinkfaul*)
2. Geben Sie Rückmeldung und formulieren Sie schriftlich die Kommunikationsregeln (z. B.: *Ich möchte gerne, ich wünsche mir ...*, statt *du bist ...*)
3. Spielen Sie modellhaft ein Beispiel für gute Kommunikation vor (z. B.: *Ich möchte gerne, dass du jeden Tag von 15 bis 16.30 Uhr für die Schule lernst*)

 Görlitz, G. (2007). Psychotherapie für Kinder und Familien. Pfeiffer bei Klett-Cotta

4. Lassen Sie das Beispiel individuell (zur persönlichen Art und Weise der Person passend) nachspielen.
5. Legen Sie ein Übungsblatt mit zwei Spalten an, schreiben Sie das Negativbeispiel auf und daneben das Beispiel für gute Kommunikation und spielen Sie dieses nochmals mit verteilten Rollen durch.

Anschließend werden weitere Kommunikationsbeispiele in gleicher Weise eingeübt. Verschiedene Therapiematerialien in diesem und im *ersten Band* (für die Arbeit mit Kindern und Jugendlichen) sind für die Durchführung eines Kommunikationstrainings hilfreich, wie z. B. *Einfühlsame Erziehersätze, Kritik in Wünsche und Lösungen verwandeln, Richtig loben, Freundlichkeitsgesten, Gefühle von A bis Z**, sowie das nun folgende Arbeitsblatt *Wertschätzende Kommunikation* für Eltern. Für ein Kommunikationstraining mit Kindern finden Sie anschließend *Tipps für Gespräche mit Eltern* sowie dafür hilfreiche Selbstinstruktionssätze.

2.10 Therapiematerial: Wertschätzende Kommunikation

Im Erziehungsalltag ist es wichtig, mit Kindern wertschätzend und respektvoll umzugehen, auch um ihnen ein positives Modell zu sein. Hierfür sind die Regeln der partnerschaftlichen Kommunikation hilfreich.
Schreiben Sie bitte Ihre Beobachtungen des eigenen Gesprächsstils möglichst wörtlich in die entsprechenden Felder ein.

von oben	**wertschätzend partnerschaftlich**	**von unten**
Verallgemeinerung (immer, nie, ständig …)	*Konkretheit* (heute, jetzt, diese eine Situation)	*Umschreibungen* (vielleicht, wenn es dir wirklich nichts ausmacht …)
Du-bist …-Äußerungen	*Ich-fühle-mich …-Äußerungen*	*Unkonkrete Äußerungen* (man könnte sagen, er hat auch gemeint …)
Anklage, Gegenangriff	*Sachlichkeit*	*Rechtfertigung, Verteidigung*
Verletzung	*Respekt*	*Unterwürfigkeit*
Feindseligkeit (mangelnder Blickkontakt, unterbrechen, Zeigefinger, steife und übertrieben aufrechte Körperhaltung, übertriebene Lässigkeit)	*Kontaktbereitschaft* (Blickkontakt, Zuhören, Aussprechen lassen, Lächeln, offene und entspannte Körperhaltung, zugewandt …)	*Ängstlichkeit* (hilfloser Rückzug, Vermeidung von Blickkontakt, verschlossene und unsichere Körperhaltung …)

Tipps für Gespräche mit Eltern

1. Suche dir den Zeitpunkt sorgfältig aus!
Suche eine gute Gelegenheit, um deinen Kummer, deine Probleme oder Beschwerden vorzubringen. Versuche nicht, ein ernsthaftes Gespräch zu beginnen, wenn deine Eltern schlecht gelaunt, gestresst oder beschäftigt sind oder wenn sie gerade schlafen.

2. Sei respektvoll!
Vermeide es anzuklagen. Mache deinen Eltern keine Vorwürfe in Du-Form, sondern sprich in Ich-Form (»ich möchte gerne zu Wort kommen«) und erzähle, was dich stört.
Deine Eltern hören dir sehr viel lieber zu, wenn sie nicht das Gefühl haben, von dir beschimpft, angegriffen oder lächerlich gemacht zu werden.

3. Äußere deine Gefühle und Gedanken direkt!
Sage, was du fühlst und denkst, und rede nicht lange darum herum.

Gefühle zu sagen, das sollst du wagen

4. Streng dich an, auch ihren Standpunkt zu sehen und dich einzufühlen!
Du bist nicht die einzige Person mit einer Meinung, einem Verstand und Gefühlen.

5. Sprich mit gemäßigter Stimme!
Wenn dich etwas ärgert, mach keine Vorwürfe, sondern überlege dir, wie du deinen Ärger in Ich-Form (»ich ärgere mich, dass du meine Schultasche ausgeräumt hast«) und als Wunsch äußern kannst (»ich wünsche mir, dass er mich das nächste Mal vorher fragt«). Äußere deine Wünsche freundlich. Keiner wird gerne angeschrien.

Besser ein Wunsch als ein Meckerpunsch

6. Achte auf dein Verhalten!
Verhalte dich kontaktbereit und nicht ablehnend. Mit der Faust zu drohen oder den Finger zu zeigen, die Augen zu rollen usw. ist nicht vorteilhaft für dich.
Hilf auch du deinen Eltern durch dein Verhalten bei der Lösung eurer Konflikte. Du wirst mehr Erfolg haben, wenn du deine Eltern anschaust, während sie sprechen, und nicht die Wand oder das Fenster.

7. Sei sozial und kompromissbereit!
Übernimm kleine Pflichten als Beitrag zu einem guten Familienleben. Komm deinen Eltern ein wenig entgegen, und sie werden auch dir entgegenkommen.

Eine kleine Pflicht, das schadet nicht

und du wirst dich eher verstanden und geborgen fühlen können.

(modifiziert nach Galbraith, J. & Delisle, 1996)

2.11 Therapeutische Briefe

Therapeutische Briefe sind eine gute Möglichkeit, in einem geschützten Rahmen all das loswerden zu können, was den Patienten belastet. Ein therapeutischer Brief wird ausschließlich für therapeutische Zwecke mit folgender Anweisung geschrieben:

Wörtliche Instruktion:

> *»Ich möchte dich (Sie) bitten, bis zur nächsten Sitzung einen therapeutischen Brief an deine Mutter (deinen Vater, Ihr Kind oder an sich selbst) zu schreiben, indem du alles aufschreibst, was dir auf dem Herzen liegt. Dieser Brief wird nicht abgeschickt, es sei denn, du entschließt dich später einmal selbst dazu. Du stellst dir aber beim Schreiben vor, du würdest dich trauen, alles Liebevolle, Ärgerliche, Ungesagte usw. an deine Mutter (deinen Vater, Ihr Kind) tatsächlich zu schreiben, ohne eine bestimmte Form,*

Reihenfolge, Schönschrift oder Grammatik einhalten zu müssen. Du kannst dir einfach alles von der Seele schreiben und zur nächsten Sitzung mitbringen.«

Dieser Brief wird dann vom Patienten in der kommenden Sitzung vorgelesen, besprochen, erweitert und ergänzt. Verschiedene Szenen können dann für Selbstsicherheitsübungen genutzt und im Rollenspiel durchgespielt werden. Das Ziel besteht darin, die entsprechenden Wünsche und Bedürfnisse auch im realen Kontakt zu äußern. Hier der Brief eines 8-jährigen Jungen, der sich bei mir wegen Störung des Sozialverhaltens in Behandlung befand:

Liebe Mama,

eigentlich habe ich dich ziemlich lieb. Weil wir uns aber nicht immer so gut verstehen, schreibe ich dir heute einen Brief. Ich will, dass es wieder besser wird zwischen uns. Ich mag nicht, wenn du so schreist und mir nicht zuhörst. Können wir auch öfter mal wieder was unternehmen? Es gibt ja auch Sachen, die nicht so viel Geld kosten. Ich mag wieder mal ein Picknick machen und an den See gehen. Ich werde mich dann ganz bestimmt auch anstrengen, wieder freundlicher zu dir zu sein und besser in der Schule zu werden!

Dein Max

Max hat den Brief schließlich doch seiner Mutter in der nächsten Therapiesitzung vorgelesen, die davon emotional sehr berührt war.

Hier noch ein therapeutischer Brief einer 16-jährigen Tochter, die unter Essstörungen litt, an ihren Vater:

Hallo Papa,

ich bin momentan so verzweifelt und wütend auf dich, dass ich einfach nicht »lieber Papa« schreiben kann, aber ich muss meine Wut auf dich aufschreiben, sonst werde ich noch verrückt. Du bist vor einem Jahr plötzlich von heute auf morgen ausgezogen und hast mich im Stich gelassen. Hast du denn wirklich nur Augen für diese 19-jährige Verkäuferin, die deine Tochter und meine Schwester sein könnte? Hast du dir nie überlegt, wie es mir dabei geht? Dass es Mama beschissen geht, weißt du ja. Aber ich soll alle 14 Tage am Sonntag Nachmittag gemeinsam mit dir und ihr so tun, als wäre nichts, nur damit ich dich nicht ganz verliere. Ich hasse dieses falsche Getue. Warum sitzt diese blöde dicke Kuh immer in deinem Wohnzimmer, wenn ich da bin. Zu mir hast du mal gesagt, ich hätte einen fetten A…, dass sie aber kugelrund ist, scheint dir sogar zu gefallen!!! Mama sieht mit ihren 41 Jahren viel besser aus! Papa, ich brauche dich, ich bin so verzweifelt und habe dauernd Krach mit Mama. Ich will ausziehen und zu dir ziehen, aber nicht mit dieser Neuen. Kannst du nicht zurückkommen, damit alles wieder gut wird? Bitte schreib mir, wann wir uns mal alleine treffen können. *Deine Anna*

Anna schickte, nach einigen Umformulierungen und Verbesserungen, diesen Brief an ihren Vater ab. Daraufhin wurde es möglich, den Vater in die Therapie einzubeziehen. Nach einigen turbulenten Sitzungen konnten wir gemeinsam einen Kompromiss finden, mit dem Anna besser leben konnte. Sie verbrachte schließlich jedes Wochenende mit dem Vater alleine in seiner neuen Wohnung und wohnte während der Woche weiterhin bei der Mutter.
Auch für *Bezugspersonen* sind therapeutische Briefe eine gute Möglichkeit, mit Problemen umzugehen. Manche Eltern machen sich unnötig Vorwürfe darüber, dass ihre Kinder nicht so geworden sind, wie sie es gerne gehabt hätten. Die meisten Eltern lieben ihre Kinder und tun fast alles, was ihnen möglich ist, um ihre Kinder auf einen guten Weg zu bringen. Davon sollte auch der Psychotherapeut ausgehen und in erster Linie darauf achten, was die Eltern ihrem Kind – trotz aller Schwierigkeiten – auch Positives mitgegeben haben und wie wir dies nutzen können, um die momentanen Probleme zu bewältigen.
Eine Mutter, die sich nur noch auf den ungeliebten Freund ihrer Tochter konzentrierte, schrieb hierzu, nach einer kurzen Besinnungsübung mit dem Blick auf die Ressourcen und den möglichen Sinn dieser Freundschaft, an sich selbst folgenden Brief:

Liebe Christa,
du hast deinem Kind so viel Liebe, seelische Nahrung und Förderung mitgegeben, dass es sich zu einem gesunden jungen Mädchen entwickeln konnte. Es ist ein Glück für dich, deinen Mann und

deine Tochter. Sei dankbar, dass sie die Fähigkeit entwickeln konnte, Bindungen zu anderen Menschen einzugehen, dass sie in der Lage ist, Schwächeren zu helfen, und dass sie einen Freund gefunden hat, der sie so mag, wie sie ist. Du hast ihr eine stabile Basis für ihr Leben mitgegeben, die sie weitergeben kann an Freunde und an die nächste Generation. Sie wird selbst entscheiden können, welche Menschen ihr gut tun und welche weniger. Vertraue ihr und ihren Fähigkeiten. Sie ist offensichtlich in der Lage, weniger stabilen Partnern und Freunden Stabilität weiterzugeben und ein Halt für andere zu sein. Gleichzeitig weißt du, dass sie auch sehr gut ihre eigenen Bedürfnisse zu berücksichtigen vermag. Auf diese Art und Weise leistest du, und auch deine Tochter, einen kleinen Beitrag für das große Ganze. Dies ist auch eine hilfreiche Sichtweise, weg vom Persönlichen hin zur Vorstellung von gesellschaftlichem Gleichgewichtsprinzip und Verbundenheit. Das entspricht deinen inneren Wertvorstellungen und lässt dich einen ganz neuen Blick auf deine Probleme werfen. Deshalb versuche zukünftig zu üben, deinen Blick immer häufiger auf die positive Kraft, die durch dich weitergegeben wird, zu lenken, weg von den vermeintlichen Fehlern des Freundes deiner Tochter und dem Unheil, das du dir in deiner Katastrophenphantasie ausmalst.

Vertraue ihr, dass sie mit 17 Jahren selbst erkennen kann und muss, wie lange sie in der Lage sein wird, diese Beziehung aufrechtzuerhalten. Du weißt selbst aus der Vergangenheit am besten, dass sie auf dich zukommen wird, wenn sie dich und deinen Rat brauchen sollte, aber nur dann, wenn du dich raushältst, anstatt dich einzumischen. Deshalb empfehle ich dir, sie loszulassen, damit sie sich selbst frei entscheiden kann.

Deine innere Helferin

Dieser Brief wurde mit der Tochter nicht besprochen, aber er half der Mutter, das Problem aus einem anderen Blickwinkel zu sehen und ihre Zweifel für sich zu behalten.

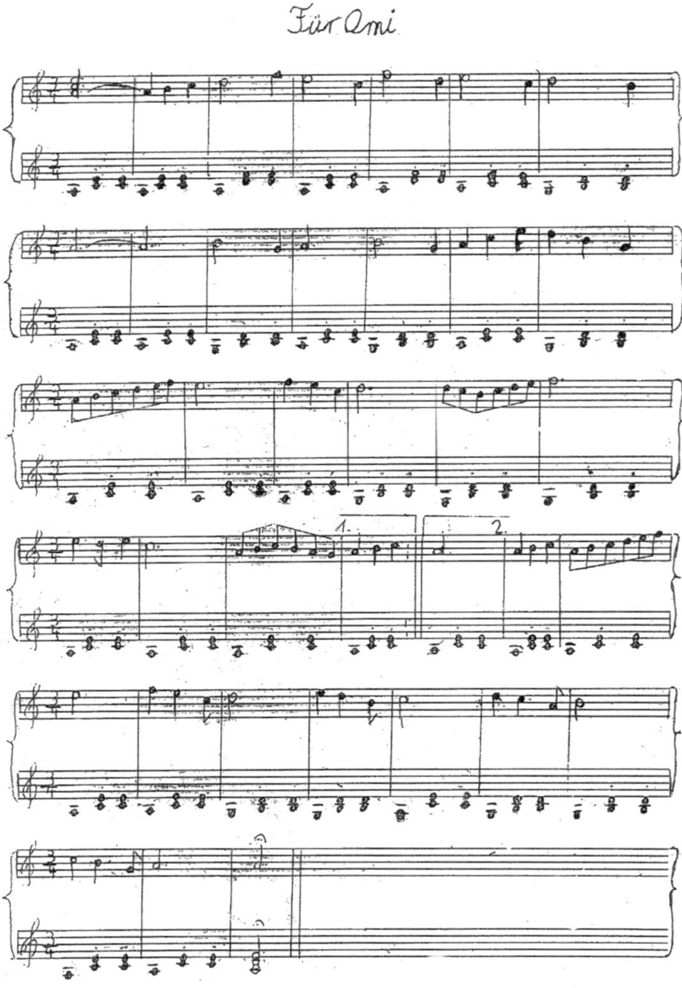

Der 12-jährige Kai hat anstelle eines therapeutischen Briefes für seine geliebte verstorbene Omi ein *Klavierstück komponiert,* das er *»Für Omi«* überschrieb. Indem er es immer wieder spielte, konnte er ihr nahe sein und seine Trauer ausleben.

2.12 Problemlösetraining

Wenn die Familie anstehende Probleme selbst nicht mehr zufrieden stellend lösen kann, ist die Vermittlung von Problemlösefertigkeiten hilfreich. Unter Anleitung des Therapeuten werden nach Saile, 2001, folgende sechs Schritte vermittelt und eingeübt, die anschließend von der Familie selbstständig umgesetzt werden können:

1. *Problem- und Zieldefinition:* Die betroffenen Familienmitglieder besprechen gemeinsam den momentanen Problemzustand, wie der gewünschte Zielzustand aussehen soll und welche Barrieren die Erreichung des Ziels erschweren (z. B.: *Rolf spricht nicht mehr mit dem Vater. Beide wünschen sich wieder Kontakt, aber keiner von beiden ist bereit, den ersten Schritt zu tun*).

2. *Entwicklung von Lösungsmöglichkeiten:* Es werden von jedem Familienmitglied möglichst viele, auch ungewöhnliche, Lösungsideen notiert (Beispiele: *Der Vater entschuldigt sich; Rolf schreibt einen Brief; beide hacken gemeinsam einen Tag lang Holz* usw.).

3. *Bewertung der Lösungsmöglichkeiten:* Jedes Familienmitglied bewertet Vor- und Nachteile der vorgeschlagenen Lösungen.

4. *Entscheidung für die besten Lösungsmöglichkeiten:* Auswahl von Lösungen mit möglichst positiven Konsequenzen (z. B.: *Vater und Sohn sind an einer Kontaktaufnahme interessiert. Beide formulieren ihre wichtigsten Wünsche und Lösungsvorschläge an den anderen schriftlich, als Vorbereitung für eine gemeinsame Sitzung mit der Therapeutin*).

5. *Planung der Umsetzung:* Dies sollte schriftlich fixiert werden, Kinder sollten den Teil der Lösung, der sie betrifft, selbst aufschreiben.

6. *Rückblick und Bewertung:* Wie war das Resultat, welche Schritte wurden umgesetzt? Ist das Problem gelöst oder muss ein neuer Problemlöseprozess durchlaufen werden? (z. B.: *In der gemeinsamen Therapiesitzung gelingt es, dass Vater und Sohn über einen*

heftigen Streit wieder miteinander kommunizieren. Es zeigt sich ein wesentlicher Grundkonflikt. Der Vater lehnt es ab, dass der Sohn in einer Rock-Band singt, aus Sorge, dass Rolf »auf die schiefe Bahn« geraten könnte. Dieser Konflikt wird mit beiden nochmals nach o. g. Vorgehen bearbeitet, unter Vereinbarung beziehungsförderlicher Kommunikationsregeln.)

Schließlich kann auch noch ein so genannter *Verhaltensvertrag* vereinbart werden (*z. B.: der o. g. Vater hört einmal wöchentlich gemeinsam mit Rolf in dessen Zimmer seine Musik an und besucht mit ihm ein Konzert; Rolf unterhält sich mindestens einmal wöchentlich mit dem Vater über seinen Tagesablauf und arbeitet einmal monatlich gemeinsam mit dem Vater einen halben Tag im Garten*).
Zu den verschiedenen Problembereichen ist es sinnvoll, den Eltern entsprechende Materialien auszuhändigen (wie z. B. Informationen zur Hochbegabung, Störungsinformationen usw.), welche bereits bewährte Lösungsvorschläge enthalten. Auch die folgende Information kann hilfreich sein.

2.13 Information: Umgang mit Trennungs- und Scheidungsproblemen

»Der Verlust eines Elternteils gehört zu den tief greifendsten Erfahrungen im Leben von Kindern. Er ist in der Regel mit nachhaltigen Veränderungen ihrer Lebensumstände und entsprechend vielfältigen Anforderungen in der emotionalen und alltagspraktischen Umstellung auf die veränderte Situation verbunden. So gilt unter Experten der Tod eines Elternteils als gravierendstes kritisches Lebensereignis, gefolgt von einer Trennung der Kinder von den Eltern und einer Scheidung der Eltern.« (Walper, 2002, S. 818)
Scheidungskinder haben im Vergleich zu Kindern aus bestehenden Familien ein erhöhtes Risiko für Entwicklungsbelastungen. Sie haben oft ein geringeres Selbstwertgefühl, schlechtere Schulleistungen, Verhaltensprobleme und Schwierigkeiten im Umgang mit Gleichaltrigen. (S. 822) Bei guter Unterstützung durch die Eltern während der Trennungsphase kann den Kindern jedoch in der Regel inner-

halb von zwei bis drei Jahren eine Anpassung an die neuen Lebensverhältnisse gelingen.
Folgende *Ratschläge* können Ihnen helfen, Ihr Kind zu unterstützen: Jede Scheidung oder Trennung ist mit Ängsten, Sorgen und Kränkungen verbunden. Dies fordert auch von den Eltern sehr viel Kraft. In ganz bestimmten Fällen ist es jedoch notwendig, die eigenen Probleme zurückzustellen – nämlich dann, wenn es um die gemeinsamen Kinder geht. Für ein Kind ist es nur schwer zu verstehen, dass sich Mutter und Vater trennen. Dies löst Unsicherheit, Trauer und Verlustängste aus. Der Neubeginn kostet das Kind ein großes Maß an seelischer Energie. Einige Kinder leiden so sehr darunter, dass sie seelisch erkranken. Sie können Ihrem Kind natürlich nicht alles Leid ersparen, aber Sie können ihm mit folgenden Empfehlungen helfen, besser damit fertig zu werden.

1. Machen Sie dem Kind deutlich, dass die *Trennung* nichts mit ihm zu tun hat.
2. Behalten Sie bei allen *Auseinandersetzungen* das seelische Wohlbefinden Ihrer Kinder im Auge.
3. Beantworten Sie alle *Fragen* offen und ehrlich, um ihnen ein Stück Sicherheit zu geben.
4. Machen Sie auf keinen Fall *den anderen Elternteil* schlecht.
5. Sprechen Sie mit Ihrem Kind über alle *praktischen Fragen*, welche die Zukunft betreffen (wie z. B. Wohnsituation, Schulwechsel, Besuchsrecht, Eigentumsverteilung usw.).
6. Für das *seelische Wohlbefinden* des Kindes ist es wichtig, dass Sie mit ihm reden, aber es ist nicht nötig, dies ununterbrochen zu tun. Beschäftigen Sie sich gemeinsam auch mit anderen unbelasteten Dingen (Spielen, Vorlesen, Ausflüge, Sport, Schule usw.).
7. Belasten Sie das Kind nicht mit Ihren Problemen und vermeiden Sie Situationen, in denen das Kind in die belastende Lage kommt, *Partei ergreifen* zu müssen.
8. Suchen Sie selbst *Hilfe* bei Freunden, bei einem Eheberater, einem Arzt oder Therapeuten.
9. Fragen Sie Ihr Kind niemals über den ehemaligen Partner aus, damit würden Sie immer wieder an die Umstände der Trennung erinnern und es seelisch belasten. Das Kind würde sich *benutzt* fühlen, und Ihre eigene Beziehung würde sich verschlechtern.

10. *Vergleichen* Sie Ihr Kind niemals in negativem Sinn mit dem ehemaligen Partner (»du bist wie dein Vater oder deine Mutter«).
11. Je weniger Trennung, desto besser. Die Scheidung oder Trennung von Ihrem Partner betrifft vor allem Sie beide. Auch wenn Sie nicht mehr zusammen bleiben, sind Sie beide Eltern Ihres Kindes. Das Kind hat das menschliche und juristische Recht, zu beiden eine *Beziehung zu pflegen.*
12. Halten Sie das Kind nicht öfter von Ihrem ehemaligen Partner fern, als dies nötig ist. Jede gute oder auch nur halbwegs *gute Beziehung* hilft Kindern, seelisch gesund zu bleiben, dies trifft insbesondere auf die Beziehung zu den Eltern zu.
13. Meist erleichtern Sie Ihrem Kind die Trennung von einem Elternteil, wenn die *Geschwister* weiterhin zusammenleben dürfen.
14. Achten Sie darauf, dass das Kind sich ein *eigenes Bild von Vater und Mutter* machen kann, dies muss nicht mit Ihrem Bild übereinstimmen. Gönnen Sie Ihrem Kind das positive Gefühl, wenn es den getrennt lebenden Elternteil gerne hat. Wenn Sie versuchen, die Beziehung des Kindes zum anderen Elternteil zu stören oder gar zu zerstören, wird es das Kind Ihnen nicht danken. Viel eher wird es Ihnen gegenüber besonders kritisch werden.
15. Das *Besuchsrecht* ist eine gesetzliche Regelung, über die man sich nicht hinwegsetzen darf. Vereinbaren Sie Ort und Zeitpunkt des Besuchs genau und halten Sie sich alle an diese Abmachung. Bereiten Sie das Kind auf den Besuch positiv vor, es soll sich freuen und nicht verunsichert werden.
16. Denken Sie daran, dass Eltern auch *unterschiedlich erziehen*, wenn sie zusammenleben, und versuchen Sie, dies so gut es Ihnen möglich ist auch jetzt zu akzeptieren.
17. Lassen Sie Ihrem Kind *Zeit.* Kinder brauchen etwa ein bis zwei Jahr Zeit zu trauern, die Trennung etwas zu verarbeiten und den Trennungsschmerz erträglicher werden zu lassen. In dieser Zeit werden Sie sicherlich neben der Traurigkeit und Verschlossenheit ihres Kindes eine Menge *Aggressionen* abbekommen, aber das ist gesund und normal!
18. Sollte es einen *neuen Partner* geben, so zwingen Sie Ihr Kind nicht – gegen seinen inneren und äußeren Widerstand –, sich mit diesem neuen Partner vertragen zu müssen oder ihn gleich an die Stelle des »verlorenen« Elternteils zu setzen. Suchen Sie Alter-

nativen und schonende Kompromisse. Warten Sie ab, bis sich das Kind einigermaßen an die Trennungssituation gewöhnt hat und vielleicht sogar selbst Initiative ergreift, den neuen Partner auf seine eigene Art und Weise kennen zu lernen.

19. Vermeiden Sie es auch aus diesem Grund, allzu schnell mit einem *neuen Partner* in eine *gemeinsame Wohnung* zu ziehen, diese neue Beziehung hätte möglicherweise keine große Chance zu gelingen.
20. Schenken Sie Ihrem Kind verstärkt Liebe, Aufmerksamkeit und Zuwendung (ein bis zwei Stunden täglich, siehe *Eine Stunde Elternzeit*), um ihm für die eigene Weiterentwicklung ausreichend »seelische Nahrung« zu geben.

(*Ratschläge*, modifiziert und erweitert nach: Trennung. »Wie wir Kindern helfen können, mit den seelischen Folgen besser fertig zu werden.« Aktion Sorgenkind, Herausgeber: Vorsorge-Initiative Frankfurt.).

2.14 Hausbesuche

Am Ende dieses Kapitels möchte ich Sie als Therapeutin oder Therapeut gerne noch für die Durchführung von Hausbesuchen motivieren, da diese meist zahlreiche zusätzliche Informationen und wertvolle Einblicke in Lebensumstände und familiäre Strukturen bringen. Durch Hausbesuche wird das Erfassen der Lebensumstände (z. B. örtliche Gegebenheiten, Spielmöglichkeiten, Tagesablauf, Freunde und Geschwister, Hobbys) und ein Eingehen auf die kindlichen Interessen und Bedürfnisse erleichtert. Der Therapeut erhält außerdem Einblick in das elterliche Erziehungsverhalten (z. B. Aufräumen, Hausaufgaben, Fernsehen), woraus sich konkrete Ansatzpunkte für die Therapie ergeben können (s. Mackowiak, 1999, S. 284).
Folgende Information zum Hausbesuch kann der Familie gegeben werden:

Information zum Hausbesuch

Ich werde bei Ihnen/dir nächste Woche zum Hausbesuch vorbeikommen. Bei dieser Gelegenheit möchte ich die natürliche Umgebung, in der Sie und Ihr Kind leben, noch etwas genauer kennenlernen, um vielleicht auch noch mehr über Auslösebedingungen, dort wo das Symptom auftritt, zu erfahren. Bitte lassen Sie zu Hause alles so, wie es immer ist. Sie brauchen nicht aufzuräumen oder ein Essen vorzubereiten. Ich werde mir einfach nur von Ihnen und Ihrem Kind Ihr Zuhause zeigen lassen und mir das Kinderzimmer, Spiele, Bücher, Schreibtisch usw. genau ansehen. Anschließend werde ich dann mit Ihnen/dir eine Therapiestunde, entsprechend unserem Behandlungsplan, zu Hause abhalten, damit sich das Erlernte noch besser in dem Alltag zu Hause verfestigen kann.

2.15 Therapiematerial: Selbstbeobachtung und Selbstkontrolle

Da Sie in der psychotherapeutischen Sitzung nur einen kleinen Ausschnitt relevanter Verhaltensweisen beobachten können, ist es notwendig, von den Eltern Informationen über Ressourcen und problematische Verhaltensweisen in der natürlichen Umgebung zu bekommen. Darüber hinaus hat die regelmäßige, strukturierte Selbstbeobachtung häufig bereits einen therapeutischen Effekt im Sinne von Selbstkontrolle. Geben Sie in jedem Fall den Eltern vorher ein persönliches (möglichschriftliches) Beispiel. Hier ein Beispiel für einen Selbstbeobachtungsbogen, den Sie selbst modifizieren können.

	Mo	Di	Mi	Do	Fr	Sa	So
Positives							
Spielzeiten Zuwendung							
Probleme							
Problembewältigung							

III. Erlebnisorientierte Übungen für die Arbeit mit Bezugspersonen und Familien

Eltern, Bezugspersonen und Familien sind meist dankbar, wenn sie in den Therapie- und Familiensitzungen nicht nur sitzen und reden müssen (so manchesmal fühlen sich die Eltern dabei fälschlicherweise wie bei einem »Verhör«), sondern wenn sie auch etwas erleben und tun können. Hierfür findet der Leser in diesem Band zahlreiche Anregungen, Übungen, Informationen und Therapiematerialien. Einiges davon ist für Eltern – auch ohne Therapie – als Hilfe zur Selbsthilfe nützlich, wie z. B. die Übungen *Kraftquellen für die Familie, Blick auf das Positive, Freundlichkeitsgesten, Wutvulkan* usw. oder die Übungsblätter *Freizeitrad, Energiequellen, Verstärkerliste, Richtig loben* sowie die Informationen *Leitfaden Erziehung, Die richtige Zuwendung, Eine Stunde Elternzeit, Wirksame Erziehersätze* usw.

Ein wesentliches Ziel in der Psychotherapie besteht darin, neue Erlebnis- und Erfahrungsmöglichkeiten für Patienten und auch für Bezugspersonen zu schaffen. Erlebnisorientierte gefühls- und körperorientierte Methoden eröffnen ein ganz neues vielfältiges Spektrum von Zugangsweisen. Erlebnisorientiertes Vorgehen bedeutet, dass Patient und Therapeut immer wieder einmal *vom Reden zum Erleben und Handeln* kommen, um lebendiges Lernen auf allen vier Erlebnisebenen zu fördern. Durch die Herstellung einer Verbindung zwischen Kopf, Körper, Gefühlen und Verhalten werden die psychotherapeutischen Interventionen nachhaltig verankert. Erlebnisorientierte Methoden erleichtern über Emotionen die Internalisierung von Veränderungen. Aus diesem Grund ist es sehr nützlich, im psychotherapeutischen Setting selbst neue Erfahrungs- und Erlebnismöglichkeiten zu schaffen, die dann schrittweise und systematisch in den Alltag des Patienten integriert werden können und damit auch automatisch sein Erlebnis- und Verhaltensrepertoire erweitern.

Für Patienten und Familien, die erhöhtem Stress ausgesetzt sind, die

in ihrer Körperwahrnehmung, ihrem Körperbewusstsein und in ihrem körperlichen und emotionalen Ausdrucksverhalten beeinträchtigt sind, stellen erlebnisorientierte Methoden wie Entspannungs- und Besinnungsübungen (z. B. die Übungen *Mein geheimer Ort**, *Das Wunschkind**), Übungen zur Förderung der Gefühlswahrnehmung (z. B. die Übungen *Gefühlsbesinnung**, *Gespräch mit der Angst**) oder Übungen zur körperlichen Aktivierung (z. B. die Übungen *Aktivierungsentspannung**, *Kräfte messen*) eine hilfreiche Ergänzung zu kognitiven Verfahren dar. Erlebnisorientierte Methoden haben auch das Ziel, die kreativen emotionalen und körperlichen Fähigkeiten wieder zu entdecken, auszubauen und für die Problem- und Alltagsbewältigung zu nutzen. (Vgl. auch den Artikel zur *Euthymen Therapie* von Könning, 2006)
Hier zunächst eine kleine Auswahl erlebnisorientierter *Kurzinterventionen* für die Eltern- und Familienarbeit, die je nach momentaner Zielsetzung zum Ebenenwechsel und zur Aktivierung der Familien und Bezugspersonen eingesetzt werden können. (Kurzinterventionen für Kinder und Jugendliche finden Sie in *Band 1.*)

---

* Die mit einem * gekennzeichneten Übungen und Materialien findet der Leser im ersten Band: Psychotherapie für Kinder und Jugendliche. Erlebnisorientierte Übungen und Materialien. 2004.

1. Erlebnisorientierte Kurzinterventionen für Bezugspersonen

1. *Mit Bildern Gefühle evozieren:* Sehen Sie sich bitte diese Bilder an (Gefühls-, Kommunikations- oder Familienbilder usw.). Was könnten diese Darstellungen mit Ihnen, Ihrer Familie zu tun haben. Was empfinden Sie dabei?
2. *Kissen als Stellvertreter:* Nehmen Sie bitte kurz dieses Kissen in den Arm, so als würden Sie Ihr Kind in den Arm nehmen, und sprechen Sie tröstend mit ihm.
3. *Symbolische Abgrenzung:* Stehen Sie bitte auf und legen Sie mit diesen Steinen (Blättern, Büchern usw.) eine klare Grenze auf den Boden zwischen sich selbst und Ihrem heranwachsenden Kind (oder den Großeltern, dem Ehepartner usw.). Was wäre für Sie und die anderen zu tun und zu sagen, um diese klare Grenze nicht zu überschreiten?
4. *Familienbegrüßung:* Bitte stehen Sie alle kurz auf. Stellen Sie sich vor, Ihr Kind kommt nach einem Ferienaufenthalt wieder nach Hause. Zeigen Sie mir Ihre Begrüßung, so wie jeder von Ihnen es begrüßt. Wer spielt als erster Ihre Tochter/Ihren Sohn?
5. *Sich sehen üben:* Stellen Sie sich bitte einander gegenüber (z. B. Mutter und Tochter). Sehen Sie sich eine Minute lang schweigend an. Machen Sie ein inneres Foto von Ihrem Gegenüber. Nun drehen Sie sich um, lehnen sich Rücken an Rücken aneinander und beschreiben Sie alles, was Sie gesehen haben, ohne Bewertung. Anschließend wenden Sie sich wieder einander zu und überprüfen das Gesagte.
6. *Typische Familienszene:* Wählen Sie bitte für jedes Familienmitglied eine Puppe aus. Verteilen Sie die Rollen (Mutter/Vater/Kind) auf die Puppen und spielen Sie mir dann eine typische Familienszene vor (Mittagessen, Streit, Urlaubsplanung, Familienfeier).
7. *Rückmeldung geben:* Bitte schreiben Sie auf dieses Blatt alles, was Ihnen an Ihrem Kind (Eltern, Partner) gefällt, und Ihre wichtigsten drei Wünsche.
8. *Emotionale Nabelschnur durchtrennen:* Als Ihr Kind geboren wurde, musste die Nabelschnur durchtrennt werden. Dies war

die erste Ablösung, die Sie mit ihm erlebt haben. Es gibt aber noch eine zweite, die emotionale Nabelschnur. Stellen Sie sich vor, dieses Seil ist diese emotionale Nabelschnur, die ebenfalls noch durchtrennt werden muss, damit Ihr Kind ein selbstständiges unabhängiges Leben führen kann. Mit welchen hilfreichen Sätzen könnten Sie jetzt mit dieser Schere das Seil – als symbolische emotionale Nabelschnur – durchschneiden?

9. *Gemeinsames Bild malen:* Hier sind Wachsmalkreiden und ein großes Blatt. Bitte malen Sie heute alle gemeinsam Ihre Vorstellung von einer harmonischen Familie (Gestaltung des Weihnachtsfestes, gemeinsamer Ausflug usw.).
10. *Zärtlichkeit einüben:* Bitte stehen Sie auf, gehen Sie langsam aufeinander zu, sehen Sie sich in die Augen, lächeln Sie sich an, befühlen Sie die Haare Ihres Partners (Kindes) und die Wangen. Legen Sie sich gegenseitig die Hände auf die Schultern und umarmen Sie sich jetzt so, wie Sie es tun würden, wenn Sie keine Probleme hätten (wenn Sie genügend Mut hätten, es gerne tun würden usw.).
11. *Zukunftsprojektion*: Ich lege hier einige verschiedenfarbige Blätter auf den Boden mit Jahreszahlen (heute in 3, 5, 7 und 10 Jahren). Malen (oder schreiben) Sie auf jedes Blatt alle Familienmitglieder mit dem entsprechenden Zukunftsalter. Ergänzen Sie dann zu jeder Person Ihre heutigen guten Wünsche für das jeweilige Jahr in der Zukunft.

Im Folgenden finden Sie zunächst Übungen für die Bezugspersonen-Arbeit ohne Kind, im nächsten Kapitel dann Übungen für die Eltern-Kind-Arbeit und die gesamte Familie. Verschiedene Übungen und Informationen sind auch für den Erziehungsalltag vieler Familien oder alleinerziehender Mütter und Väter hilfreich. Deshalb möchte ich in diesem Kapitel einige Übungen und Informationen für Eltern und Familien, die sowohl in der Psychotherapie als auch – z. T. von Eltern selbst – ohne Unterstützung eines Therapeuten verwendet werden können, darstellen.

Um dem Leser die mögliche Anwendbarkeit der nun folgenden Übung *»Liebe ist ...«* zu verdeutlichen, stelle ich zunächst kurz den Fall »Sandra« vor. Sandra geht in die 2. Klasse Grundschule, hat durchschnittliche Schulleistungen, aber zahlreiche Ängste vor der

Schule, der Lehrerin, den Mitschülern und vor Fremden entwickelt. In Anwesenheit der Mutter spielt sie immer häufiger »Baby« und sucht ständig die körperliche Nähe der Mutter. Die Mutter selbst fühlt sich davon fast erdrückt.

Fallbeispiel: Sandra

> Sandra ist ein blauäugiges, dunkelhaariges Mädchen im Alter von 8 Jahren. Sie betritt, sich hinter ihrer Mutter versteckend, nur zögerlich die Praxis. »Sie spielt wieder Baby«, versucht die Mutter Sandras Verhalten zu erklären. Im Therapieraum setzt sich Sandra auf den Schoß ihrer Mutter und klammert sich an diese, während sie mit Schmollmund in Babysprache »mag net«, »net gut«, »weg da« schluchzend stammelt. »Ich bin immer häufiger gereizt, schimpfe und schreie sie an, aber das verschlimmert die Situation nur noch. Ich weiß einfach nicht mehr weiter.« Während die Mutter spricht, klammert Sandra sich noch heftiger an sie. Dabei fällt auf, dass die Mutter körperlich wie erstarrt wirkt. Sie sitzt ganz steif auf dem Stuhl. Die Arme hängen unbeweglich herab, der Kopf ist leicht weggedreht. Sandras Verhalten ruft keinerlei tröstende, beruhigende, beschützende oder beschwichtigende Reaktion bei der Mutter hervor, sondern eher das Signal »geh weg« oder »ich mag dich nicht«. Sandra klammert noch fester. Dieses äußere Verhalten bestätigt sich auch in späteren diagnostischen Sitzungen und Videoanalysen.

Sandras allein erziehende Mutter ist hilflos. Sie selbst ist, ohne ihre Eltern jemals gesehen zu haben, im Heim aufgewachsen. Sie möchte ihrer Tochter all die Liebe geben, die sie selbst nie bekommen hat. Nun befürchtet sie, gescheitert zu sein.

Die Mutter hatte offensichtlich in ihrem bisherigen Leben nicht die Möglichkeit, zu lernen und zu üben, ihrem Kind die »Liebe« auch zu zeigen, die sie innerlich verspürt.

Neben verschiedenen anderen Themen, Interventionen und Übungen mit Mutter und Kind führe ich mit der Mutter die Übung *»Liebe ist …«* durch. Wir beschäftigen uns intensiv mit dem Thema »Liebe zeigen« und erweitern damit das sog. »Verhaltensrepertoire« der Mutter. So wird es ihr allmählich möglich, die Liebe, welche sie innerlich fühlt und empfindet, auch in ihrem äußeren Verhalten immer deutlicher zu zeigen, und Sandra selbst muss immer weniger über »regressives« Babyverhalten verzweifelt um Liebesbeweise buhlen.

2. Die Arbeit mit Bezugspersonen

2.1 Übung: »Liebe ist ...«
(für Eltern)

1. Ziele der Übung
- Förderung von Bindungsverhalten
- Verbesserung der Eltern-Kind Beziehung
- Erweiterung des Verhaltensrepertoires »Zuwendung«
- Aufbau von »Einfühlung«

2. Dauer
10 bis 30 Minuten (je nach Ausführlichkeit)

3. Durchführung und Instruktion
Die folgende Instruktion kann als Besinnungsübung mit geschlossenen Augen vorgelesen oder das Blatt *»Liebe ist ...«* (zeitsparender, aber vielleicht mit weniger intensiver Wirkung) den Eltern als Anregung und zur Ergänzung ausgehändigt werden.

Wörtliche Instruktion
Wir beschäftigen uns heute mit dem Thema Liebe aus der Sicht von Kindern und Eltern. Ich werde Ihnen hierzu später ein Blatt aushändigen, das von Kindern zusammengestellt wurde. Sie sammelten alle Liebesbeweise ihrer Eltern, die für sie besonders wichtig waren. Bevor Sie diese Liebesbeweise lesen, möchte ich Sie zuerst bitten, sich gefühlsmäßig und gedanklich mit dem Thema »Liebe zu Kindern« zu beschäftigen. Bitte setzen Sie sich bequem zurecht. Die Füße fest auf dem Boden, die Hände auf den Oberschenkeln. Schließen Sie jetzt für ein paar Minuten Ihre Augen, um sich, ganz ungestört von Außenreizen, auf das besinnen zu können, was Sie selbst bereits über »Elternliebe gegenüber Kindern« wissen und ahnen. – – – Lassen Sie Ihrer Phantasie Raum und Zeit, um all die Liebesbeweise zu suchen und zu finden, welche Sie selbst als Kind von Erwachsenen bekommen, bei anderen beobachtet oder bereits selbst Ihrem eigenen Kind gezeigt haben – – – und sammeln Sie in-

nerlich noch weitere Ideen. – – – Wenn Sie dann so weit sind, öffnen Sie bitte wieder Ihre Augen, räkeln sich ein wenig und schreiben alles auf, was Ihnen soeben zum Thema »Liebe ist …« in den Sinn gekommen ist.
Zur Anregung und Erweiterung Ihrer persönlichen Möglichkeiten können Sie danach das Blatt mit den von Kindern gesammelten Liebesbeweisen lesen, auf sich wirken lassen, ergänzen und auch gemeinsam mit Ihrem Kind auf deren »Tauglichkeit« für Ihre persönliche Situation und das Alter Ihres Kindes hin prüfen.

4. Mögliche Anschlussübungen

- Rollenspiele zu einzelnen Szenen
- Erstellen einer Zuwendungs-Wunschliste mit dem Kind
- Liste von Eltern-Liebes-Wünschen an das Kind
- Verhaltensanalyse elterlicher Defizite
- Formulierung therapeutischer Übungsaufgaben zum Thema Zuwendung
- Information *Eine Stunde Elternzeit*
- Übung *Freundlichkeitsgesten*
- Übung *Kraftquellen für die Familie*

Beispiele »Liebe ist …«

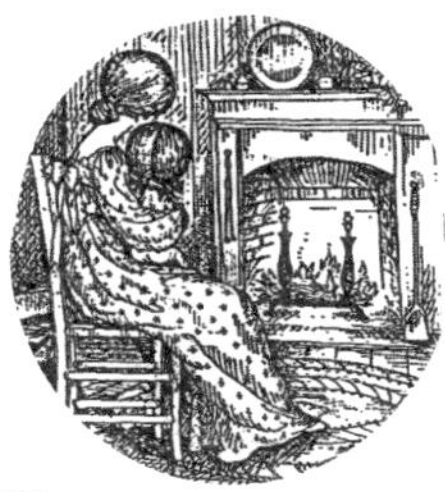

- über den Kopf gestreichelt werden
- ein Lächeln
- wütend sein dürfen
- einen Obstteller zwischen den Hausaufgaben bekommen
- vorgelesen bekommen
- fest gedrückt werden
- sich ausweinen können
- zwei Stunden gemeinsam Monopoly spielen
- wenn ich wichtiger bin als das klingelnde Telefon
- reden am Abend im Bett
- viele Fragen stellen dürfen
- Trost für eine Fünf in Mathe
- ein Glas verschütten dürfen
- gemeinsam basteln
- gelobt werden

→

- Fehler machen dürfen
- ein Geheimnis behalten dürfen
- über Probleme reden können
- geduldiges Zuhören
- gemeinsam ein Kreuzworträtsel vervollständigen
- mit Papa im Hobbykeller Unordnung machen
- den noch halb vollen Teller stehen lassen dürfen
- bei Kälte die Jacke von Mama bekommen

Jeder von uns kennt das freudige Gefühl und das Empfinden von »Luxus«, wenn plötzlich im vollen Tagesablauf eine Stunde Zeit übrig bleibt. Da dies jedoch nur sehr selten geschieht, tut es insbesondere Eltern und Kindern gut, eine Stunde Zeit am Tag *für Entspannung und gegenseitige Zuwendung* einzuplanen. Natürlich ist es uns Eltern nicht immer ganz spontan möglich, auf Zuwendungswünsche einzugehen, und manchmal lässt uns die Notwendigkeit, das selbstständige schulische Arbeiten unserer Kinder zu unterstützen, kaum noch Zeit für uns selbst. Umso wichtiger ist eine feste Planung, z. B. im Terminkalender täglich eine Stunde leistungsunabhängiger Zuwendungszeit – in einem auch für Eltern entspannenden Klima – vorzunehmen.
Mit diesem Thema beschäftigt sich die folgende Eltern-Information. Anschließend gibt es für Eltern eine Übung *Kraftquellen* zum Auftanken für Bezugspersonen.
Die folgende Information *Eine Stunde Elternzeit* kann entweder vom Therapeuten vorgelesen oder den Eltern ausgehändigt und nachbesprochen werden.

2.2 Information: Eine Stunde Elternzeit

Kennen Sie das entspannende Gefühl,

- nach dem Mittagessen mit Ihrem Kind auf dem Boden zu liegen und eine Legoburg zu bauen?
- In Ruhe auf der Couch ein Buch vorzulesen?
- Auf einer Decke in der Sonne auf einer Wiese zu liegen und zu malen?

- Das Geschirr nach dem Abendessen in der Küche stehen zu lassen und im Wohnzimmer ein gemeinsames Zubettgeh-Spiel mit Ihren Kindern zu spielen?
- Den Hausputz zu verschieben und stattdessen im Freien Ball zu spielen, im Wald zu radeln oder im Sand zu spielen?
- Den Fernseher am Abend auszuschalten und mit Ihrer heranwachsenden Tochter oder Ihrem Sohn gemeinsam deren Lieblings-CD anzuhören?

Wahrscheinlich kennen Sie aber auch diese oder ähnliche Dialoge in Ihrer nächsten Umgebung oder vielleicht auch in der eigenen Familie?

- »Papi, spielst du mit mir Tippkick?«
  »Ich habe jetzt keine Zeit, du siehst doch, dass ich mir gerade Fußball im Fernsehen anschaue!«
- »Mami, hörst du dir mit mir meine neue CD an?«
  »Kind, du weißt doch, dass mich die laute Musik nicht interessiert!«
- »Papa, darf ich dir beim Feuermachen helfen?«
  »Nein, das kannst du nicht!«
- »Mama, spielst du mit mir Uno?«
  »Das geht nicht, ich muss jetzt telefonieren!«
- »Papa, hast du Zeit für ein paar Mühle-Spiele?«
  »Du weißt doch, dass ich nicht gerne spiele!«

Haben Sie sich schon einmal bewusst beobachtet oder haben Sie aufgeschrieben, wie viel Elternzeit Ihre Kinder täglich von Ihnen bekommen, *leistungsunabhängige Zuwendungszeit* neben der Unterstützung für selbstständiges schulisches Arbeiten? Haben Sie sich schon einmal notiert, wie viel Zeit das Fernsehen, der Wohnungsputz, der Friseur, das Vereinsleben, der Einkaufsbummel, der Computer oder andere »kindernachrangige Beschäftigungen« verschlingen?
In den vergangenen Jahren wurde der Ruf nach »mehr Erziehung durch die Schule« immer lauter. Gleichzeitig sind immer mehr Schüler am Nachmittag sich selbst überlassen, ohne die notwendige elterliche Präsenz. *Gute schulische Bedingungen* sind nur mit seelisch gut genährten Kindern zu erreichen. Kein noch so pädagogisch/psy-

chologisch hochqualifizierter Lehrer kann seelische Zuwendungsbedürfnisse eines Kindes nach Elternzeit erfüllen. Deshalb wird Eltern empfohlen, täglich *eine Stunde leistungsunabhängige Zuwendungszeit* für ihre Kinder fest einzuplanen (ohne nebenbei die Waschmaschine zu füllen, das Essen umzurühren, über schlechte Schulleistungen zu reden, den Fernseher laufen zu lassen usw.). Dies ist auch ein wichtiger Elternbeitrag zu einem positiven Klima an der Schule und in unserer Gesellschaft.

Mechtild Papoušek, Leiterin der Forschungs- und Beratungsstelle Frühentwicklung und Kommunikation am Institut für Soziale Pädiatrie und Jugendmedizin der LMU München (2003), schreibt hierzu: »Unter den vermeintlichen Zwängen der so genannten Postmoderne sind die basalen Voraussetzungen für das Spiel zu einem kostbaren, ja bedrohten Gut geworden: Geborgenheit und Zeit, das, was mit dem alten deutschen Wort ›Muße‹ umschrieben ist: die Fähigkeit, Zeit zu haben, sich Zeit zu nehmen, sich im Hier und Jetzt einzulassen. Vielleicht gehört es heute zu den wichtigsten Aufgaben der Eltern überhaupt, für das Spiel, als elementare Lebensform auch des erwachsenen Menschen und unverzichtbarem Grundrecht des Kindes, einen Schutzraum zu schaffen und das Kind im frühen Alter vor Reizüberflutung, einer der Hauptgefahren des ›Zeitgeistes‹, abzuschirmen« …

»Die Eltern ahnen oft nicht, dass sie sich damit einer einzigartigen Chance berauben, im Spiel mit ihrem Kind eine inzwischen verlernte, womöglich verschüttete Seite eigenen Erlebens und eigener spielerischer Kreativität wieder zu entdecken, die unter den Leistungsanforderungen der beruflichen Selbstverwirklichung lange zu kurz gekommen war.« (Papoušek, 2003, S. 203–204)

Die elterliche Zuwendung, täglich mindestens eine Stunde für Spiele, Gespräche, vergnügliche Unternehmungen, Basteln und andere gemeinsame leistungsunabhängige Aktivitäten, die sich an den Wünschen, Interessen und dem Entwicklungsstand der Kinder orientieren, ist in unserer oft so verplanten Zeit besonders wichtig. Die Zuwendungszeit der Eltern ist die *elementarste Nahrung für die Seele unserer Kinder* und ist durch keine noch so hohe finanzielle »Ausbildungsversicherung« ersetzbar, aber mit ihr vergleichbar.

Döpfner et al. (1997) gibt in seinem Therapieprogramm für Kinder mit hyperkinetischem und oppositionellem Verhalten (THOP) folgende (etwas modifiziert und gekürzt dargestellte) Anleitung für Eltern.

Eltern-Anleitung: Spaß- und Spielzeit

1. Sammeln Sie mit Ihrem Kind Spielideen für die Spaß- und Spielzeit.
2. Wählen Sie sich einen Zeitpunkt aus, an dem die Spaß- und Spielzeit stattfindet.
3. Ihr Kind bestimmt, was und wie gespielt wird!
4. Entspannen Sie sich! Beobachten *Sie zunächst für einige Minuten*, was Ihr Kind macht, dann versuchen Sie mitzuspielen.
5. Beschreiben, kommentieren Sie ab und zu laut, was Ihr Kind macht.
6. Sagen Sie Ihrem Kind nicht, was es tun soll.
7. Loben Sie Ihr Kind gelegentlich, oder sagen Sie ihm etwas Schönes.
8. Nach dem Ende der Spaß- und Spielzeit können Sie Ihre Eindrücke notieren.

(nach Döpfner, 1997)

Elternfreuden und Bereicherungsmöglichkeiten

Auch für Sie kann diese eine Stunde Elternzeit eine entspannende Pause in Ihrem Alltagstrubel darstellen und Ihnen Freude und Bereicherung bringen. Stellen Sie sich vor, Sie haben jeden Tag eine feste Verabredung, einen so genannten Zuwendungstermin mit Ihrem Kind oder Ihren Kindern, auf den Sie sich aus verschiedenen Gründen freuen können und der Ihren Familienalltag bereichert.

- *Erste Bereicherung: Begegnung*

Sie können Ihrem Kind bewusst begegnen, wahrnehmen, sehen und spüren, wie sich Ihr Kind auf Sie freut, Ihnen seine Fähigkeiten und seine Kreativität zeigt, sich mit und an Ihnen misst, mit Ihnen diskutiert, wetteifert, lacht, Ideen entwickelt und Probleme bewältigt.

- *Zweite Bereicherung: Entspannung*

Suchen Sie sich für Ihre Zuwendungszeit eine gute Mischung aus Förderspielen und lustbetonten Spielen und Aktionen aus, die auch für Sie selbst entspannend sind, Ihnen Freude machen und auch Ihnen neue Anregungen und Energien geben. Falls Sie einmal selbst ganz besonders müde sind, so legen Sie sich zum Vorlesen, Spielen,

Basteln, Malen usw. einfach gemeinsam auf die Couch oder den Fußboden, die Wiese oder ins Bett.

- *Dritte Bereicherung: Entwicklung*

Tag für Tag können Sie bewusst an den kleinen und größeren Entwicklungsfortschritten Ihres Kindes teilhaben, sie begleiten, unterstützen und in die richtigen Bahnen lenken.

- *Vierte Bereicherung: Freude*

Sie werden – neben all den üblichen Alltagskämpfen – während Ihrer gemeinsamen Zuwendungszeit regelmäßig daran erinnert, mit wie viel freudiger Erwartung Sie sich dieses Kind gewünscht haben, wie sehr es Ihr Leben bereichert, wie viel Positives in ihm steckt, wie viel positiver sich Ihre Beziehung durch diese bewusste Zuwendungszeit entwickeln und wie viel Freude dies bringen kann.

- *Fünfte Bereicherung: Beruhigung*

Manches Mal plagen Sie vielleicht Schuldgefühle, wenn Sie am Abend schon wieder feststellen müssen, dass Ihnen all die vielen Pflichten keine Zeit mehr für die Kinder übrig ließen. Wenn es Ihnen gelingt, einen täglichen »Zuwendungstermin« einzuplanen, dann wird sich dies auch als positiver Effekt auf Sie und Ihr manchmal vielleicht auftretendes schlechtes Gewissen auswirken.

- *Sechste Bereicherung: Entlastung*

Regelmäßige tägliche Förderung und Zuwendung entlastet Eltern direkt und indirekt von Schul- und Hausaufgabenstress, da Sie Ihrem Kind gleichzeitig beibringen, sich zu konzentrieren und es auch emotional, intellektuell und sozial fördern. Dies ist auch die beste Vorbereitung gegen mögliche Verhaltensauffälligkeiten oder spätere psychische Probleme.

- *Siebte Bereicherung: Struktur und Rituale*

Kinder brauchen Struktur und Rituale. Durch fest eingeplante Zuwendungszeiten bekommt sowohl Ihr Tagesablauf als auch der des Kindes mehr Struktur. Je kleiner das Kind ist, desto ausgeprägter ist die Vorliebe für gemeinsame Rituale mit Papa und Mama, denn Rituale geben Sicherheit.

• *Achte Bereicherung: Konzentration auf das Wesentliche*
Wenn Sie mal ganz ehrlich darüber nachdenken, was in den letzten 10 Jahren rückblickend wirklich wichtig war, dann war es weder die Zeit, die Sie vor dem Fernseher oder vor dem Computer verbracht haben, noch Friseur-, Kosmetik- oder Vereinstermine, weder die fleckenfreie Wäsche noch die geputzten Fenster, weder der Kegelabend noch der Kneipenbesuch. Wirklich wichtig ist und war, Ihre Aufgabe als Mutter und Vater wahrzunehmen und die seelische Nahrung, die Sie Ihren Kindern mitgeben. Später werden Sie dafür zusätzlich durch die Freude belohnt werden, die Sie an einer gesunden Entwicklung und einem befriedigenden Lebensweg Ihrer Kinder haben werden.

• *Neunte Bereicherung: Aufwertung des Eltern-Berufs*
Betrachten Sie die Elternschaft als wichtigen und wertvollen Beruf. Beschäftigen Sie sich mit Spielen und Spielmöglichkeiten, mit Erkenntnissen der Entwicklungspsychologie, mit Erziehung, mit Fördermöglichkeiten im kognitiven, emotionalen, körperlichen und sozialen Bereich. Machen Sie immer wieder, je nach Entwicklungsstand des Kindes, ein kleines Zuwendungs-, Spiel- und Förder-Konzept für die kommende Woche, den kommenden Monat. Das hat nichts mit falsch verstandener Leistungserwartung zu tun, sondern mit Ernstnehmen und Aufwertung der Elternrolle. In den meisten anderen Bereichen der Gesellschaft wird ebenso geplant und nicht alles dem Zufall oder der Intuition überlassen.
Der Beruf der »Mutter«, des »Vaters« oder der »Eltern« kann als einer der wichtigsten Berufe unserer Gesellschaft betrachtet werden. Wenn die Generation der Eltern ihre »Elternschaft« auch als Beruf bzw. Berufung ernst nimmt, den Kindern ausreichend Nähe, Beachtung, Zuwendung, Zeit, Aufmerksamkeit und Liebe schenkt, ist dies die beste Basis für die gesunde Persönlichkeitsentwicklung der Kinder und der zukünftigen Generationen.

Natürlich gibt es Tage, die uns trotz allen Bemühens keine Zeit für unsere guten Vorsätze lassen. Es kann auch sein, dass die Kinder an manchen Tagen keine Zeit oder Lust haben zu spielen oder sich mit uns gemeinsam zu beschäftigen. Lassen Sie sich davon aber nicht irritieren, planen und bieten Sie weiterhin beharrlich und unbeirrbar, so gut es geht, Ihre Stunde Elternzeit ein. Haben Sie *mehrere Kinder,* so können Sie sich natürlich in der Regel in dieser Elternzeit mit all Ihren Kindern beschäftigen und vielleicht einmal pro Woche oder am Wochenende für jedes einzelne Kind individuelle Vater- oder Mutterzeit anbieten.

Wochenplan – Elternzeit

Zur Erleichterung der Alltags-Einteilung hier ein Beispiel für eine mögliche Wochenplanung:

Elternzeit	Mo	Di	Mi	Do	Fr	Sa	So
Elternzeit von … bis …							
Spiele							
Anderes (Unternehmungen, Gespräche usw.)							
Unterstützung bei den Hausaufgaben							
Zeit für mich selbst zum Krafttanken							

Tipps für Spiele

Jedes Kind braucht regelmäßige ungeteilte Zuwendung (Basteln, Vorlesen, vergnügliche Unternehmung, Gespräche, Interesse für Hobbys und v. a. gemeinsames Spiel). Spiele fördern die Konzentration, das Sozialverhalten, festigen die Eltern-Kind-Beziehung und erleichtern den Aufbau von Lernstrategien. Um Ihnen ein paar Anregungen zu geben, hier eine Auswahl von geeigneten Spielen:

Ca. 5–12 Jahre:

- Uno, Differix, Schau genau, Memory
- Junior Scrabble, Mühle, Dame
- Rummy, Images, Vier gewinnt, Englisch-Memory
- Quartett, Ich sehe was, was du nicht siehst usw.

→

Ca. 9–99 Jahre:

- Reversi, Das verrückte Labyrinth, Labyrinth der Meister
- Scrabble, Wortwirbel, Einmaleins-Memory
- Kartenspiele, 1000 Namen (Stadt, Land, Fluss), Denk fix
- Nobody is perfect, Nilpferd auf der Achterbahn
- Superhirn, Tabu, Siedler von Catan, Activity
- Carcassonne, Kreuzwort- und andere Rätsel usw.

Wissensspiele ab ca. 12 Jahren:
Trivial Persuit, Spiel des Wissens, Quizspiele
Wissensspektrum, Outburst, 20 Questions usw.

Komplexere Spiele für Jugendliche:

- Schach, Kalaha, Adel verpflichtet, Backgammon
- Mankomania, Um Reifen Breite, Inkognito, Cluedo
- Scotland Yard, Skat oder andere Kartenspiele usw.

Tipps für gemeinsame Aktionen (die kaum Geld kosten)

- Zelten im Garten
- Federball, Tischtennis, Volleyball usw. im Hof
- Baumhütten bauen
- Brettspiele erfinden
- Kerzen gießen
- Am Kartoffel- oder Lagerfeuer musizieren
- Töpfern, kneten, Fimo-Schmuck basteln
- Drachen bauen
- Rätsel erfinden
- Fahrradausflug mit Picknick
- Gemeinsam ins Kino und anschließend über den Film reden
- Gemeinsam die Stadt-Geschichte entdecken
- Über die »Tageszeitung« sprechen
- Kästchen hüpfen
- Gemeinsam neue Jugend-CDs anhören
- Lego/Playmobil spielen
- Rollenspiele
- Malen, auch mit Fingerfarben
- Ein Theaterstück schreiben
- Gefühlsbilder malen
- Lieder umdichten
- Gemeinsames Ausdauertraining
- Ein Fest gemeinsam vorbereiten →

- Ein Kinderkochbuch schreiben
- Ein Vorschulheft anlegen
- Gemeinsam singen, musizieren
- Regelmäßige Turnstunde
- Gemeinsam das Flöte-Spielen erlernen
- Einen Trimm-dich-Pfad besuchen oder selbst erfinden
- Theaterbesuch
- Schnitzeljagd
- Räuber- und Gendarmspiel
- Ein Musikstück komponieren
- Einen Familienfilm drehen
- Familien-Stammbaum malen, beschriften
- Familiengeschichten erzählen
- Pflanzen bestimmen
- Vögel beobachten, Vogelgezwitscher zuordnen
- Landkarten malen
- Photoalben ansehen
- Kindheitsfilme oder Dias gemeinsam ansehen

2.3 **Übung:** Kraftquellen für die Familie
(für Eltern und Familien)

Die meisten Eltern erleben immer wieder im Erziehungsalltag Phasen von Erschöpfung durch das ständige »Gefordertsein« im Umgang mit ihren Kindern. Sie vergessen dabei oft, sich auf sich selbst zu besinnen und die eigenen Stärken und Ressourcen zu pflegen. Im Rahmen der Kindertherapie ist es deshalb oft auch besonders wichtig, Methoden anzuwenden, welche den Eltern selbst wieder Zugang zu den eigenen Energien verschaffen. Nur kraftvolle Eltern sind auch in der Lage, ihre Kinder zu stärken. Ein sehr bereicherndes Familienerlebnis kann es sein, die Familie anschließend gemeinsam auf einem großen Din-A3-Blatt ein Energie-Quellen-Familienbild malen zu lassen.

1. Ziele der Übung

- Mobilisierung von Energien
- Kraft tanken durch Ruhe und Blick auf das Positive
- Mobilisierung von Fähigkeiten und Ressourcen
- Mobilisierung des Selbsthilfepotenzials
- Baseline des vorhandenen Verstärkerrepertoires

2. Dauer

Besinnungsübung: ca. 15 Min.
Energie-Bild: ca. 10 Min.
Kraftquellen im Erziehungs-Alltag nutzen: ca. 5–15 Min.

3. Durchführung und Instruktion

Bei dieser Übung werden zunächst die persönlichen Ressourcen von Bezugspersonen oder Familien mobilisiert, um dann Möglichkeiten zu entwickeln, diese zur Überwindung von Problemen zu nutzen. Die Übung kann mit dem Besinnungstext beendet werden, oder es kann zusätzlich das Blatt *»Energiequellen«* ausgehändigt werden. Bitte lesen Sie diesen Text langsam und mit gedämpfter Stimme vor; bei diesem Zeichen: – – – machen Sie jeweils 3 Sekunden Pause.

Wörtliche Instruktion

Für Ihre wichtige und manches Mal sehr schwierige Aufgabe als Mutter (Vater, Eltern, Familien, Jugendlicher in der Familie, Bezugsperson, …) für Ihr(e) Kind(er) tut es gut, auch an sich selbst zu denken und sich auf die Stärken und Fähigkeiten zu besinnen, die im Laufe des eigenen Lebens entwickelt wurden oder vielleicht auch angeboren sind. Kinder zu erziehen und Probleme im Erziehungsalltag zu bewältigen kostet viel Kraft. Es ist notwendig und hilfreich, sich auch als Eltern immer wieder Zeit zu nehmen, Kraft zu tanken. Deshalb machen wir nun gemeinsam eine Reise zur Quelle Ihrer Stärken, Fähigkeiten, Begabungen und positiven Eigenschaften, welche Ihnen Energie und Kraft geben können. Manche dieser Stärken sind Ihnen sicher schon bewusst, andere lernen Sie vielleicht durch diese Besinnungsübung wieder besser kennen.

1. Besinnungsübung – Reise in die Vergangenheit

Setzen Sie sich nun aufrecht in entspannter Besinnungshaltung auf Ihren Stuhl, die Füße etwas auseinander, fest auf den Boden, die Hände auf den Oberschenkeln, den Rücken gegen die Stuhllehne gelehnt, den Kopf in einer bequemen Haltung.
Schließen Sie allmählich die Augen – – – machen Sie sich noch einmal die Sinneseindrücke bewusst, die mit der momentanen Situation verbunden sind – – – Bilder – – – Geräusche – – – Körperempfindungen – – – Gerüche – – – und vielleicht auch einen bestimmten Geschmack im Mund. – – –
Während Sie dies alles wahrnehmen, können Sie nun mit Ihren Gedanken zurückgehen – – – in verschiedene Situationen Ihres Lebens, in denen Sie sich zufrieden – – – glücklich – – – stark – – – selbstbewusst – – – fähig – – – hilfreich – – – oder einfach wohl gefühlt haben – – – / – – – gehen Sie gedanklich zurück – – – für ein paar Wochen – – – / – – – Monate – – – / – – – oder Jahre in Ihrem Leben – – – / – – – . Es können Situationen aus Ihrer Kindheit, Jugendzeit oder aus der heutigen Zeit mit Ihrer eigenen Familie sein.
Lassen Sie sich nun ein wenig *persönliche Zeit*, verschiedene Situationen zu erahnen oder zu finden, in denen Sie im Vollbesitz Ihrer persönlichen Kräfte und Stärke waren. – – – / – – – / – – –

Auswahl von Stärke-Situationen

Suchen Sie sich nun drei Situationen aus, in denen Sie sich stark und kraftvoll gefühlt haben und in denen Sie *aus eigener Kraft* etwas dazu beigetragen haben, sich in Ihrer persönlichen Art und Weise besonders fähig, zufrieden, stark zu fühlen. – – – / – – – / – – –
Lassen Sie sich hierfür wieder ein wenig persönliche Zeit. – – – / – – – / – – – Wenn es Ihnen gelungen ist, drei Situationen auszuwählen, heben Sie bitte die rechte Hand.
Wählen Sie nun die für Sie persönlich wichtigste Situation aus, in der Sie *aus eigener Kraft* etwas dazu beigetragen haben, sich in Ihrer persönlichen Art und Weise besonders stark, fähig, zufrieden oder gut zu fühlen. Lassen Sie sich hierfür wieder ein wenig persönliche Zeit. – – – / – – – / – – – Wenn es Ihnen gelungen ist, sich für eine Situation zu entscheiden, heben Sie bitte wieder die rechte Hand. (Anmerkung: mindestens zwei Minuten abwarten; sollten die Patienten dann noch kein Handsignal geben, ergänzen Sie die Instruktion.)

Vielleicht ist es Ihnen noch nicht gelungen, sich für eine bestimmte Situation zu entscheiden, dann lassen Sie sich noch ein wenig Zeit oder wählen Sie die Situation aus, die am jüngsten zurückliegt. (Anmerkung: falls dann immer noch kein Handzeichen kommt, kann die Instruktion nochmals ergänzt werden.)
Auch wenn es Ihnen heute noch nicht gelingt, eine bestimmte Situation auszuwählen, so haben Sie sicher, wie jeder Mensch, eine gewisse Ahnung von Ihren persönlichen Stärken, die sich gedanklich – – – gefühlsmäßig – – – körperlich – – – oder in Ihrem Verhalten andeuten können.

Sinne schulen

Versuchen Sie nun, Ihre persönliche Stärke zu spüren und zu erforschen, mit welchen Gefühlen und Körperempfindungen sie verbunden ist – – –. Versuchen Sie, sich zuzusehen und sich ein Bild davon zu machen, wie Sie selbst handeln – – – was Sie tun, um sich wohl zu fühlen – – – wie Ihr Gesichtsausdruck und Ihre Körperhaltung von außen aussehen – – – welche anderen wichtigen Bilder möglicherweise mit dieser Situation verbunden sind – – –. Vielleicht können Sie auch hören, wie sich Ihre Stimme anhört – – – oder die anderen Geräusche in dieser Situation. – – – Vielleicht verbinden Sie diese Situation auch mit einem bestimmten Geruch oder Geschmack – – –. Lassen Sie sich nun wieder ein wenig persönliche Zeit – – – zu spüren – – – zu sehen – – – zu hören – – – und vielleicht auch zu riechen oder zu schmecken – – – welche Eindrücke mit dieser Situation verbunden sind – – – und *was Sie selbst dazu beigetragen haben*, sich in dieser Situation im Vollbesitz Ihrer positiven Eigenschaften, Fähigkeiten und Stärken zu fühlen – – – / – – – / – – –.

Symbolischer Begriff

Versuchen Sie nun, irgendeinen symbolischen Begriff zu finden, der stellvertretend für diese Stärke steht, die Ihnen Kraft und Energie gibt. Nehmen Sie sich hierfür wieder ein wenig persönliche Zeit – – – / – – – / – – –. (Anmerkung: eventuell Handzeichen abwarten)
Wenn Sie diesen symbolischen Begriff oder auch symbolischen Gegenstand gefunden haben, dann atmen Sie nochmals dreimal tief durch – – – dehnen und strecken Ihren ganzen Körper, spüren jetzt wieder Ihre Füße auf dem Boden, die Hände auf den Oberschenkeln, den Kontakt des Rückens mit dem Stuhl – – – öffnen Sie die Augen,

strecken sich kräftig durch, schütteln Arme und Beine aus, sehen sich im Raum um, hören die Geräusche im Raum, nehmen vielleicht auch wieder Gerüche und einen bestimmten Geschmack wahr (modifiziert nach *»Reise zu den Stärken«,* Görlitz, 2003a).

2. Energie-Bild

Schreiben Sie zunächst den symbolischen Begriff oben auf ein großes Blatt und versuchen Sie dann, ohne zu sprechen, dieses Symbol irgendwie mit Farben, in abstrakten Formen oder auch gegenständlich auf das vor Ihnen liegende Blatt zu malen.

Für die nächsten Wochen oder Monate möchte ich Sie bitten, dieses Symbol als wichtigen Anker für Ihre Stärken und positiven Eigenschaften irgendwo an einem gut sichtbaren Ort aufzuhängen, um sich auch in schwierigen Situationen immer wieder an Ihre Stärke(n) zu erinnern.

3. Kraftquellen im Erziehungsalltag nutzen

Schließen Sie jetzt bitte noch einmal kurz Ihre Augen und machen Sie sich ein inneres Bild von den Stärken, die Sie soeben entdeckt haben. Richten Sie Ihre ganze Aufmerksamkeit auf diese Stärke, die Sie als Kraftquelle für Ihren Alltag nutzen können. Vielleicht gibt es bereits Situationen aus der Vergangenheit, im Umgang mit Ihrem Kind, die Sie mit Hilfe Ihrer vorhandenen Stärken bewältigen konnten. – – – Möglicherweise war Ihnen dies damals gar nicht so recht bewusst. – – – Lassen Sie sich noch einmal ein wenig persönliche Zeit zu suchen und zu finden, wie Ihnen Ihre Stärke bisher bei der Überwindung von Problemen hilfreich war. – – – Suchen Sie wieder möglichst drei Situationen, und wenn Sie diese gefunden haben, dann heben Sie wieder die rechte Hand (max. 2 Minuten Pause).

Falls es Ihnen heute schon gelungen ist, eine oder mehrere Situationen zu finden, dann möchte ich Sie bitten, diese zu notieren (oder zu berichten), damit wir diese Fähigkeit und Kraftquelle vielleicht auch für die Überwindung Ihres momentanen Problems mit Ihrem Kind nutzen können.

Falls Sie noch ein wenig Zeit benötigen, dann können Sie sich dies alles gerne auch bis zur nächsten Sitzung aufheben (aufschreiben). Atmen Sie nochmals dreimal tief durch – – – dehnen und strecken

Sie Ihren ganzen Körper, spüren Sie wieder, wie Ihre Füße fest auf dem Boden stehen, die Hände auf den Oberschenkeln liegen und wie Ihr Rücken Kontakt mit dem Stuhl hat. – – – Öffnen Sie nun die Augen, strecken Sie sich kräftig durch und schütteln Sie Ihre Arme und Beine aus. Damit Ihr Kreislauf wieder in Schwung kommt, können Sie gerne auch noch ein paar Schritte hier im Raum umhergehen.
Nehmen Sie sich nun in Ruhe Zeit, sich alles aufzuschreiben, was Ihnen wichtig erscheint. Zu Ihrer weiteren Anregung für zusätzliche Kraftquellen in Ihrem Alltag können Sie hier oder zu Hause auf dem Blatt *»Energiequellen«* alles anstreichen, das für Sie in Frage kommt. Gemeinsam können wir uns dann überlegen, wie Sie damit auch Ihrem Kind nützen können.

4. Mögliche Anschlussübungen

- Sammeln weiterer Stärken
- Gemeinsames Malen eines Kraftquellen-Bildes der Familie
- Formulierung von therapeutischen Übungsaufgaben
- Nutzung von Kraft- und Energiequellen für Zuwendungszeiten mit dem Kind
- Übung *Aktivierungsentspannung**
- Therapiematerial *Freizeitrad*
- Übung *Genießen* (in: Görlitz, 2003a, Körper und Gefühl in der Psychotherapie – Basisübungen)
- Übung *Biographiereflexion* (in: Görlitz, 2003b, Körper und Gefühl in der Psychotherapie – Aufbauübungen)
- Therapiematerial *Ressourcen – Erforschung* (in: Görlitz, 2003b)
- Therapiematerial *Grundbedürfnisse* (in: Görlitz, 2003a). (S. auch *Ressourcen- und Systemanalyse* nach Borg-Laufs und Hungerige, 2006)

* Die mit einem * gekennzeichneten Übungen und Materialien findet der Leser im ersten Band: Psychotherapie für Kinder und Jugendliche. Erlebnisorientierte Übungen und Materialien. 2006.

2.4 Therapiematerial: Energiequellen (Arbeitsblatt für Eltern und Kinder)

Jeder Tag kostet viel Kraft und Energie, insbesondere auch dann, wenn wir gute Eltern sein und den vielfachen Anforderungen an Kindererziehung gerecht werden wollen. Es ist wichtig, dass Eltern sich immer wieder auch selbst bewusst machen, dass sie ihrer Aufgabe dann auch eher gerecht werden können, wenn sie sich Zeit zum Tanken von neuer Kraft und Energie nehmen. Da jeder Mensch seine ganz persönlichen Energiequellen finden muss, können Sie sich im Folgenden Ihre 10 wichtigsten Energiequellen selbst aussuchen und anstreichen.
Wählen Sie dann anschließend 10 weitere Energiequellen aus, die Ihnen auch dann Kraft zu geben vermögen, wenn Sie dies gemeinsam mit Ihrem Kind tun, und markieren Sie diese dann mit einem »K«.

- Urlaubspläne schmieden
- einen Babysitter anrufen
- den Vormittag im Bett verbringen
- Abendruhe für ein Buch
- ein frisch bezogenes Bett
- Morgengymnastik
- einen Freund um Rat fragen
- ein Tag am Fluss, Bach, See
- Schlittschuh laufen
- Großeltern bitten, für ein Wochenende die Kinder zu betreuen
- einen Spaziergang machen
- Freundlichkeitsgesten
- ausgiebig im Bett frühstücken
- im Frühjahr zum ersten Mal wieder draußen sitzen
- schmusen
- ein Spaziergang durch einen verschneiten Wald
- ein warmes Bad
- von Kindern eine Mahlzeit zubereitet bekommen
- den Tisch dekorieren
- sich massieren lassen
- am Feuer sitzen und singen

- durch einen schönen Morgen radeln
- am Klassentreffen teilnehmen
- ein Frühstück mit Ei und Schinken
- ein Saunabesuch
- Gartenarbeit
- schwimmen
- ein Kinoabend
- Tanzen bis zum Umfallen
- Picknick im Wald
- eine frische Rose auf dem Tisch
- sich ungestört einen Fernsehfilm ansehen
- sich Zeit für einen Stadtbummel nehmen
- alte Fotos ansehen
- joggen
- Füße auf den Tisch legen nach getaner Arbeit
- ein Familien-Spiele-Abend
- ein Konzertbesuch alleine
- den Sonnenaufgang betrachten
- rote Grütze mit Sahne
- den Schreibtisch in Ruhe aufräumen
- Grimms Märchen wieder lesen
- Schokolade genießen
- dem Rauschen eines Wasserfalls lauschen
- alte Schlaflieder singen
- Äpfel selbst pflücken
- einen Brief schreiben
- mit Kindern auf den Spielplatz gehen
- Tischtennis spielen
- sich in die Sonne legen
- ganz alleine eine Schale frischer Erdbeeren genießen
- eine Fremdsprache lernen
- Eis essen gehen
- ein Tagesausflug mit einer Freundin
- ein kleines Kätzchen beim Spielen beobachten
- einen Baum pflanzen
- mit dem Ehemann zur Tanzstunde gehen
- Zuckerwatte auf dem Jahrmarkt
- das Lieblingsbuch noch einmal lesen

- einen Nachmittag in der Hängematte
- 20 Minuten Mittagsschlaf
- einen Wunschzettel schreiben
- jemandem die Meinung sagen
- ein Fest gestalten
- eine neue CD kaufen und in Musik versinken
- mit Geschwistern Kindheitserinnerungen austauschen
- eine Nacht unter freiem Himmel
- im Biergarten mit lieben Menschen sitzen
- einer Spieluhr lauschen
- ein gemütlicher gemeinsamer Fernsehabend
- ein Kind loben

(erweitert und modifiziert nach Langenscheidt, S. & G. [1994]. Liebe das Leben, München. Heyne)

2.5 **Übung:** Mein Wunschkind
(für Eltern)

Wenn ein Kind Probleme macht oder Symptome entwickelt, dann besteht allzu leicht die Gefahr, alle anderen positiven Entwicklungsschritte und Eigenschaften zu übersehen. Um das Bewusstsein auch wieder verstärkt auf die positiven Seiten des Kindes zu lenken – weg von der Problemfixierung –, ist die Durchführung der beiden Übungen *»Das Wunschkind«* und *»Blick auf das Positive«* sehr nützlich. Die folgende Übung bietet hierfür einen eher emotionalen, indirekten Zugang, die Übung *»Blick auf das Positive«* eher einen direkteren, kognitiven.

1. Ziele der Übung
- Mobilisierung von Ressourcen
- Förderung von Einfühlung
- Positiver Bindungs- und Beziehungsaufbau
- Entwicklung von Alternativen zur Problemfixierung
- Pflege und Aufbau von Zärtlichkeit

2. Dauer
ca. 15 Min.

3. Durchführung und Instruktion

Um eine möglichst hohe emotionale Beteiligung bei den Eltern zu erzielen, sollte diese Übung in jedem Fall mit geschlossenen Augen, wenn möglich im Liegen, durchgeführt werden. Manchen Eltern kommen bei dieser Übung Tränen oder andere heftige Gefühle. Gehen Sie mit diesen Gefühlen erlaubend, wohlwollend und verständnisvoll um und legen Sie Taschentücher bereit.

Wörtliche Instruktion

Wahrscheinlich war es eine wichtige Zeit in Ihrem Leben, als Sie sich mit dem Wunsch nach einem Kind beschäftigt haben und als Sie dann schwanger wurden und dieses Kind geboren haben. – – –

Nehmen Sie sich jetzt bitte ein wenig Zeit, sich innerlich auf Ihr Kind einzustellen. – – –

Schließen Sie nun bitte die Augen, setzen oder legen Sie sich bequem zurecht, beobachten Sie Ihren Atem, wie sich beim Einatmen die Brust leicht hebt und beim Ausatmen senkt – – – und lassen Sie Ihre Gedanken jetzt einfach noch ein wenig wandern – – – bis Sie sich schließlich entscheiden, sich ein wenig innere Zeit für die Besinnung auf die positiven, erfreulichen, beglückenden, angenehmen oder schönen Momente, die Sie mit Ihrem Kind bisher erlebt haben, zu nehmen. – – –

Drehen Sie zunächst die innere Uhr ein wenig zurück, bis zu dem Zeitpunkt, als Sie erfahren hatten, dass Sie mit diesem Kind **schwanger** waren. Versuchen Sie sich an alle Gefühle, insbesondere auch an die freudigen Gefühle, im Laufe Ihrer Schwangerschaft zu erinnern. (20 Sek. Pause)

Wie war der Moment der **Geburt** – – – und als Sie Ihr Kind das erste Mal im Arm hatten. Welche Hoffnungen, Wünsche, Sehnsüchte, glücklichen Gefühle, waren mit diesem Moment verbunden? (20 Sek. Pause)

Vielleicht können Sie sich erinnern, wie Sie mit dem kleinen **Baby** nach Hause kamen – – –, seinen Geruch – – –, seine weiche zarte Haut – – – und später sein erstes Lächeln und Gurren – – –, die ersten Worte und Sätze. – – –

Nehmen Sie sich auch ein wenig Zeit, sich zu besinnen, wie aus dem Baby ein **Kleinkind** wird – – –, ein Kindergartenkind – – –, ein Schulkind – – – bis zum heutigen Tage. – – – (20 Sek. Pause)

Nehmen Sie sich nun auch Zeit, sich an besonders angenehme gemeinsame **Erlebnisse** oder Ereignisse zu erinnern – – –. Suchen und finden Sie einige schöne und besondere Momente mit Ihrem Kind.

- Was hat Ihr Kind dazu beigetragen?
- Was haben Sie dazu beigetragen?
- Was hat der Vater oder andere Personen Ihrer Umgebung dazu beigetragen?

Wenn Sie sich Ihr Kind in seinem **jetzigen Alter** vorstellen, es ansehen, anlächeln und in den Arm nehmen – – –, welche Gefühle sind damit verbunden? – – – Alle Gefühle, die Sie jetzt erleben, sind in Ordnung und erlaubt. – – – (20 Sek. Pause)
Drücken oder streicheln Sie es jetzt in Gedanken und sagen Sie ihm ein paar liebe Worte – – – und dann noch ein paar gute Wünsche für die Zukunft. – – –
Lassen Sie sich noch ein wenig Zeit für die Vorstellung – – –, die Worte – – –, die Liebkosungen – – – und wenn Sie dann langsam mit Ihren Gedanken in den Raum zurückkommen, möchte ich Sie bitten, alles aufzuschreiben oder auch aufzumalen, was Sie soeben erlebt haben.
Bitte öffnen Sie jetzt wieder Ihre Augen, strecken und räkeln Sie sich, schütteln Sie sich aus und bringen Sie nun das Erlebte zu Papier.

4. Mögliche Anschlussübungen

- Symbolisches »In den Arm nehmen« mit einem Kissen einüben
- Realistische Gegenüberstellung von positiven und weniger erwünschten Eigenschaften
- Zeichnen einer Lebenslinie des Kindes bis zum heutigen Tag
- Rollenspiele zur Verbesserung der Kommunikation (z. B.: Therapiematerial: *Richtig loben, Kritik in Wünsche und Lösungen verwandeln*)
- Einübung von Zärtlichkeit und Körperkontakt
- Übung *Mein inneres Kind**
- Übung *Trösten*
- Übung *Einfühlen* (in Görlitz, 2003a, Körper und Gefühl in der Psychotherapie – Basisübungen)

2.6 Therapiematerial: Einfühlsame Erziehersätze

Kinder verinnerlichen die Sätze ihrer Eltern. Diese Sätze geben ihnen ein Gerüst für ihr Leben bis hinein ins Erwachsenenalter mit.
Im Folgenden erhalten Sie eine Anregung für hilfreiche und unterstützende Eltern- und Erziehersätze.

1. Ich habe dich lieb
2. Das kann jedem passieren
3. Ich kann dich gut verstehen
4. Mit dir habe ich ganz großes Glück
5. Es ist ganz normal
6. Heute hast du es verdient, dich auszuruhen
7. Lass es uns gemütlich machen
8. Wenn du magst, dann sprich mit mir über dein Problem
9. Lass dir Zeit
10. Jeder Mensch hat Fehler und Schwächen, genauso wie du und ich
11. Ich vertraue dir und deinen Fähigkeiten
12. Ich bin stolz auf dich
13. Du bist nicht allein, du hast doch mich
14. Du bist fleißig, hübsch, lieb usw.
15. Komm her und lass dich trösten
16. Wenn wir alle zusammenhelfen, dann geht es schneller
17. Was ist denn deine Meinung zu diesem Thema?
18. Komm zu mir, wenn du mich brauchst, ich helfe dir
19. Es ist alles halb so schlimm
20. Das macht nichts!
21. Das schaffst du schon!

(Eine Ergänzung *hinderlicher Erziehersätze* können Sie in Görlitz, 2003b, Körper und Gefühl in der Psychotherapie, S. 265–267, finden.)

2.7 **Übung:** Blick auf das Positive
(für Eltern und Familien)

1. Ziele der Übung

- Wahrnehmungsschulung positiver Eigenschaften
- Den Problemen den »Schrecken nehmen«
- Aufbau positiver Beziehung und Zuwendung
- Umlenkung der Aufmerksamkeit auf Positives

2. Dauer

ca. 15–20 Minuten

3. Durchführung und Instruktion

Wenn Sie es den Eltern besonders angenehm und bequem machen möchten, dann lesen Sie den Text und die Fragen vor (die Eltern können die Augen geschlossen halten) und tragen Sie die Antworten selbst ein. Sie können den Eltern auch die kopierten Fragen aushändigen, sowohl für die Therapiesitzung als auch im Sinne einer »therapeutischen Übungsaufgabe zwischen den Sitzungen«.

Wörtliche Instruktion

Sie können sich jetzt ganz bequem zurücklehnen und – wenn Sie möchten mit geschlossenen Augen – einfach nur auf das hören, was ich Ihnen jetzt erzählen werde.

Es ist wichtig, dass sich Erzieher immer wieder auf all das Positive besinnen, das in ihren Kindern steckt. Allzu leicht wird sonst der Blick auf das Negative gelenkt, störendes Verhalten beachtet und damit häufig auch noch verstärkt. Besinnung auf das Positive kann helfen, dies zu vermeiden, und damit die Eltern-Kind-Beziehung und die familiäre Atmosphäre verbessern.

Wenn bei uns oder unseren Kindern ein Problem auftaucht, dann sind wir meist nur noch mit Gedanken und Wünschen beschäftigt, das Problem loszuwerden. Wenn dies nicht so schnell möglich ist, wie wir es gerne hätten, kann es leicht passieren, dass wir ärgerlich und gereizt werden, dass wir zu unserem Kind ungerecht werden und dass wir im schlimmsten Fall nichts mehr Positives an ihm zu finden glauben. Dabei werden Probleme mit dem Blick auf das Positive meist kleiner und etwas harmloser und lassen sich leichter über-

winden. – – – Und selbst dann, wenn sich durch diese tägliche Übung über mehrere Wochen das Problem nicht beeinflussen lassen sollte, sorgen Sie mit dieser Übung für den Erhalt einer guten, liebevollen Beziehung zu ihrem Kind. – – –
Ich werde Ihnen nun eine Reihe von Fragen stellen und möchte Sie bitten, diese, so gut es Ihnen heute möglich ist (leise oder laut) – mit geschlossenen oder offenen Augen –, zu beantworten. Sie können sich dann zur Vervollständigung zu Hause noch etwas mehr Zeit nehmen. (Anmerkung: Fragen aus dem Fragekatalog *»Blick auf das Positive«* mit entsprechenden Pausen zum Nachdenken vorlesen.) Vielleicht fällt Ihnen selbst noch die eine oder andere Frage ein, lassen Sie sich hierfür noch etwas Zeit und ergänzen Sie diese anschließend auf dem Arbeitsblatt.

Blick auf das Positive – Fragenkatalog

Bitte versuchen Sie nun die folgenden Fragen zu beantworten:

1. Was gefällt mir an meinem Kind?

....

2. Was mag ich ganz besonders an ihm?

....

3. Was kann es gut?

....

4. Wann hat es ein freundliches Gesicht?

....

5. Wie sind seine körperlichen Stärken?

....

6. Mit welchen Kindern ist es gerne zusammen?

....

7. Welche Verantwortung übernimmt es schon?

....

8. Welche Regeln hält es gut ein?

....

9. Welches Unterrichtsfach macht ihm Spaß?

→

....

10. Mit wem in oder außerhalb der Familie kommt es gut aus?

....

11. Womit kann ich ihm eine Freude bereiten?

....

12. Was geschieht, wenn ich es anlächle?

....

13. In welchen Situationen fühle ich mich mit ihm wohl?

....

14. Was bemerke ich in seinem Gesicht, wenn ich es lobe?

....

15. Wie fühlt es sich an, wenn ich es in den Arm nehme?

....

16. Wobei können wir uns gegenseitig helfen?

....

17. Welche Interessen können wir teilen?

....

18. Wofür kann es sich begeistern?

....

4. Mögliche Anschlussübungen

- Rollentausch (das Kind blickt auf die positiven Eigenschaften seiner Eltern)
- Differenzierung der positiven Eigenschaften (z. B. von wem ererbt, von wem gelernt, welche sich selbst beigebracht)
- Gezielte Nutzung einzelner positiver Eigenschaften zur Problemüberwindung
- Einübung von *Lob* im Rollenspiel
- Übung *Kraftquellen für die Familie*

3. Übungen zur eigenen Familienanalyse der Bezugspersonen

Bei verschiedenen Störungen im Kindes- und Jugendalter ist es nützlich, den Eltern eigene lebensgeschichtliche Prägungen bewusst zu machen.

Für die Arbeit mit der eigenen Lebensgeschichte der Eltern finden Sie in dem Band Körper und Gefühl in der Psychotherapie – Aufbauübungen (Görlitz, 2003b) eine Reihe von erlebnisorientierten Übungen, die Sie auch begleitend in der Arbeit mit Bezugspersonen durchführen können. Im Folgenden möchte ich nur einen kurzen Überblick über einige ausgewählte Übungen geben, die ausführliche Darstellung dieser Übungen finden Sie in o. g. Band.

Die Übung **Biographie – Reflexion** eignet sich besonders zur Erschließung von übergeordneten Wertsystemen und Lebenszielen und kann in der anamnestischen Phase eine wichtige Ergänzung zur Verhaltensanalyse darstellen. Folgender Text kann als Instruktion vorgelesen werden:

»Zeichnen Sie zunächst in die Mitte Ihres Blattes eine Zeitlinie von Ihrer Geburt bis zum heutigen Tag und dann noch ein paar Jahre weiter. Tragen Sie nun die wichtigsten Stationen Ihrer eigenen Lebensgeschichte ein:

alle Entwicklungsschritte, *Ereignisse*, *Situationen*, *Szenen*
Wendepunkte, *Erfolge*, *Misserfolge*, *intensive Gefühle*

Sie können alles, was Ihnen zu Ihrer Lebensgeschichte und der Situation in Ihrer Herkunftsfamilie und in Ihrem heutigen Leben einfällt, aufschreiben oder aufmalen.

Wenn Sie beim heutigen Datum angelangt sind, betrachten Sie nochmals Ihr Bild und schreiben Sie an Ihren Zukunftszeitstrahl, welchen Sinn Sie den Ereignissen Ihres bisherigen Lebens für Ihre Zukunft geben und was Sie zukünftig daraus machen wollen. Ergänzen Sie dann als nächsten Schritt, welche Wertvorstellungen Sie in den einzelnen Abschnitten Ihres Lebens entwickelt haben.«

Eine besondere Form des erlebnisorientierten *Rollenspiels* stellt die Übung **Elternvorstellung** dar. Diese Übung eignet sich ganz besonders gut, um einen raschen emotionalen Zugang zu erhalten. Die

Patienten stehen hinter einem Stuhl, nehmen die Rolle von Mutter oder Vater (oder anderer primärer Bezugspersonen) ein und stellen sich vor, dass auf dem Stuhl das erwachsene Kind sitzt. Dann wird die erwachsene Tochter (bzw. Sohn) nach einem halb standardisierten Schema vorgestellt. Manchen Patienten fällt der Einstieg in diese Übung, die im Stehen durchgeführt wird, besonders schwer, gleichzeitig führt die Überwindung hinterher zu zahlreichen Einsichten und großer Erleichterung.
Eine körperorientierte, nonverbale Übung (geeignet für Einzel- und Gruppentherapie) ist die Übung **Gangarten**. Die Patienten nehmen die internalisierte Körperhaltung und Gangart ihrer Eltern ein und gehen in dieser Haltung langsam durch den Raum. Dabei wird besonders auf alle Assoziationen, Gefühle, Körperempfindungen, Gedanken, Verhalten und Bewertungen geachtet. Auch diese Übung kann in relativ kurzer Zeit intensive Emotionen provozieren.
Bei der Übung **Familienbotschaften** wird schwerpunktmäßig das heutige innere Familienbild im Kopf des Patienten für unterschiedliche Altersstufen als Skulptur gestellt. Es werden Veränderungsziele formuliert und das entsprechende Verhalten im Rollenspiel eingeübt. Dabei wird v. a. der Blick auch auf die hilfreichen Seiten belastender Familienbotschaften gerichtet, sodass eine neue Sichtweise und neue Handlungsmöglichkeiten entstehen können. Schließlich dient diese Übung auch dazu, sich von unangemessenen Botschaften, Erwartungen und inadäquaten Schuldgefühlen zu verabschieden. Am Schluss dieser Übung stehen therapeutische Aufgaben für die kommenden Monate zur schrittweisen Ablösung und Beziehungsveränderung gegenüber den noch lebenden Mitgliedern der Herkunftsfamilie. *Therapeutische Briefe* können dabei auch hilfreich sein, die reale Auseinandersetzung einzuleiten.
Bei der Übung **Lebensspuren** werden die eigene Familiengeschichte, der persönliche Lebenslauf und das Zusammenspiel von Familie, Lebensereignissen und persönlicher Ausstattung durchleuchtet. Mit einem farbigen Seil wird die eigene Lebenslinie von der Geburt bis zum heutigen Tag gelegt. Die Lebenslinien der Eltern, beginnend ca. zwei Jahre vor der Geburt, werden ergänzt. Verschiedene Ereignisse, Krisen, Wendepunkte, Quellen für Ressourcen usw. werden mit Kreisen und Bildern als Lebensspuren markiert. In Form einer Zukunftsprojektion für die kommenden fünf Jahre werden Fragen nach

der gewünschten Richtung, dem therapeutischen Ziel und dem dafür notwendigen Veränderungswerkzeug beantwortet. Diese Übung eignet sich in besonderem Maße zur erlebnisorientierten emotionalen Rekonstruktion. Unangemessene emotionale Relikte aus der Lebensgeschichte können aufgespürt, verarbeitet und ggf. verabschiedet werden. Dies dient dazu, die emotionale Wahrnehmungs- und Ausdrucksfähigkeit zu verbessern, die soziale Kompetenz zu erhöhen und sich mit der eigenen Zukunftsorientierung zu beschäftigen.

Die Übung **Sieben Säulen** (geeignet für Einzel- und Gruppentherapie) dient vor allem zur Mobilisierung des Selbsthilfepotenzials und zum Aufdecken verschütteter Talente, Fähigkeiten und Stärken *(Ressourcen)* aus der Familien- und Lebensgeschichte. Durch den bewussten Blick auf das Positive und die hilfreichen Seiten werden die Entwicklungschancen lebensgeschichtlicher Krisen (die bei dieser Übung nicht direkt bearbeitet werden) deutlich. Es handelt sich um eine kreative, körper- und gefühlsorientierte Übung, an deren Ende ein buntes selbst gemaltes Bild der sieben wichtigsten Grundfähigkeiten steht, auf die wir unser Leben aufbauen können. Das Ziel ist die Pflege und Förderung dieser Grundpfeiler des Lebens für die weitere Zukunft. Die entdeckten Fähigkeiten werden therapeutisch zur Symptom- und Problembewältigung in Form eines ressourcenorientierten Ansatzes eingesetzt.

Bei der Übung **Ich bin nicht allein, ich habe mich** wird die Aufmerksamkeit weggelenkt vom Blick auf andere, hin zu den eigenen Stärken und Schwächen sowie auf die Vielfalt und Lebenskraft der eigenen Person und darauf, wie wir uns selbst als erwachsene Personen, losgelöst von den Eltern, begleiten können. Die eigene Person wird durch ein Kissen symbolisiert. Ausgehend vom Zustand des kleinen Kindes wird schrittweise die Aufmerksamkeit auf die zunehmende Entwicklung von Selbstständigkeit und Eigenständigkeit des allmählich heranwachsenden Menschen gelenkt.

Die geschilderten Übungen dienen auch zum Einstieg für die individuelle psychotherapeutische Arbeit von Eltern, falls die Kindertherapie in eine Behandlung der Eltern übergehen sollte.

Als Anschlussübungen im Bereich der notwendigen Veränderung familiärer Beziehungen eignen sich darüber hinaus besonders das *Monodrama* und therapeutische *Rollenspiele.*

IV. Erlebnisorientierte Übungen für Eltern-Kind-Sitzungen

Es gibt verschiedene Möglichkeiten, familienbezogen zu arbeiten. Wir können die Eltern einzeln oder zusammen bestellen, mit oder ohne Kind oder auch die gesamte Familie. Für jede einzelne Konstellation ist es wichtig, einen entsprechenden Plan für die Gestaltung der Sitzungen vorzubereiten. Bei diagnostischen Sitzungen eignen sich, auch zur Verhaltensbeobachtung, eher Übungen, welche familiäre Interaktionen aufgreifen (z. B. *Familiensoziogramm*, *Familie in Tieren**, *Familienkonferenz* oder eine Spielsituation). In therapeutischen Sitzungen werden der Familie – oder einzelnen Mitgliedern in der Anwesenheit der restlichen Familie – durch bestimmte Übungen häufig gezielt Fertigkeiten beigebracht (z. B. *Freundlichkeitsgesten, Mein Haustier, Katastrophengedanken entkräften, Wutvulkan, Trösten, Verstärken, Kräfte messen*). In Gruppen kann das soziale und Modelllernen genutzt werden (z. B. *Neu in der Klasse, Die Vorsichtigen und die Mutigen*)

1. Übungen für die Einzeltherapie

Dieses Kapitel beginnt zunächst mit der diagnostischen Übung *Familiensoziogramm*, die jedoch auch therapeutisch genutzt werden kann. Das Soziogramm ist seit vielen Jahren in unterschiedlichen Variationen und Therapieschulen eine sehr gebräuchliche Methode (vgl. z. B. Schwäbisch & Siems, 1978). Durch Vergleich der einzelnen Familiensoziogramme der Familienmitglieder werden den Beteiligten die Familienstrukturen und deren subjektive Sichtweise bewusst. Das Soziogramm kann durch die Darstellung einer *Familienskulptur* ergänzt werden. Diese Methode geht u. a. auf Virginia Satir

* Die mit einem * gekennzeichneten Übungen und Materialien findet der Leser im ersten Band: Psychotherapie für Kinder und Jugendliche. Erlebnisorientierte Übungen und Materialien. 2004.

(1975) zurück. Eine Skulptur kann entweder von der Familie gemeinsam aufgebaut werden, oder es werden einzelne oder mehrere Mitglieder der Familie aufgefordert, nacheinander ihr Familienbild zu stellen, um unterschiedliche Sichtweisen zu verdeutlichen. Hierbei nehmen die Familienmitglieder bestimmte Haltungen ein, um Kommunikationsmuster oder Rollen zu verdeutlichen (s. König, 2004, S. 142–143).

Zur Veranschaulichung hier zunächst ein Beispiel, das Sie auch in der Therapie verwenden können:

Fallbeispiel: Iris

> Die 15-jährige Iris leidet unter zahlreichen Ängsten und Sorgen. Zentral ist ihre Angst, die Familie könnte wegen der ständigen Streitereien ihrer Eltern auseinander brechen. Sie versucht seit Jahren zu vermitteln. Von der Mutter wird Iris als »Freundin« betrachtet und von ihr mit intimsten Details aus der Ehe belastet. Iris traut sich inzwischen kaum mehr aus dem Haus, weil sie immer in Sorge ist, dass etwas Schreckliches passieren könnte. Anhand des Vergleichs der Familiensoziogramme können gegenüber den Eltern die Konflikte ihrer Tochter »Zerrissenheit« und »Gute Miene zum bösen Spiel« sowie unterschiedliche Sichtweisen und Lösungsmöglichkeiten für die gesamte Familiensituation thematisiert werden.

Beispiel: Familiensoziogramm

1. Mutter

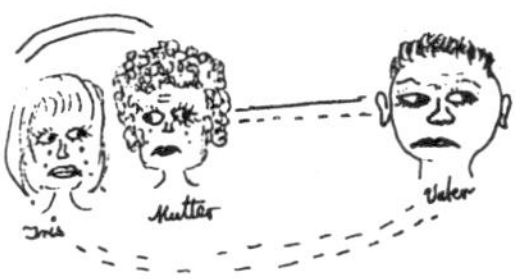

2. Vater

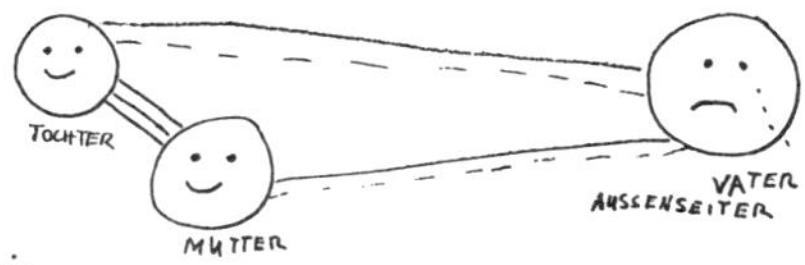

3. Iris

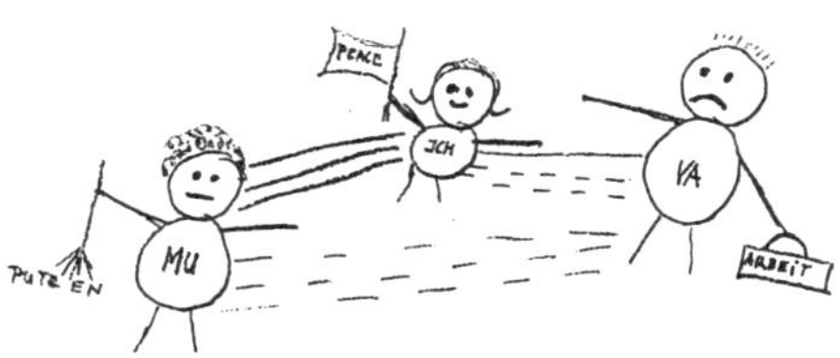

1. Die **Mutter** bezeichnet sich als »resignierte Gefangene«. Sie liebt sowohl die Tochter als auch den Ehemann, fühlt sich jedoch von ihrer Tochter besser verstanden (zwei durchgezogene Linien) und glaubt, dass der Vater die Tochter ablehnen würde (zwei durchbrochene Linien).
2. Der **Vater** stellt sich als »traurigen Außenseiter« dar, der seine beiden – aus seiner Sicht – »fröhlichen und eng verbundenen Frauen« mag, aber sich von ihnen abgelehnt fühlt (jeweils eine durchgezogene und eine durchbrochene Linie)
3. **Iris** fühlt sich von der Mutter stark gebunden, vom Vater gemocht (eine durchgezogene Linie), empfindet aber gleichzeitig eine starke Belastung ihrer Beziehung zu ihm (zwei durchbrochene Linien). Die Beziehung der Mutter zum Vater erlebt sie als sehr konfliktträchtig. Ihre eigene Position bezeichnet sie als »Zerrissenheit« und »Gute Miene zum bösen Spiel«.

1.1 **Übung:** Familiensoziogramm (Kinder- und Familienversion)

(für Familien mit Kindern ab ca. 10 Jahren und Jugendliche)

Bei dieser Übung gelingt es den Patienten und Familien oft überraschend schnell, neue Einsichten in familiäre Beziehungsstrukturen, Bedürfnisse von Familienmitgliedern und Ablösungsprozesse zu gewinnen. Gleichzeitig werden auch Entwicklungschancen und Ressourcen bewusst.
Diese Übung kann im Verlauf oder auch zu Beginn einer verhaltenstherapeutischen Psychotherapie benutzt werden, um den Patienten die Notwendigkeit der Einbeziehung einzelner Familienmitglieder deutlich zu machen.

1. Ziele der Übung

- Analyse der Familienstruktur
- Identifizierung von Konflikten
- Mobilisierung von Familienressourcen

- Funktionale Analyse der Symptomträgerfunktion
- Analyse von internalisierten Elternsätzen und Lernprogrammen
- Förderung der Autonomieentwicklung
- Sinnfindung und Lebensplanung

2. Dauer

Jede der drei Variationen: ca. 20–30 Min.

3. Durchführung und Instruktion

Diese Übung kann entweder mit Bleistift und Papier, mit bunten Kreisen aus Pappe oder Blättern, mit kleinen Puppen als Stellvertreter, mit Kissen, die auf den Boden gelegt werden, mit Stühlen, die im Raum aufgestellt werden, oder auch als Skulptur mit Stellvertretern oder den Mitgliedern der Familie selbst durchgeführt werden. Die Instruktion kann entweder für ein bestimmtes zurückliegendes Alter in der Kindheit gegeben werden oder auch für das heutige Alter.

Wörtliche Instruktion

Bleistift- und Papierübung

Wir sehen uns heute gemeinsam Ihre/deine Familie und alle Stärken und Fähigkeiten dieser Familie sowie deren Probleme und wie sie überwunden werden könnten genauer an. Ich möchte dich nun bitten, auf das vor dir liegende Blatt alle Personen Ihrer/deiner Herkunftsfamilie aufzuzeichnen, einschließlich derjenigen Personen, die einen unmittelbaren Einfluss auf die Familie haben. Es können Gesichter gemalt werden, Strichmännchen oder auch nur Kreise oder Punkte, die dann mit den entsprechenden Namen beschriftet werden. Diejenigen Personen, die eng miteinander verbunden sind, werden in entsprechend geringerem Abstand gemalt, andere in größerem Abstand. Es können auch schwache, starke oder unterbrochene Verbindungslinien gezeichnet werden, je nachdem, wie gut, wie eng oder schwierig die jeweilige Beziehung ist. Anschließend schreiben Sie/schreibst du zu jeder einzelnen Person in einem Wort oder Satz auf (Anmerkung: die u. g. Anweisungen können alternativ gegeben werden):

- was in besonderem Maße deren Beziehung zu Ihnen/dir prägt
- welche besonderen Fähigkeiten und Stärken jede Person hat

- was jeder Einzelne versucht hat, zur Problemüberwindung bereits beizutragen (beitragen könnte)
- welche Tabuthemen es in der Familie gibt
- welche Ziele die Familie oder jeder Einzelne verfolgt
- was das übergeordnete Motto der Familie sein könnte (z. B.: Harmonie um jeden Preis; wir müssen zusammenhalten; was sich bei uns abspielt, geht keinen etwas an usw.)

Wenn die Aufgabe beendet ist, können die Familienmitglieder ihr persönliches Soziogramm den anderen Mitgliedern erklären.

Übung mit Stühlen, Puppen, Blättern oder Kissen
Eine in noch stärkerem Maße erlebnisorientierte Intervention ist die Darstellung des Familiensoziogramms mit Kissen oder Stühlen. Bitte suchen Sie sich aus, welcher Stuhl stellvertretend für welches Familienmitglied stehen soll. Nehmen Sie sich dann Zeit, die Stühle so lange zu verschieben, bis sie die Beziehungen der einzelnen Familienmitglieder untereinander – in ihrer Entfernung, ihrem Blickwinkel usw. – gut darstellen. Ist die Beziehung lose oder schwierig, so wählen Sie eine größere Entfernung. Wenn die Beziehung eher eng ist, so wählen Sie eine kleinere Entfernung. Achten Sie darauf, dass auch die Beziehungen zu den anderen Familienmitgliedern stimmig sind.

- Setzen Sie sich auf jeden einzelnen Stuhl und beobachten Sie, wie Sie sich fühlen.
- Sagen Sie zu jedem Mitglied der Familie einen positiven Satz.
- Sagen Sie auf jedem Stuhl zu jeder Person einen typischen Satz.
- Äußern Sie gegenüber jedem Familienmitglied einen Wunsch.
- Stellen Sie die Familie so, wie sie in Ihren Augen idealerweise sein sollte.
- Seien Sie mutig und sagen Sie den einzelnen Mitgliedern etwas, was Sie schon lange sagen wollten, usw.

Familienskulptur
Bei der Familienskulptur modelliert jeweils ein Familienmitglied (in der Regel der Patient) die einzelnen Personen seiner Familie zu einer Familienskulptur ohne Worte. Bitten Sie nun Ihre Familienmitglieder aufzustehen. Versuchen Sie dann, ohne Worte aus der Familie eine Skulptur zu bilden, indem Sie jede Person mit Ihren Händen so

modellieren, dass jeder Einzelne die Körperhaltung, Blickrichtung, Mimik, Gestik einnimmt, die für ihn selbst und gleichzeitig auch in seiner Beziehung zu den anderen Familienmitgliedern passend oder typisch ist. Das kann Ihre innere Vorstellung von diesem Familienmitglied sein oder auch sein tatsächliches Verhalten.

- Wenn Sie die Person als freundlich erleben, machen Sie ihr ein Lächeln vor oder heben mit Ihren Fingern deren Mundwinkel an
- wenn Sie ein Familienmitglied als selbstbewusst erleben, können Sie dieses z. B. an den Schultern aufrichten und mit den Händen eine passende Geste modellieren
- wenn Sie jemanden als untertänig wahrnehmen, dann können Sie diesen auch knien lassen
- wenn jemand abseits steht, können Sie ihn z. B. so modellieren, dass er mit seinem Blick abgewendet in einer Ecke des Raumes steht, usw.

Wenn Ihre Familienskulptur fertig ist, dann

- stellen Sie sich in Ihrer eigenen Position dazu oder
- treten Sie einen Schritt zurück und sehen sich diese genau an
- sagen Sie dann zu jedem Einzelnen, was Sie ihm gerne sagen möchten
- können Sie jedes Mitglied ein Gefühl äußern lassen oder
- einen positiven oder typischen Satz sagen lassen
- die Familie in ihrer Position verharrend ein Gespräch führen lassen
- die Rollen tauschen usw.

4. Mögliche Anschlussübungen

- Gemeinsame Erarbeitung der Familienressourcen
- Formulierung persönlicher Ziele
- Rollenspiele zu den Themen Ablösung, Durchsetzung und Abgrenzung
- Therapiematerial *Einfühlsame Erziehersätze*
- Übung *Familienkonferenz*
- Übung *Familie in Tieren (Kinderversion)**
- Weiterführung durch die Übung *Familienbotschaften* (in: Görlitz, 2003b, Körper und Gefühl in der Psychotherapie – Aufbauübungen)
- Übung *Gangarten* (in: Görlitz, 2003b)

1.2 **Übung:** Die Familienkonferenz
(für Familien mit Kindern ab ca. 6 Jahren)

Thomas Gordon (1980) hat eine Methode, die so genannte Familienkonferenz zur Lösung von Konflikten zwischen Eltern und Kindern, entwickelt und einen gleichnamigen Bestseller veröffentlicht. Petermann & Petermann (1997) haben u. a. wichtige Kommunikationsregeln mit einem verhaltenstherapeutischen Setting verknüpft. Sie empfehlen ein strukturiertes Vorgehen in Form des *Familienrats*. Der Sinn der Familienkonferenz oder des Familienrates besteht darin, Familienmitgliedern einen Rahmen zu geben, um in regelmäßigen Abständen Probleme, Konflikte oder auch einfach nur Alltagsthemen in konstruktiver Art und Weise angehen zu können. Dieses Vorgehen hat sich in Familien- und Kindertherapien seit vielen Jahren bewährt.

1. Ziele der Übung
- Förderung von Konfliktfähigkeit
- Aufbau von Problembewältigungsstrategien
- Beziehungsverbesserung zwischen den einzelnen Familienmitgliedern
- Einführung von Kommunikationsregeln
- Übernahme von Selbstverantwortung bei jedem Einzelnen in der Familie

2. Dauer
Einführung: ca. 10–15 Min.
Durchführung: mindestens 30 Min., höchstens 60 Min.

3. Durchführung und Instruktion
Es besteht die Möglichkeit, den Ablauf der Familienkonferenz anhand der u. g. Regeln nur zu erklären und zu hoffen, dass die Familie das schon selbst hinbekommt – was auch manches Mal tatsächlich der Fall ist –, oder die Familienkonferenz mit allen Mitgliedern der Familie in der Therapiesitzung einzuüben. Für manche Familien ist dies sehr ungewohnt, und sie zeigen Unsicherheiten oder Widerstände. In diesen Fällen kann zu unterschiedlichen Alltags- und Konfliktthemen in mehreren Therapiesitzungen und zusätzlich noch beim *Hausbesuch* die Familienkonferenz eingeübt werden. Dabei

sitzen möglichst alle Familienmitglieder um einen Tisch. Zunächst wird ein Leiter bestimmt. Jeder schreibt dann seine heutigen Themen auf. Anschließend wird abgestimmt, welches Thema behandelt werden soll. Das Ergebnis der Diskussion und das Positive der vergangenen Woche werden in einem Kurzprotokoll festgehalten. Dieses Kurzprotokoll wird von allen unterzeichnet und kann zu Hause an die Pinnwand geheftet werden.
Bei jüngeren Kindern ist es ratsam, diesen einen »Coach« zur Seite zu stellen.

Wörtliche Instruktion

1. Einführung
Es ist ganz normal, dass immer dann, wenn mehrere Menschen in einer Gruppe oder einer Familie zusammenleben, Probleme und Konflikte auftreten. Konflikte haben eine wichtige Funktion in der Familie, sie helfen, um miteinander ins Gespräch zu kommen, zuzuhören und gemeinsam Lösungen zu finden. Da jedes Familienmitglied eine eigene Persönlichkeit mit persönlichen Wünschen und Bedürfnissen hat, ist es ganz natürlich, dass es zu verschiedenen Themen auch unterschiedliche Meinungen gibt. Damit Alltagsthemen wie z. B. Hausarbeit, Urlaub, Fernsehen, Weggehen, Hausaufgabenzeiten usw. nicht zu Konfliktbergen oder unlösbaren Problemen werden, ist es wichtig, sich gemeinsame Zeit zur Lösung dieser Probleme zu nehmen. Eine gute Möglichkeit hierfür ist die Familienkonferenz. Am besten ist es, diese wöchentlich abzuhalten, um immer miteinander in Kontakt zu bleiben, in guten wie in schwierigen Zeiten. Ich händige nun jedem von Ihnen *die Regeln für eine Familienkonferenz* aus und möchte Sie bitten, sich diese in Ruhe durchzulesen. Anschließend werden wir Ihre Fragen besprechen und sehen, ob Sie alle mit diesen Regeln einverstanden sind.

2. Durchführung der Familienkonferenz
Nun können wir gleich in dieser Sitzung mit der ersten Familienkonferenz beginnen.
- Wer möchte heute die Familienkonferenz leiten?
- Wer achtet auf die Regeln?
- Wer schreibt das erste Protokoll?

Das Ergebnis kann dann am Ende von allen unterschrieben werden. Zunächst schreibt jeder seine Themen auf, anschließend stimmen Sie ab, welches dieser Themen behandelt werden soll. (Anmerkung: jeder muss einmal mit einem persönlichen Thema berücksichtigt werden; falls der Familie spontan nicht genügend Themen einfallen, können Standardthemen wie Urlaub, Fernsehen, Ausgehen, Mithilfe im Haushalt usw. vorgegeben werden.)
Wir stellen nun einen Kurzzeitwecker auf 30 (bzw. 45 oder 60) Minuten, und Sie beginnen mit Ihrer Familienkonferenz.
Zu Hause können Sie bereits im Laufe der Woche Ihre Themen in einem *Familienkonferenz-Briefkasten* sammeln. Ich möchte Sie bitten, das Ergebnis Ihrer häuslichen Familienkonferenzen – auch dann, wenn es nicht gleich auf Anhieb klappt, das ist ganz normal – zu der nächsten Sitzung mitzubringen.

4. Mögliche Anschlussübungen

- Gefühlsrunde
- Positive Rückmeldung durch den Therapeuten für jeden Einzelnen
- Abschluss der Übung durch eine kurze Besinnungsübung
- Wunschthemen für die kommenden Sitzungen sammeln
- Videoanalyse der Sitzung
- Einübung von Kommunikationsregeln
- Übung *Blick auf das Positive*
- Therapiematerial *Richtig loben*
- Übungsblatt *Kritik in Wünsche und Lösungen verwandeln*
- Übungsblatt *Tipps für Gespräche mit Eltern*
- Übung *Mein Problemtopf*
- Übung *Freundlichkeitsgesten*
- Information *Eine Stunde Elternzeit*
- Übung *Einfühlen* (in: Görlitz, 2003a, Körper und Gefühl in der Psychotherapie – Basisübungen)

Regeln für eine Familienkonferenz

Folgende Regeln sind für eine Familienkonferenz nützlich:

1. **Regelmäßigkeit:** Regelmäßiges Treffen, am besten einmal wöchentlich am gleichen Ort und zu einem fest vereinbarten Zeitpunkt, zu dem alle Familienmitglieder erscheinen können.

2. **Leitung:** Abwechselnd darf jeder einmal das Gespräch leiten.

3. **Gleichberechtigung:** Alle Mitglieder der Familienkonferenz, ob Erwachsene oder Kinder, sind gleichwertig.

4. **Zuhören:** Jeder bekommt vom Leiter Gelegenheit zu reden, ohne unterbrochen zu werden. Alle anderen hören zu.

5. **Ich-Äußerungen:** Gefühle werden in Ichform geäußert und nicht als Vorwurf.

6. **Positives:** Neben den Problemen wird immer auch das Erfreuliche und Lobenswerte besprochen.

7. **Verantwortung:** Entscheidungen werden gemeinsam und mehrheitlich getroffen und dürfen nicht zwischen den Familiensitzungen geändert werden. Jeder trägt seine Verantwortung für diese getroffene Entscheidung.

8. **Lösungsvorschläge:** Bei Problemen beteiligen sich alle an Lösungsvorschlägen.

modifiziert nach: Petermann, Familienrat, 1997

Weitere Kommunikationsregeln siehe Kapitel II in diesem Band.

Information für Eltern: Richtig loben

Mit Lobäußerungen können Sie Ihrem Kind, Ihrer Familie, Ihrem Partner immer eine Freude machen. Positives uneingeschränktes Lob (ohne Dornen) verbessert Beziehungen und das Familienklima.
Wenn es Ihnen gelingt, sich an die folgenden Regeln zu halten, wird Ihr Lob Freude in den Alltag bringen.

Regeln für Lob-Äußerungen:

- **konkret** (genau beschreiben, kein allgemeines Lob)
- **keine Einschränkung** (ganz, ziemlich, fast)
- **keine negativen Nachsätze** (ist ja ganz schön, aber …)
- **eindeutiges Lob** (kein falscher Unterton)

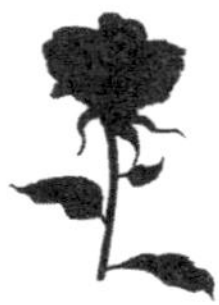

10 Beispiele:

1. Du hast die Hausaufgaben sehr schnell erledigt.
2. Ich freue mich darauf, morgen mit dir ins Kino zu gehen.
3. Die Farbe deines Pullovers steht dir gut.
4. Diese Geschichte hast du mir sehr lebendig erzählt.
5. Dein Lächeln bezaubert mich.
6. Ich bin stolz auf dich, wie gut du Basketball spielst.
7. Es macht mir großen Spaß, mit dir zu spielen.
8. Es tut mir gut, gemeinsam mit dir Fahrrad zu fahren.
9. Ich höre dir so gern beim Singen zu.
10. Dein Aufsatz hat mich beeindruckt.

Eigene Lob-Äußerungen:

....

....

....

....

....

....

(modifiziert aus: Görlitz, 2003a)

Kritik in Wünsche und Lösungen verwandeln

Versuchen Sie stets, bevor Sie spontan kritisieren und Gefahr laufen, verletzend oder abwertend zu werden, Ihre Kritik in einen Wunsch oder einen Lösungsvorschlag umzuformulieren. Sehen Sie sich zunächst die Beispiele an und tragen Sie dann Ihre eigenen häufigsten Kritikäußerungen ein, um sie anschließend in Wünsche oder Lösungen zu verwandeln.

Verletzende Kritik	**Wunsch / Lösungsvorschlag**
Du bist schlampig!	• Bitte räume dein Zimmer bis heute Abend auf.
Wie schrecklich siehst du denn aus?	• Zu deinem blauen Pulli würde ich dir eine schwarze Hose empfehlen.
Du bist stinkendfaul!	• Ich möchte mit dir gerne regelmäßige Lernzeiten vereinbaren.
Nie folgst du!	• Ich bitte dich eindringlich, die Spülmaschine auszuräumen, bevor du weggehst.
So wird aus dir nie etwas!	• Lass uns mal gemeinsam einen Lernplan für die kommenden drei Monate aufschreiben.
Dauernd störst du!	• Kannst du mich bitte die Arbeit ungestört zu Ende machen lassen, anschließend habe ich Zeit für dich.
Immer musst du herumzappeln!	• Wenn du das Bedürfnis nach Bewegung hast, dann tobe dich draußen eine halbe Stunde aus.

1.3 **Übung:** Freundlichkeitsgesten

(für Kinder ab 6 Jahren, Jugendliche, Eltern und Familien)

Als Beitrag zur Verbesserung des Familienklimas und zum Aufbau gegenseitiger sozialer Wahrnehmung und Verantwortung eignet sich die Einübung von Freundlichkeitsgesten. Die Bewusstmachung und das Einüben von Freundlichkeitsgesten können auch als Baustein des Sozialen Kompetenztrainings genutzt werden. Die Übung macht deutlich, dass ein Teil der Verantwortung für das Familienklima auch von den Kindern übernommen werden kann.

1. Ziele der Übung

- Verbesserung des Familienklimas
- Förderung sozialer Wahrnehmung und sozialer Verantwortung
- Aufbau von Empathie
- Kognitive Umstrukturierung
- Selbstinstruktion

2. Dauer der Übung

Information: ca. 5 Min.
Reim-Spiele: ca. 5 Min.
Sammeln der Freundlichkeitsgesten: ca. 10 Min.

3. Durchführung und Instruktion

Diese kurze Übung wird zunächst mit dem Kind begonnen und kann später mit den Eltern fortgesetzt werden. Sie besteht aus einer Information über soziale Verantwortung und einem Satzergänzungsspiel (zur Selbstinstruktion). Die Übung kann im Rahmen einer Gruppe auch als Wettbewerb durchgeführt werden.

Wörtliche Instruktion

1. Information

Du hast sicherlich schon erlebt, wie angenehm es sich anfühlt, wenn dich jemand lobt, dir hilft, dich anlächelt, sich Zeit für dich nimmt oder einfach nur lieb und freundlich zu dir ist. So wie du das wahrscheinlich für dich gerne hast, freuen sich natürlich auch andere über Freundlichkeitsgesten von dir.

Je jünger du bist, desto weniger Pflichten musst du natürlich übernehmen. Je älter du bist, desto wichtiger werden ein wenig Mithilfe und die Einhaltung von Abmachungen. Für jüngere Kinder sind Freundlichkeit und Helfen selbstverständlicher als für Schulkinder, die noch viele zusätzliche Pflichten zu erledigen haben und manchmal einfach zu erschöpft sind, um immer freundlich und hilfsbereit zu sein. Deshalb ist es wichtig, für dich ganz persönlich, deinem Alter entsprechend und der besonderen Situation, in der du lebst, passende Freundlichkeitsgesten zu suchen und zu finden, denn für jeden ist das ein bisschen anders. Was fällt dir denn jetzt schon dazu ein? (Siehe auch Information »Soziale Verantwortung« am Ende der Übung.)

2. Reim-Spiele
Wir machen jetzt ein kleines Spiel, damit du dir noch ein wenig besser vorstellen kannst, was mit Freundlichkeitsgesten gemeint ist. Ich habe mit einer Gruppe von Kindern vor einiger Zeit einen Wettbewerb veranstaltet. Sie haben sich einige Reime zum Thema Freundlichkeitsgesten ausgedacht.
Ich nenne dir nun jeweils den ersten Teil des Reimes, und du versuchst, ihn zu vervollständigen (siehe Merksätze zum Thema Freundlichkeitsgesten).

3. Sammeln von Freundlichkeitsgesten
Bei dem Wettbewerb der Kinder haben wir in einer Gruppe auch eine ganze Reihe von Freundlichkeitsgesten gesammelt. Diese Sammlung werden wir jetzt noch ganz persönlich für dich vervollständigen. Anschließend kannst du selbst entscheiden, welche Freundlichkeitsgesten du für die kommenden drei Wochen in deine *Selbstbeobachtungsliste* (siehe *Band 1*) aufnehmen möchtest.

Beispiele für Freundlichkeitsgesten:
- nette Sachen sagen
- andere mit einem kleinen Geschenk überraschen
- etwas anbieten
- jemandem zuhören
- ein Bild zur Versöhnung malen
- Süßigkeiten mit Geschwistern oder Freunden teilen
- freiwillig eine Pflicht übernehmen

- meinen Eltern helfen
- Sachen verschenken

4. Freundlichkeitsgesten der Eltern
Wenn du dir auch von deinen Eltern bestimmte Freundlichkeitsgesten wünschst, dann können wir gemeinsam beginnen, das Blatt Freundlichkeitsgesten auszufüllen und es das nächste Mal mit deinen Eltern zu besprechen.

4. Mögliche Anschlussübungen
- Eigene Reime ergänzen
- Therapiematerial *Richtig loben*
- Übung *Einfühlen* (in: Görlitz, 2003a, Körper und Gefühl in der Psychotherapie – Basisübungen)
- Therapiematerial *Sympathie gewinnen* (in: Görlitz, 2003 b – Aufbauübungen)

1.4 Therapiematerialien: Freundlichkeitsgesten

Information: Soziale Verantwortung

Soziale Verantwortung heißt, dass jeder Mensch neben der Verantwortung für sich selbst auch darauf achten muss, Mitmenschen einigermaßen freundlich zu begegnen. Auch du als Kind hast eine gewisse Verantwortung für das gute Klima in deiner Familie, in deiner Klasse, in deinem Freundeskreis und in deinem gesamten sozialen Gefüge, in dem du lebst. Dazu gehören Freundlichkeit (lächeln, loben, helfen usw.), einige praktische Pflichten (Tisch abräumen, Müll wegbringen, Zimmer aufräumen usw.) und das Einhalten bestimmter Regeln (Pünktlichkeit beim Heimkommen und beim Zubettgehen, Hausaufgaben erledigen, Tischmanieren usw.), damit das Zusammenleben mit anderen Menschen einigermaßen gut klappen kann. Dann gibt es auch weniger Streitigkeiten und mehr Freundlichkeit in der Familie.

Merksätze zum Thema Freundlichkeitsgesten

Bitte suche dir aus folgenden Merksätzen zwei oder drei der für dich persönlich besonders gut passenden Sätze aus, die du dir aufschreiben und merken kannst, um dich selbst immer wieder an noch mehr Freundlichkeit in deiner Familie, deiner Klasse oder in deinem Freundeskreis erinnern zu können.

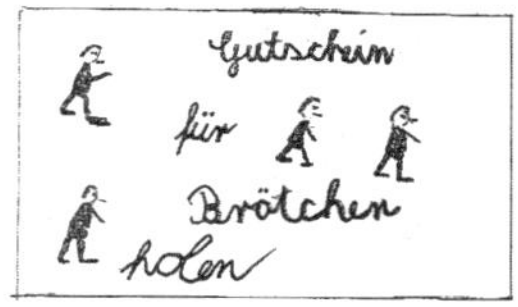

1. Geben ist Freude erleben
2. Zu Hilfe eile und nicht verweile
3. Besser lässig als gehässig
4. Heh, heh, heh tu niemand weh
5. Dies zum Thema Freundlichkeit:
   bringt Glück und viel Zufriedenheit
6. Nett zu sein am ganzen Tage
   ist erwünscht, gar keine Frage
7. Wenn du freundlich bist, alles leichter ist
8. Wenn ich immer motzig bin,
   krieg ich auch nicht alles hin
9. Erzähle Geschichten, um Streit zu schlichten
10. Zeig immer etwas Freundlichkeit
    und sei auch mal hilfsbereit
11. Ein nettes Wort zur rechten Zeit
    erfüllt die Welt mit Freundlichkeit

(Diese Sätze sind das Ergebnis eines Wettbewerbs von Kinderreimen zum Thema Freundlichkeitsgesten)

Folgende Freundlichkeitsgesten möchte ich häufiger zeigen (bitte mit eigenen Ideen ergänzen):

Gegenüber meiner **Mutter:**
1. Ihr sagen, dass mir das Essen geschmeckt hat.
2. Den Tisch freiwillig abräumen.

3.

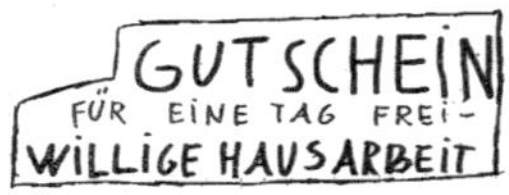

4.

5.

Gegenüber meinem **Vater:**
1. Ihn fragen, ob ich ihm etwas helfen kann.
2. Ihm sagen, dass ich ihn lieb habe.

3.

4.

Gegenüber meinen **Geschwistern/Freunden** (bitte Namen ergänzen):
1. Ein gemeinsames Spiel vorschlagen.
2. Ein Spielzeug ausleihen.

3.

4.

Gegenüber **anderen Menschen** (bitte Namen ergänzen):
1. Jemanden anlächeln.
2. Einem Menschen helfen.

3.

4.

HIER, NIMM DIR WAS

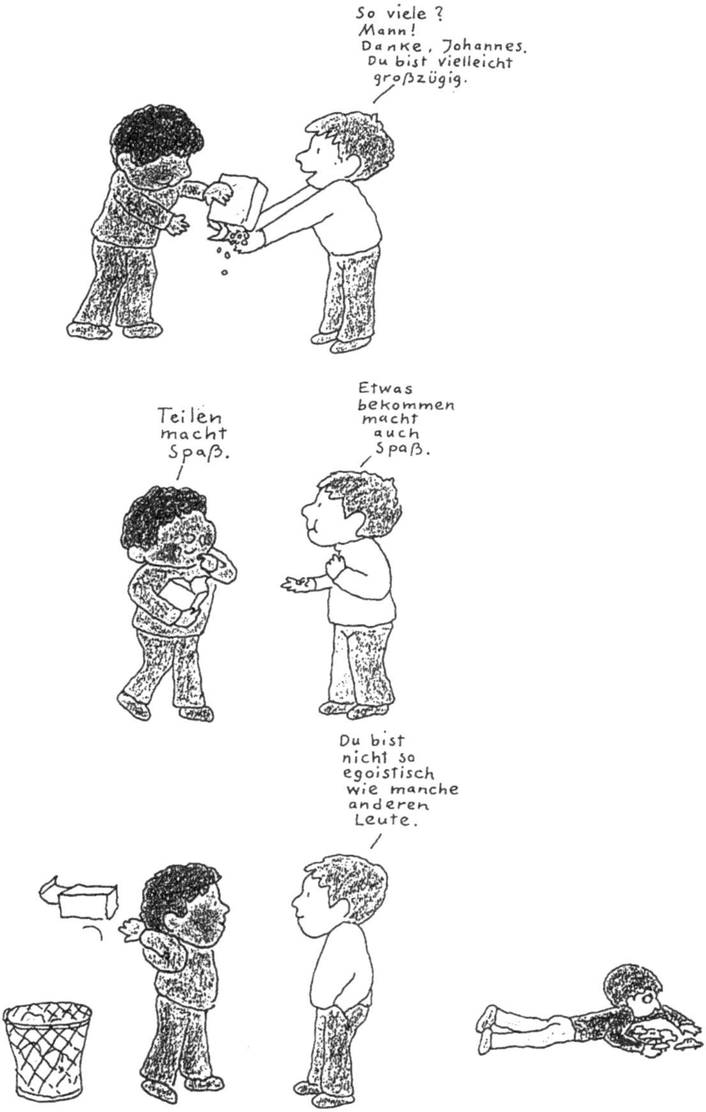
So viele? Mann! Danke, Johannes. Du bist vielleicht großzügig.
Teilen macht Spaß.
Etwas bekommen macht auch Spaß.
Du bist nicht so egoistisch wie manche anderen Leute.

Aus: Aliki Brandenburg: Gefühle sind wie Farben. Beltz Verlag, Weinheim.

Folgende Freundlichkeitsgesten **wünsche ich mir**:

Von meinem **Vater**:
1. z.B., dass er zweimal in der Woche mit mir spielt

2.

3.

4.

Von meiner **Mutter**:
1. z.B., dass sie mich häufiger lobt

2.

3.

4.

Von meinen **Geschwistern/Freunden**:
1. z.B., dass sie mir Rechenaufgaben erklären

2.

3.

4.

Von **anderen Menschen**:
1. z. B., dass meine Oma mir vorliest

2.

3.

4.

1.5 **Übung:** Mein Haustier
(für Kinder ab 6 Jahren und Familien)

Auch bei dieser Übung wird der Blick für die soziale Verantwortung innerhalb der Familie geschult. Die Übung wurde nach einem Text von Vopel (1992) für therapeutische Zwecke modifiziert.

1. Ziele der Übung

- Auseinandersetzung mit sozialer Verantwortung innerhalb des Familienlebens
- Förderung von Einfühlung
- Förderung des körperlichen Ausdrucks von Emotionen
- Förderung von Selbstverantwortung und Selbstwirksamkeit
- Besinnung und Einführung von Ruhephasen

2. Dauer

Besinnungsübung: ca. 10 Min.
Malen: ca. 10 Min.
Rollenspiele: 15–30 Min.

3. Durchführung und Instruktion

In einer Besinnungsübung wird das Kind – alleine oder gemeinsam mit den Eltern – angeleitet, in die Rolle eines Haustieres zu schlüpfen, um sich dessen Bedürfnisse bewusst zu machen. Nachdem Kind und Eltern das Haustier aufgemalt haben, können Eltern-Kind-Rollenspiele durchgeführt werden.

Wörtliche Instruktion

Hast du (habt ihr) ein Haustier?
Wie geht es dir (euch) mit ihm?
Wenn du dir ein Haustier wünschen würdest, welches würdest du dir aussuchen?

1. Besinnungsübung

Ich möchte dich (euch) nun zu einer Besinnungsreise einladen, bei der wir uns mit einem Haustier beschäftigen. Bitte schließe deine Augen und gib dir ein paar Minuten Zeit, um deine Gedanken allmählich hier in diesen Raum zu lenken (10 Sekunden), und spüre nun den Boden unter dir – – – spüre deine Füße – – – deine Arme und Hände – – – spüre einfach nur – – – spüre deinen Kopf – – – und deine Augen – – – deine Schultern und deinen Rücken und auch deinen Bauch – – – vielleicht kannst du allmählich bemerken, wie du deinen Körper immer deutlicher spürst – – – und nun kannst du mir einfach nur ganz in Ruhe zuhören.

In der Natur ist – ebenso wie in der Familie – alles mit allem verbunden. Du weißt, dass die Pflanzen von den Nährstoffen in der Erde leben; dass die Apfelblüten die Bienen benötigen, um befruchtet zu werden; dass Weiden und Äcker den Regen benötigen, damit ihre Pflanzen kräftig wachsen können. Heute kannst du dich damit beschäftigen, was Haustiere benötigen und wie sie mit uns verbunden sind.

Bei dieser Besinnungsübung kannst du dir vorstellen, wie ein Hund oder eine Katze, ein Meerschweinchen oder ein Hamster, eine Maus oder ein Vogel oder irgendein anderes Haustier von dir abhängig ist (Anmerkung: bitte in diese Aufzählung das tatsächliche Haustier des Kindes einreihen).

Vielleicht besitzt du tatsächlich eines oder mehrere Haustiere, vielleicht wünschst du dir ein Haustier, vielleicht kannst du dir aber auch heute nur eine Vorstellung von einem Haustier machen.

Nun kannst du dir vorstellen, dass du für ein paar Augenblicke das Tier bist, das bei euch zu Hause lebt. Und wenn du kein Haustier hast, dann kannst du dir ein Tier aussuchen, das du vielleicht gerne hättest. Stell dir dann vor, dieses Haustier zu sein, dieser Hund oder diese Katze oder dieser Vogel oder was auch immer du dir ausgesucht hast.

Und in deiner Phantasie kannst du dir vorstellen, wie sich dieses Tier bewegt und herumgeht und wie du in deiner Vorstellung in dieses Tier hineinschlüpfst und wie du dich – nur in deiner Vorstellung – ebenfalls wie dieses Tier bewegst.

- Was spürst du in deinem Körper, im Kopf, in deinen Beinen?
- Wie frei kannst du dich bewegen?
- Möchtest du manchmal mehr Platz haben für dich?
- Wie fühlt es sich an, wenn du an einem warmen Tag ein dichtes, haariges Fell hast? Kannst du diese Wärme spüren?
- Möchtest du dann etwas Wasser trinken?

- Lauf zu deinem Wassernapf. Ist Wasser drin? Wer hat es hineingetan?
- Wer füttert dich überhaupt, wenn du hungrig bist?
- Oder kannst du dir einen Teil deines Fressens selbst suchen?
- Wer streichelt dich?
- Wer spielt mit dir?
- Wer in der Familie, in der du lebst, bringt dir etwas bei?
- Wer braucht dich?
- Hast du irgendeine Aufgabe?
- Wer pflegt dich, wenn du krank bist?
- Wer macht deinen Stall, deinen Käfig oder deine Behausung sauber?
- Wer gibt dir all die Liebe und die Wärme, die du brauchst?

Lass dir nun noch etwas Zeit, um dir dein Leben als Tier in der Familie vorzustellen (30 Sek.).
- Was gefällt dir an deinem Leben als Haustier in dieser Familie?
- Was vermisst du?
- Was könnte besser sein?
- Bist du als Tier abhängig von den Erwachsenen oder von den Kindern in dieser Familie?
- Und was tust du für diese Menschen in der Familie, ganz besonders für die Kinder?
- Auf welche Weise bist du wichtig und erfreulich für sie?
- Was sind deine drei wichtigsten Wünsche an dein »Herrchen« oder »Frauchen«?

Nun kannst du dich allmählich von deinen Vorstellungen verabschieden und in Gedanken langsam in diesen Raum zurückkehren und wieder du selbst sein und deinen menschlichen Körper wieder bemerken. Bewege ein wenig deine Fingerspitzen und Zehen und öffne dann langsam deine Augen. Komme in deiner Aufmerksamkeit in diesen Raum zurück.

2. Malen

Versuche nun, das Haustier, das du dir soeben vorgestellt hast, zu malen (oder zu modellieren), und erzähle mir (oder schreibe) dazu, was du soeben erlebt hast.

- Ist dein Haustier gut versorgt?
- Was könnte noch besser gemacht werden?
- Wie viel Verantwortung willst du täglich für dein Haustier übernehmen?
- Wer außer dir hat noch Verantwortung?
- Was hat dir an dieser Übung gefallen?

(modifiziert nach Vopel, K. W., 1992, S. 62–63)

3. Rollenspiele

Jeder in der Familie darf nun einmal für etwa fünf Minuten in die Rolle des Haustiers schlüpfen und seine Bedürfnisse zeigen. Die übrigen Familienmitglieder versorgen das Haustier so gut sie können.

4. Mögliche Anschlussübungen

- Gefühle als Haustier aufschreiben oder malen
- Liste der Bedürfnisse eines Haustiers
- Liste aller Pflichten, welche die Familienmitglieder für das Haustier übernehmen möchten.
- Übung *Liebe ist …* (als Möglichkeit für Eltern gegen eine zu starke Bindung des Kindes an das Haustier)
- Übung *Mein innerer Helfer**
- Besprechung und Ergänzung der folgenden Illustration *Mäuschen ist gestorben* (z. B. bei Verlusterlebnissen)

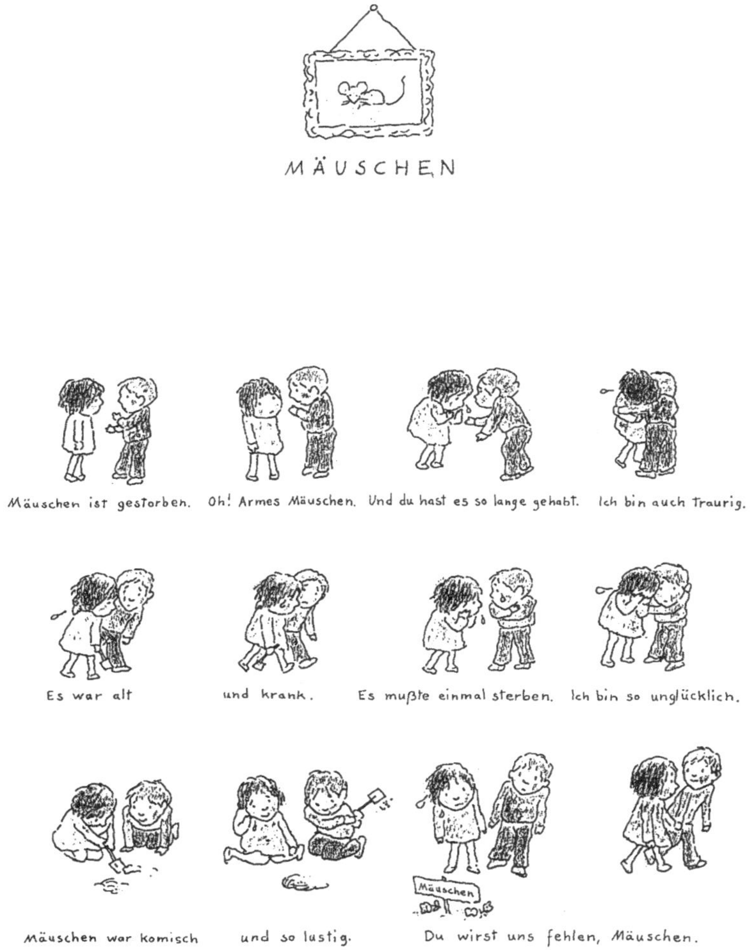
MÄUSCHEN
Mäuschen ist gestorben.
Oh! Armes Mäuschen.
Und du hast es so lange gehabt.
Ich bin auch traurig.
Es war alt
und krank.
Es mußte einmal sterben.
Ich bin so unglücklich.
Mäuschen war komisch
und so lustig.
Mäuschen
Du wirst uns fehlen, Mäuschen.

Aus: Aliki Brandenburg: Gefühle sind wie Farben. Beltz Verlag, Weinheim.

1.6 **Übung:** Katastrophengedanken entkräften

(für Kinder ab ca. 8 Jahren, Jugendliche und Erwachsene)

Diese Übung ist eine Anleitung für Eltern, die ihren Kindern bei der Bewältigung von Ängsten helfen möchten. Katastrophengedanken erzeugen Angst. Diese Angst kann so heftige Gefühle auslösen, als ob es sich um eine tatsächliche Katastrophe handeln würde. Deshalb befinden sich der Körper und Verstand in Alarmbereitschaft, bereit zu Flucht und Vermeidung. Die Wahrscheinlichkeit, dass die befürchtete Katastrophe eintritt, wird jedoch deutlich überschätzt. »Katastrophisierendes Denken ist einer der Denkfehler, die für unangemessene Ängste aller Art entscheidend mitverantwortlich sind. Ein Mensch mit Panikzuständen überschätzt die Katastrophengefahr, die von körperlichen Beschwerden ausgeht, ein Mensch mit Angst vor Höhen überschätzt die Katastrophengefahr, von Türmen oder Brücken abzustürzen, und ein Mensch mit sozialer Angst überschätzt die Gefahr, von anderen ausgelacht zu werden.« (Junge et al., 2002, S. 165) Katastrophisierendes Denken kommt jedoch nicht nur bei Ängsten vor, sondern auch bei anderen starken Gefühlen wie Hilflosigkeit, Traurigkeit, Wut usw., auch sie können durch Denkfehler vergrößert werden. Das Entkatastrophisieren mit Hilfe der Übung *Katastrophengedanken entkräften* und die *Zwei-Spalten-Technik* sind eine Hilfe zur Selbsthilfe, um Katastrophengedanken entkräften und dadurch wieder klarer und realitätsbezogener denken zu lernen.

1. Ziele der Übung

- Entkatastrophisieren
- Kognitive Angstbewältigung
- Mobilisierung von Selbsthilfekräften
- Aufbau lösungsorientierten Denkens
- Durchbrechen automatischer Gedanken
- Erweiterung des Verhaltensrepertoires

2. Dauer

Exploration: ca. 5–10 Min.
Monodrama: ca. 15 Min.
Zwei-Spalten-Technik: ca. 15 Min.
Elternanleitung: ca. 30–60 Min.

3. Durchführung und Instruktion

Nach einer kurzen Exploration und Analyse – auch mit Hilfe eines Monodramas – werden individuelle Katastrophengedanken gesammelt. Mit der *Zwei-Spalten-Technik* wird dann das »Entkräften« eingeübt, indem für jeden einzelnen Katastrophengedanken gleichzeitig auch hilfreiche Gedanken, Handlungs- und Lösungsstrategien erarbeitet werden. Zunächst werden Patient und Familie angeleitet, um dann im Sinne einer Selbsthilfemethode diese Technik selbst, auch außerhalb der Sitzungen, anzuwenden. Die Übung kann auch über verschiedene Sitzungen hinweg in Einzelübungen aufgeteilt werden. Die Zwei-Spalten-Technik sollte bei den entsprechenden Patienten in jedem Fall so lange wiederholt werden (5 bis 10 Sitzungen lang), bis sich lösungsorientiertes Denken automatisiert hat.

Wörtliche Instruktion

1. Exploration

Wenn du Angstgefühle hast, dann sind manchmal gleichzeitig in deinem Kopf so genannte Katastrophengedanken, die alles nur noch schlimmer machen und deine Angst vergrößern. Diese Katastrophengedanken lassen oft lösbare alltägliche Probleme wie große Katastrophen erscheinen.

Kennst du deine Katastrophengedanken?
Fallen dir bestimmte Situationen ein, in denen du dich unsicher, ängstlich, aufgeregt oder irgendwie mulmig gefühlt hast?
Erzähle mir eine oder mehrere dieser Situationen.
Welche Gedanken hattest du in dieser Situation über dich?
Was hat dich aufgeregt, was dich verunsichert oder dir Angst gemacht?
Waren es die Menschen oder eher die Situation?
War es dein Verhalten, dein Aussehen, Auftreten oder eher, dass du nicht wusstest, wie du dich verhalten sollst?
Kennst du angstmachende Sätze deiner Eltern oder Lehrer?

2. Monodrama

Schließe kurz deine Augen und versuche dich nun genauer an drei Situationen der vergangenen Monate zu erinnern, die in dir dieses Gefühl von Unsicherheit, Angst, Hilflosigkeit oder Aufregung aus-

gelöst haben. Lass dir Zeit – – – / – – – und wenn du so weit bist, dann entscheide dich für eine dir besonders wichtige Situation – – – / – – – und wenn du dich entschieden hast, dann kannst du die Augen wieder öffnen und mir die Situation und alle Gedanken und Gefühle erzählen (oder malen und aufschreiben), die damit verbunden sind. Ich schreibe mir die Wichtigsten deiner »Katastrophengedanken« auf. Mit den anderen Situationen werden wir uns später oder in den kommenden Sitzungen beschäftigen.
Diese eine Situation sehen wir uns jetzt mal im Rollenspiel an, um sie noch genauer verstehen zu können. Du bist das Kind in diesem Rollenspiel, die leeren Stühle (oder Kissen oder beschrifteten Blätter) sind die Personen, die an dieser Situation beteiligt waren. Wenn du die anderen Personen spielst, dann setzt du dich jeweils auf deren Platz. Auf deinem eigenen Stuhl sagst du immer, was du alles fühlst und denkst. Ich schreibe wieder mit.

3. Katastrophengedanken entkräften – Zwei-Spalten-Technik
Versuche nun herauszufinden und zu ergänzen, welches deine Gefühle und persönlichen Katastrophengedanken sind. Wenn wir alle Katastrophengedanken aufgeschrieben haben, dann überlegen wir uns, wie du sie entkräften und was du tun könntest, um diese schwierigen Situationen zu lösen, dich zu behaupten oder deine Angst in den Griff zu bekommen. Hierfür benutzen wir das Blatt »Zwei-Spalten-Technik«, damit du von Sitzung zu Sitzung eine größere Sammlung von hilfreichen Gedanken und Verhaltensweisen bekommst und sie auch mit nach Hause nehmen kannst, um für den nächsten Notfall gerüstet zu sein. Wir bearbeiten zuerst gemeinsam die Beispiele, die von anderen Kindern mit Katastrophengedanken stammen, und anschließend deine eigenen Katastrophengedanken.
Folgende Fragen können dir beim Entkräften helfen:
Was kann mir im schlimmsten Fall wirklich passieren?
Was kann mir im besten Fall passieren?
Was wird im wahrscheinlichsten Fall passieren? Wie werde ich mir dann helfen?
Wenn wir gute Lösungen gefunden haben, dann spielen wir das Rollenspiel (Monodrama) nochmals mit unseren Lösungsideen durch, um zu sehen, wie sich die Situation dann entwickelt.

4. Elternanleitung
Mit den Eltern werden die *Zwei-Spalten-Technik* und die folgende Information *Umgang mit Kinderängsten* ausführlich besprochen und eingeübt, um einen ermutigenden Umgang mit den Ängsten des Kindes zu trainieren.

4. Mögliche Anschlussübungen

- Angstbild malen
- Analyse der typischen Denkmuster der Katastrophengedanken (Verallgemeinerungen, Abergläubisches Denken, Übertreibungen, Alles-oder-Nichts-Denken usw.)
- Aufstellen einer Angsthierarchie *(Angstleiter*[*]*)*
- Sammlung aller Vermeidungsverhaltensweisen
- Identifizierung von Elternanweisungen und Lernprogrammen
- Therapiematerial *Gefühlstrostsätze*
- Übung *Das starke Ich*[*]
- Übung *Mein Problemtopf*[*]
- Übung *Mut tut gut*[*]
- Übung *Gespräch mit der Angst*[*]
- Therapiematerial *Angstbewältigung* (in: Görlitz, 2003b, Körper und Gefühl in der Psychotherapie – Aufbauübungen)

Fallbeispiel: Tobias

> Die Eltern des achtjährigen Tobias, der unter Trennungsängsten leidet, bewohnen die erste Etage eines Zweifamilienhauses. Am Abend besuchen die Eltern ab und zu ihre Freunde, die im Erdgeschoß leben. Im Angstbewältigungs- und *Verstärkerprogramm* von Tobias ist vorgesehen, dass er – während die Eltern sich am Abend im Erdgeschoß aufhalten – in seinem Bett bleibt. Folgendes Bild hat er dazu von seinem Hochbett und seinen Angstgedanken gemalt und mit den entsprechenden hilfreichen Gedanken versehen (siehe Übung *Mein innerer Helfer*[*]*, Band 1*).
> Durch die Übung Katastrophengedanken entkräften haben die Eltern noch folgende hilfreiche Gedanken und Ideen ergänzt:
>
> - »das ist nur ein dummer Gedanke, das ist nicht die Wirklichkeit«
> - Schlaflied singen
> - abends mit Papa kuscheln und über den Tag sprechen
> - mit dem Teddy kuscheln

- Kassette hören zum Einschlafen
- Mama sagt zu Tobias: »das ist jetzt in Ordnung, wenn du dir noch ein bisschen Gedanken machst, morgen sieht die Welt wieder ganz anders aus«
- oder: »es ist bisher noch nie etwas passiert, warum soll uns heute etwas passieren«
- die Eltern programmieren die Telefonnummer der Freunde ein
- Die Eltern spielen am nächsten Tag zwei Stunden mit Tobias, wenn er es schafft einzuschlafen, ohne die Eltern zu holen oder anzurufen

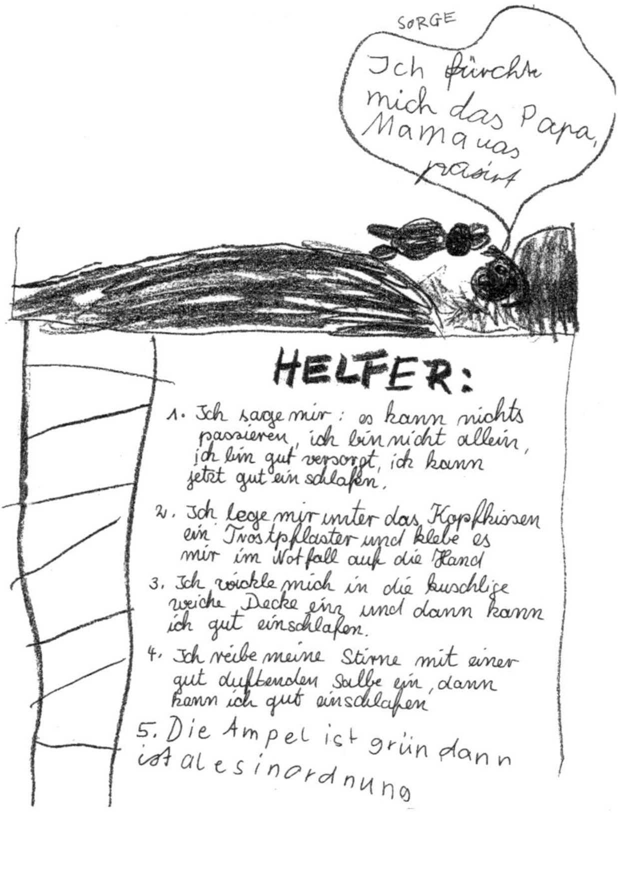

Zwei-Spalten-Technik

Bitte trage in die linke Spalte zunächst deine **Angst- und Katastrophengedanken** ein und bewerte diese je nach Schweregrad von 0 (macht mir keine Angst) bis 10 (macht sehr viel Angst).
Anschließend versuchst du alleine oder mit Unterstützung **hilfreiche Gedanken** aufzuschreiben. Diese bewertest du dann ebenfalls wieder von 0 (hilft gar nicht) bis 10 (sehr hilfreich).

Katastrophengedanken	**Hilfreiche Gedanken** **Was kann ich tun, um mir zu helfen?**
Das ist zu schwierig für mich	Beispiel: Bevor ich mir das jetzt einrede und meine Angst dadurch immer noch größer wird, probiere ich es jetzt erst einmal aus, irgendetwas werde ich schon hinbekommen
Meine Angst ist nicht normal	Beispiel: Jeder Mensch kennt Angst, also kann meine Angst jetzt gar nicht unnormal sein
Ich muss so schnell wie möglich vor der Angst davonlaufen	
O je, jetzt passiert gleich etwas Fürchterliches	
Ich sehe schrecklich aus	
Keiner mag mich	
Eigene Gedanken:	

Wenn du diese Übung über mehrere Wochen hinweg gemacht hast, dann suche dir die 10 hilfreichsten Gedanken aus und lerne sie auswendig, damit du sie in schwierigen Situationen immer gleich anwenden kannst.

1.7 Information: Umgang mit Kinderängsten

Wir alle kennen angsterzeugende Sätze unserer Eltern und Erzieher: »Sei doch kein Angsthase«, »Hör endlich auf zu weinen«, »Reiß dich zusammen«, »Sei doch nicht so schüchtern«, »Du bildest dir das alles nur ein« usw.

Diese Sätze werden bei regelmäßiger Wiederholung von Kindern verinnerlicht. Ein gesunder Umgang mit Angst wird verhindert. Gesunde Angst wird dann fälschlicherweise als etwas Bedrohliches erlebt. Diese Sätze können die natürliche Beziehung eines Kindes zu Angst oder anderen unangenehmen Gefühlen blockieren.
Angst hat eine wichtige elementare *Schutzfunktion*. Angstäußerungen und Angstreaktionen von Kindern sollten wir stets als Appell an uns und unsere Beschützerrolle verstehen und sie ernst nehmen. Sowohl in der Erziehung als auch in der Kindertherapie ist *die Erlaubnis des Ausdrucks von Angst* oder anderer damit zusammenhängender Gefühle besonders hilfreich. Die folgenden Sätze machen deutlich, dass Angst ein natürliches Gefühl ist, das jeder Mensch kennt.

Hilfreiche Sätze im Umgang mit Angst

- Deine Angst kann ich gut verstehen.
- Manchmal ist es sehr wichtig, Angst zu haben und sie auch zu zeigen.
- Zeig mir mit deinen Händen, wie groß deine Angst ist.
- Angst gehört zum Leben, genauso wie Freude, Wut und andere Gefühle.
- Erzähl mir mehr über deine Angst.
- Ja, das ist wirklich schlimm.
- Komm zu mir und wein dich aus.
- Gut, dass du mir sagst, wie du dich fühlst.
- Jede Angst kommt und vergeht auch wieder, das ist ganz normal.
- Erzähl mir mehr über deinen Kummer, wenn du magst.
- Schlaf mal eine Nacht drüber, morgen sieht die Welt wieder anders aus.
- Ich nehme dich an der Hand und stehe dir bei.
- Wenn dein Herz schneller klopft, deine Knie weich und deine Hände schwitzen, dann ist das nur ein körperliches Zeichen von Angst oder Aufregung, das wieder verschwindet und ungefährlich ist.
- Lass uns gemeinsam eine Lösung überlegen.
- Ich helfe dir, mutig zu sein, denn Mut tut gut.

1.8 Information: Dem Zwang widerstehen (für Eltern von zwangskranken Kindern und Jugendlichen)

Ihr Kind leidet unter bestimmten quälenden Gedanken oder wiederkehrenden Impulsen und Handlungen, die sich ihm gegen seinen inneren Widerstand aufdrängen. Es kann sich dabei um zwanghafte Befürchtungen handeln, die sich auf Verschmutzung, Bakterien, Ordnung, Genauigkeit, aggressive Vorstellungsinhalte, Befürchtungen, dass Angehörigen etwas Schlimmes passiert usw., beziehen können. Diese Zwänge entspringen weder einer reinen »Absicht« noch einer »dummen Angewohnheit«. Sie sind vielmehr Symptome einer Krankheit, die nur begrenzt kontrollierbar sind und die vielfach dazu dienen, innere Spannungen und Ängste zu vermindern.

Durch eine Zwangserkrankung sind die Familien der betroffenen Kinder oft extrem belastet. Etwa zwei Drittel der Familienmitglieder sind in die Zwangsstörung eingebunden. »Endlose Rückversicherungsbedürfnisse, die Familie einschränkende Reinigungs- oder Ordnungszwänge oder aggressive Verhaltensweisen gegenüber Familienmitgliedern können die Familie an den Rand der Belastung bringen.« (Wewetzer, 2004, S. 85) Neben anderen therapeutischen und familienzentrierten Maßnahmen (z. B. symptomfreie Zuwendung, Verstärkerpläne) muss die symptombezogene Zuwendung der Eltern bei der Durchführung der Zwangshandlungen ihrer Kinder, auch im häuslichen Rahmen, schrittweise vermindert werden. (S. 104)

Durch eine ausreichend lange Konfrontation mit den angst- und zwangsauslösenden Reizen lässt sich die Angst vermindern. Der Patient gewöhnt sich an diese Situation, und seine Ängste gehen schrittweise zurück *(Habituation)*. Gleichzeitig wird die Ausführung von Zwangshandlungen verhindert *(Reaktionsverhinderung)*. Die Behandlung kann gestuft erfolgen *(graduierte Konfrontation)*, oder der Patient setzt sich sofort den intensivsten Reizen aus *(Reizüberflutung; Flooding)*. Bei Kindern und jüngeren Jugendlichen wird das gestufte Vorgehen bevorzugt, da hier die psychische Belastung geringer ist. (Weitere Informationen zur Behandlung von Zwängen bei Kindern und Jugendlichen finden Sie in *Band 1, Psychotherapie für Kinder und Jugendliche, Görlitz, 2004, S. 182–193.*)

Die Deutsche Gesellschaft für Zwangserkrankungen hat sehr empfehlenswerte Basisinformationen zu dieser Störung veröffentlicht.

Rothenberger (2004) hat hierfür folgende Tipps für Eltern betroffener Kinder zusammengestellt, die Ihnen etwas mehr Sicherheit im Umgang mit der Zwangsstörung Ihres Kindes geben können.

Tipps für Eltern zwangskranker Kinder und Jugendlicher

- Überprüfen Sie, ob Sie selbst zu zwanghaftem Verhalten neigen. In diesem Fall helfen Sie Ihrem Kind am besten, indem Sie sich selbst in therapeutische Behandlung begeben.
- Besonders hohe Ansprüche und Anforderungen an das Kind können zur Aufrechterhaltung zwanghafter Verhaltensweisen beitragen.
- Geben Sie die Illusion auf, Ihr Kind könne sich durch seine Willenskraft von den Zwängen befreien. Gut gemeinte Ratschläge und Appelle sowie Diskussionen über die »Notwendigkeit« des zwanghaften Verhaltens führen meist nur zu Schuldgefühlen bei Ihrem Kind.
- Sie helfen Ihrem Kind nicht dadurch, dass Sie es bei der Abwicklung seiner Zwänge unterstützen! Langfristig stabilisieren Sie dadurch nur das ungesunde Zwangssystem. Versuchen Sie den Forderungen Ihres Kindes zu widerstehen – auch wenn das zu Wut, Aggressionen oder Verzweiflung führt.
- Loben und belohnen Sie Ihr Kind ausgiebig, wenn es Fortschritte bei der Bewältigung seiner Zwänge macht. Machen Sie ihm aber gleichzeitig auch klar, dass Rückfälle ein normaler Teil des Gesundungsprozesses sind und es sich dafür nicht zu schämen braucht.
- Lassen Sie Ihren Alltag so wenig wie möglich von den Zwängen Ihres Kindes bestimmen. Versuchen Sie freundlich – aber klar und bestimmt – Grenzen zu ziehen. (Rothenberger, 2004, S. 31)

Dies verdeutlicht, wie wichtig familienzentrierte Methoden bei dieser Erkrankung sind, denn bei der Verwicklung der Eltern in die Zwänge ihres kranken Kindes »kann es bis zur Elternmisshandlung gehen, bei dem Versuch der Eltern, die Zwänge zu unterbinden. Zunächst stehen Gespräche im Vordergrund, die über das Krankheitsbild informieren und die Eltern entlasten. Der Einsatz von Ratgeberlektüren und Selbsthilfemanualen ist empfehlenswert. Bisherige Behandlungs- und Bewältigungsversuche der Familie müssen erfragt werden, explizit ist auf familiäre Ressourcen bei der Bewältigung von Problemen zu achten.« (Wewetzer & Hemminger 2006, S. 546)

1.9 **Übung:** Wutvulkan
(für Kinder ab ca. 7 Jahren und Eltern)

Kinder (aber auch Erwachsene) bekommen manchmal so heftige Wutausbrüche, dass die Umgebung sich nicht mehr zu helfen weiß. Die Übung Wutvulkan hat sich bei impulsiven Kindern, Jugendlichen und Eltern, die zu »Explosionen« neigen, zur Identifizierung der äußeren und inneren Auslösefaktoren sowie zum Aufbau notwendiger Kontrollinstanzen und Konfliktbewältigungsstrategien bewährt.

1. Ziele der Übung

- Aufbau von Gefühlsdifferenzierung
- Identifizierung von Auslösefaktoren für impulsive Reaktionen
- Aufbau von Impulskontrolle und Gefühlsregulierung
- Förderung von Problem- und Konfliktbewältigungsstrategien
- Erweiterung der Selbstkontrollfähigkeiten
- Stärkung der Frustrationstoleranz

2. Dauer

Bild Vulkanexplosion: ca. 5 Min.
Identifizierung von Auslösern: ca. 15 Min.
Entwicklung von Problemlösestrategien: ca. 20 Min.

3. Durchführung und Instruktion

Der Patient (und bei Bedarf auch die Familienmitglieder) schreiben zunächst für eine bestimmte Situation, in der sie impulsiv reagiert haben, alle Ereignisse auf kleine Kärtchen, die möglicherweise zur Explosion geführt haben können. Diese werden dann in eine zeitliche Reihenfolge gebracht. Danach malen sie ihren persönlichen Wutvulkan – einschließlich der Explosion – möglichst als farbiges Bild auf. Sie teilen ihn von unten nach oben in 5–10 Segmente ein, mit einer – im schlimmsten Fall – bis zur Explosion ansteigenden Wut im letzten Segment. Die erarbeiteten Konfliktbewältigungsstrategien und Kontrollmechanismen werden in weiteren Sitzungen eingeübt (zur Veranschaulichung der Übung siehe auch *Fallbeispiel Marc* am Ende der Übung). Die Übung kann mit dem Kind und den Eltern nacheinander oder gemeinsam durchgeführt werden.

Wörtliche Instruktion

1. Bild: Vulkanexplosion

Weißt du, was ein Vulkan ist? – – – / – – – Das ist ein feuerspeiender Berg, aus dem manchmal heißes flüssiges Gestein – die Lava – ausbricht, wenn es zu Explosionen im Inneren des Berges kommt. Bei diesen Explosionen werden oft auch noch Gase, Gesteinsbrocken und Asche ausgestoßen, welche gefährlich für die Umgebung werden können. Wenn es keine inneren Erschütterungen gibt, kann ein Vulkan auch lange Zeit ganz friedlich sein.

Kennst du Vulkane? Die bekanntesten sind der Ätna, der Vesuv und der Stromboli. Bitte zeichne kurz auf dieses Blatt, wie du dir einen Vulkan vorstellst.

Wir beschäftigen uns heute mit deinem persönlichen Vulkan und seinen möglichen inneren Erschütterungen. Diese inneren Erschütterungen beim Menschen sind meist mit ärgerlichen und wütenden Gefühlen verbunden.

Manchmal sind Menschen so wütend, dass sie wie ein Vulkan explodieren. Vulkane brechen in der Regel selten aus, aber wenn es passiert, dann ist es manchmal richtig gefährlich. Der Vulkanausbruch, das Feuer und die glühende Lava zerstören und verbrennen alles, was sich in der Umgebung des Vulkans befindet. Wutausbrüche können ähnlich sein. Kennst du das von dir oder anderen Menschen um dich herum?

2. Identifizierung von Auslösern

Bei Kindern und Erwachsenen bricht der Vulkan meist dann aus, wenn an einem Tag oder während einer Woche viele kleine Ärgernisse passiert sind und die Person zu viel Ärger oder Enttäuschung schluckt. Wenn man nicht weiß, wie man mit inneren Spannungsgefühlen umgehen soll, oder nicht rechtzeitig reagiert, sondern sich z. B. zu lange etwas gefallen lässt, dann kann es sein, dass du so einen Gefühlsstau bekommst, dass er irgendwann einfach aus dir herausbricht. Wann ist das denn in den vergangenen vier Wochen oder früher schon einmal bei dir passiert?

Wir wollen uns heute überlegen, wie du deine Gefühle so zeigen kannst, dass andere – deine Eltern, Klassenkameraden, Freunde, Lehrer und andere Menschen – besser verstehen können, was dich

aufregt, unruhig oder wütend macht. Dabei hilft uns das Bild deines Vulkans. Magst du ihm einen Namen geben?
Wir suchen jetzt eine Situation aus, die dich besonders wütend, hilflos, ärgerlich, aggressiv oder unsicher gemacht hat und in der du dir nicht anders zu helfen wusstest als zu explodieren.
Alle Ereignisse und die kleineren oder größeren unangenehmen Gefühle vom Vortag bis zum Moment der Explosion schreiben wir nun auf diese kleinen Kärtchen hier (Anmerkung: hierzu kann zur besseren Identifizierung von Gefühlen auch die *Gefühlsliste von A bis Z** verwendet werden). Magst du selbst schreiben, oder soll ich es dir abnehmen?
Deinen Wutvulkan teilen wir nun von unten nach oben in 100 Wutstufen ein. Unten bei 10 z. B. beginnt der Vulkan mit einem kleinen unangenehmen Gefühl erst ganz leicht zu brodeln, 95 ist dagegen kurz vor der Explosion. Bitte lege jetzt die beschrifteten Kärtchen so auf deinen Wutvulkan, dass sich eine Reihenfolge von 0 bis 100 ergibt. Meist ist es auch eine zeitliche Reihenfolge, weil manchmal ein Ärgernis zum anderen kommt. Lass dir ein wenig Zeit, deine Reihenfolge zu finden, wenn du mich dazu brauchst, helfe ich dir gerne.

3. Lösungsstrategien
Nun schreiben wir zu jeder deiner kritischen Situationen eine mögliche kleine Lösung, damit du weißt, wie du in Zukunft in solchen Situationen handeln könntest. Wenn man frühzeitig reagiert, also z. B. schon bei der Stufe 10, 20, 30 oder spätestens bei 40, dann kommt es nicht so leicht zum Gefühlsstau und zur Explosion.
Bitte markiere nun drei Lösungen farbig, die für dich besonders nützlich sind und die du in den kommenden Wochen ausprobieren kannst. Deinen Vulkan kannst du dir zu Hause aufhängen, damit du dich immer an die Lösungen erinnerst.

Wenn du möchtest, werde ich auch noch mit deinen Eltern einen Wutvulkan machen und mit ihnen dann Eltern-Lösungen besprechen, damit sie zukünftig auch nicht mehr so schnell explodieren müssen.

4. Mögliche Anschlussübungen

- Geschichten und Informationen über Vulkane (zur visuellen Verankerung, z. B. aus der Reihe »WAS IST WAS«, Tesloff-Verlag, Band 57)
- Entwicklung von Konfliktlösestrategien im Rollenspiel
- Begleitende Anwendung von *Helferkarten**
- Memory-Spiel basteln (zu jeder Konfliktsituation gehört z. B. ein Bewältigungsstrategie-Kärtchen)
- *Selbstbeobachtungsliste** für ältere Kinder und Jugendliche zum Transfer der erlernten Gefühlswahrnehmung und erarbeiteten Konfliktbewältigungsstrategien in Alltagssituationen

Selbstbeobachtung Wut und andere unangenehme Gefühle	
	Wutsituationen/Datum Bitte in den kommenden 10 Wochen regelmäßig ausfüllen
In welchen Situationen habe ich Wut oder Ärger verspürt? **Wut** 0–100	
Welche anderen **Gefühle** gehören auch noch dazu?	
Umgang mit meinen Gefühlen: a) Gefühl geäußert? b) welche Lösungen gefunden?	
c) was war weniger hilfreich?	
Erfolg 0–100	
Vorsatz für das nächste Mal	

Fallbeispiel: Marc, 13 Jahre

Marc, ein intelligenter, lebhafter Junge, wird von den Eltern wegen impulsiver Wutausbrüche und Einschlafschwierigkeiten vorgestellt. Marc selbst sieht eigentlich nicht ein, warum er zum Psychotherapeuten gehen sollte. Er hält sein Verhalten für berechtigt, da er sich von seiner Umgebung schlecht behandelt fühlt. Seine Motivation besteht lediglich darin, dass das »Geschreie zu Hause endlich ein Ende nimmt«. »Wenn die mich nicht dauernd so schikanieren würden, mir nicht aus heiterem Himmel Hausarrest und Fernsehverbot geben, wegen meiner Noten nicht immer so ein Theater machen und meinen Bruder und mich gleich behandeln würden, dann bräuchten sie mich nicht zum Psychotherapeuten schicken. Das Beste wäre für uns alle am Abend eine Beruhigungspille, damit man endlich mal in Ruhe einschlafen kann.«

Marc beginnt gerade seinen gesunden pubertären Ablösungsprozess von den Eltern und ist in der Lage, relativ offen und ehrlich über die Familiensituation zu berichten. Ich würdige seine Ehrlichkeit und Offenheit, und es gelingt mir, ihn bei seiner eigenen Motivation »dem Wunsch nach einem ruhigeren Familienklima« mit konsequenten und überschaubaren Regeln abzuholen. Neben *Selbstbeobachtungs-* und Selbstkontrollmethoden, Einführen von Kommunikationsregeln, *Familienkonferenz* und einem *Verstärkerprogramm* erhalten die Eltern *Informationen zur Entwicklungsförderung* und zu *förderlichem Erziehungsverhalten in der Pubertät*. Als sehr hilfreich erwiesen sich Entspannungsübungen und *Phantasiereisen* sowie die mehrmalige Durchführung eines *Wutvulkans* für alle Beteiligten zu verschiedenen Situationen (siehe anschließende Beispiele für Marc und seine Eltern).

1. Beispiel Wutvulkan (Marc 13 Jahre)
(zeitliche Reihenfolge: von unten nach oben)

Wut 0–100	Auslöse- und Problemsituationen für Marc	Mögliche Lösungen für Marc
100	Mama schreit. Ich soll mein Zimmer aufräumen (da explodiere ich, knalle die Türen, verhaue meinen Bruder und schreie und heule, dass ich jetzt abhaue)	• Ja sagen und gleich aufräumen, das beruhigt die Familienstimmung • wenn sich alle beruhigt haben, über Aufräum-Regeln reden (z. B. nur einmal in der Woche Zimmer aufräumen und nicht jeden Tag)
95	Papa gibt mir Hausarrest (ich fühle mich wie ausgestoßen)	• als Lernzeit nutzen, damit ich in den nächsten Schulaufgaben bessere Noten bekomme, das beschwichtigt auch seinen Ärger
85 **abends**	Papa und Mama streiten meinetwegen (ich bin hilflos und bekomme Angst, dass sie sich scheiden lassen könnten)	• Aus dem Raum gehen, damit ich nicht alles mitbekomme, dann belastet es mich auch nicht so
75	Mein kleiner Bruder macht mein Modellflugzeug kaputt, und ich werde von Mama auch noch angemotzt, weil ich mich darüber aufrege (ich bin stinksauer)	• das Flugzeug außer Reichweite stellen • mit ihm und Mama über Wiedergutmachung reden
60 **mittags**	Mama schimpft wegen der 5 und sagt »du taugst zu nichts« (ich bin wütend, traurig und enttäuscht, weil ich mich ungerecht behandelt fühle)	• den Eltern sagen, dass die 5 für mich Strafe genug ist und dass ich mehr lerne, weil ich ja unbedingt auf dem Gymnasium bleiben will • Mama bitten, mich das nächste Mal vor der Schulaufgabe abzufragen
40	Ich bekomme in Englisch eine 5 (ich habe Angst, nach Hause zu gehen, und fürchte mich vor dem Gebrülle von Mama und Papa)	• mehr lernen • weniger Computer spielen und Computerprogramm »Englisch Vokabeltrainer« besorgen • Mama anrufen und ihr sagen, dass ich eine 5 habe, damit sie sich darauf einstellen kann
25	Ich habe mein Mathe-Heft vergessen (das ärgert mich und ich fürchte das Geschimpfe des Lehrers)	• Schultasche am Abend packen
10 **morgens**	Ich verschlafe am Morgen (ich erschrecke, muss mich hetzen)	• Wecker stellen und beim Läuten gleich aufstehen

2. Beispiel Wutvulkan
Bewältigungsstrategien für die Eltern von Marc
(zeitliche Reihenfolge: von unten nach oben)

Wut 0–100	Auslöse- und Problemsituationen für Marc	Mögliche Lösungen für die Eltern von Marc
100	Mama schreit. Ich soll mein Zimmer aufräumen (da explodiere ich, knalle die Türen, verhaue meinen Bruder und schreie und heule, dass ich jetzt abhaue)	• Eltern können für sich selbst einen Wutvulkan erstellen, damit es nicht zur Explosion kommt • Familienregeln für Pflichten einführen • Verstärkerprogramm für die Einhaltung von Regeln
95	Papa gibt mir Hausarrest (ich fühle mich wie ausgestoßen)	• besser mit Marc sinnvolle Konsequenzen (z. B. regelmäßige Lernzeiten) besprechen als willkürliche Bestrafung
85 **abends**	Papa und Mama streiten meinetwegen (ich bin hilflos und bekomme Angst, dass sie sich scheiden lassen könnten)	• kein Streit vor den Kindern • liebevolle Gefühle und Verständnis gegenüber Marc und Unterstützungsmöglichkeiten beratschlagen
75	Mein kleiner Bruder macht mein Modellflugzeug kaputt, und ich werde von Mama auch noch angemotzt, weil ich mich darüber aufrege (ich bin stinksauer)	• nicht einmischen, oder • Situation mit **beiden** Kindern klären • gemeinsam Wiedergutmachungs-Möglichkeiten besprechen • helfen, den Schaden zu reparieren
60 **mittags**	Mama schimpft wegen der 5 und sagt »du taugst zu nichts« (ich bin wütend, traurig und enttäuscht, weil ich mich ungerecht behandelt fühle)	• sich bewusst machen, dass die 5 in Englisch für Marc Strafe genug ist, da er ja unbedingt in dieser Klasse bleiben möchte • Marc trösten statt abwerten
40	Ich bekomme in Englisch eine 5 (ich habe Angst, nach Hause zu gehen, und fürchte mich vor dem Gebrülle von Mama und Papa)	• regelmäßig Vokabeln abfragen und für einige Wochen Hausaufgabenunterstützung • Falls Marc anruft, Verständnis zeigen statt zu schimpfen
25	Ich habe mein Mathe-Heft vergessen (das ärgert mich und ich fürchte das Geschimpfe des Lehrers)	• Verstärkerprogramm für »Schultasche vollständig packen« vereinbaren
10 **morgens**	Ich verschlafe am Morgen (ich erschrecke, muss mich hetzen)	• Marc wecken

1.10 **Übung:** Trösten

(für Kinder ab ca. 10 Jahren und Bezugspersonen)

Bei der Übung *Trösten*, die sowohl mit Kindern und Jugendlichen als auch mit Eltern (zum Aufbau eines erlaubenden Umgangs mit unangenehmen Gefühlen) durchgeführt werden kann, lernen die Beteiligten eine intensive Beschäftigung mit Gefühlen.
Häufig sind die Patienten über den – eher paradoxen – erlaubenden Umgang mit Gefühlen überrascht und spüren Entspannung und Wärme sowie liebevolle Zuneigung. (Für erwachsene Patienten alleine siehe auch Übung *Tröster*, Görlitz, 2003a.)

1. Ziele der Übung

- Förderung emotionaler Wahrnehmungs- und Ausdrucksfähigkeit
- Differenzierung unangenehmer Gefühle
- Gefühlsregulierung
- Erlaubender Umgang mit unangenehmen Gefühlen
- Entkatastrophisieren
- Aufbau von Bewältigungsstrategien

2. Dauer

Gefühle sammeln: ca. 5 Min.
Erforschen und Zulassen unangenehmer Gefühle: ca. 10 Min.
Gefühl malen: ca. 5 Min.
Trösten: ca. 10 Min.
Tröstende Eltern: ca. 15 Min.

3. Durchführung und Instruktion

Der Therapeut kann die Übung alleine mit dem Kind durchführen oder auch modellhaft in Anwesenheit einer Bezugsperson. Die *Gefühlstrostsätze* werden mit den Eltern in einer Bezugspersonensitzung eingeübt.
Das Kind sitzt in einer »Besinnungshaltung« in einem bequemen Stuhl und beschäftigt sich zunächst mit allgemeinen, dann gezielt mit unangenehmen Gefühlen, um sich schließlich im Umgang mit unangenehmen Gefühlen zu üben. Zum Aufschreiben und Malen von Gefühlen werden Papier und Buntstifte benötigt. Die Übung kann auch auf verschiedene Sitzungen verteilt werden.

Wörtliche Instruktion

1. Gefühle sammeln
Bei dieser Übung kannst du lernen, dich mit deinen unangenehmen Gefühlen auseinander zu setzen, d. h. sie genauer zu erforschen, dich ihnen zu öffnen, anstatt dich zu verschließen oder vor diesen Gefühlen davonzulaufen.
Setze dich bitte auf den Stuhl, die Füße fest auf dem Boden, die Hände mit den Handinnenflächen auf den Oberschenkeln, die Augen geschlossen. Während du spüren kannst, wie fest du auf dem Stuhl sitzt und wie deine Hände den Stoff deiner Kleidung berühren, möchte ich dich nun bitten, deine momentanen Gefühle zu erforschen, d. h. festzustellen, wie du dich in diesem Augenblick, hier in diesem Raum fühlst. Vielleicht sind es Gefühle, die in diesem Raum gerade entstanden sind, vielleicht auch Gefühle, die du bereits von draußen mitgebracht hast (ca. 20 Sek. Pause). Lass dir alle Zeit, die du brauchst, um deine momentanen Gefühle zu erforschen. – – –
Wenn du einen oder mehrere Namen für deine Gefühle gefunden hast, dann komme langsam gedanklich, körperlich, gefühlsmäßig wieder zurück in diesen Raum, öffne deine Augen und strecke dich kräftig durch.
Bitte schreibe nun alle angenehmen und unangenehmen Gefühle auf diese beiden Blätter (oder unterstreiche auf der *Gefühlsliste von A bis Z* alle Gefühle, die bei dir jetzt im Augenblick vorhanden sind).

2. Erforschen und Zulassen unangenehmer Gefühle – Trösten
Bitte setze dich nun wieder aufrecht auf deinen Stuhl, mit beiden Füßen auf dem Boden, den Händen auf den Oberschenkeln und den Kopf bequem und locker auf dem Körper. Wir beschäftigen uns nun bewusst mit unangenehmen Gefühlen, die angenehmen Gefühle pflegen wir zu einem anderen Zeitpunkt auf ähnliche Art und Weise. Stelle dir jetzt ein bestimmtes unangenehmes Gefühl vor. Erforsche dein unangenehmes Gefühl. Suche die Stelle an deinem Körper, wo du dieses Gefühl besonders deutlich spürst – – – und lege dann, wenn du so weit bist, die rechte Hand auf diese Körperstelle. Nimm dir Zeit, dieses Gefühl genauer zu erforschen. – – – / – – –. Sage dir nun liebevolle, warme und tröstende Sätze wie:

- *Ich erlaube mir dieses unangenehme Gefühl.*
- *Ich möchte es kennen lernen und erforschen.*
- *Ich möchte es liebevoll behandeln und nicht bekämpfen.*
- *Dieses Gefühl ist ein Teil von mir.*
- *Ich gestatte mir dieses unangenehme Gefühl.*
- *Ich möchte dieses Gefühl als Freund behandeln und nicht als Feind.*
- *Ich möchte erfahren, was es mir mitteilen möchte.*

Lass nun dieses Gefühl sich ausbreiten, gib ihm Platz und Raum in deinem Körper – – – lass es größer werden – – – stelle dir vor, welche Farben und Formen du mit diesem Gefühl verbindest – – – lass es sich ausdehnen – – – sich entfernen und näher kommen – – – und vielleicht auch seine Farbe und Form verändern – – –, spüre dich immer weiter in die mögliche Veränderung des Gefühls hinein. – – – Jedes Gefühl dauert eine ganz bestimmte Zeit, wird größer und kleiner, intensiver und schwächer. Lass dein Gefühl nochmals größer – – – und auch wieder kleiner werden. – – – Bekämpfe es nicht und lass ihm immer mehr den Raum, den es gerade benötigt. – – – Achte auch darauf, wie sich das Zulassen dieses unangenehmen Gefühls auf die anderen Teile deines Körpers auswirkt. – – – / – – –
Beobachte genau, wie sich dein Gefühl verändert und jetzt anfühlt. Streichle mit deiner rechten Hand liebevoll über die Stelle deines Körpers, an der du dein unangenehmes Gefühl jetzt besonders deutlich spürst. Tröste dich selbst auf deine eigene Art und Weise wie eine tröstende Mutter, ein tröstender Vater oder Freund und sage dir Sätze wie … (Anmerkung: der Therapeut wählt nun weitere – passend für die individuelle Situation des Kindes – ca. fünf bis sieben tröstende Sätze aus; siehe auch Therapiematerial *Gefühlstrostsätze.*)

3. Gefühl malen
Wenn du in ein paar Sekunden wieder zurück in den Raum kommst, versuche, dein Gefühl in Farben und Formen auf das vor dir liegende Papier zu malen. Es muss kein besonders schönes, sondern nur ein besonders echtes Gefühlsbild werden.

4. Trösten
Bitte erzähle mir nun ein wenig über dein unangenehmes Gefühl und dein Gefühlsbild. (Anmerkung: danach werden die für das Kind

passenden tröstenden Sätze aufgeschrieben, mit denen es sich anschließend wieder mit geschlossenen Augen zur nochmaligen Einübung und Verankerung selbst tröstet. Der Therapeut spricht die Sätze zunächst in warmem, liebevollem und tröstendem Ton vor, und das Kind übt anschließend die Sätze selbst ein. Dies kann auch im *Rollenspiel mit Puppen* geschehen. Als Gedankengerüst kann der Therapeut nochmals folgende Formulierungen vorgeben oder vorlegen:

Unangenehme Gefühle:

- annehmen (nicht wegschieben)
- sich gestatten und erlauben (nicht verbieten)
- erforschen und kennen lernen (nicht vermeiden)
- als Freund behandeln (nicht als Feind)
- erfahren, was die Gefühle mir mitteilen wollen (nicht verleugnen)
- liebevoll behandeln (nicht bekämpfen)
- begrüßen (nicht wegdrängen)
- sich ausbreiten lassen (nicht unterdrücken)
- als Teil von sich selbst behandeln (nicht beschimpfen)
- streicheln usw.

5. Tröstende Eltern

Bitte wählen Sie aus den vor ihnen liegenden Gefühlstrostsätzen (s. u.) die für Sie und Ihr Kind passenden Sätze aus, ergänzen Sie dann diese mit Ihren eigenen tröstenden Sätzen und üben Sie diese bis zur nächsten Sitzung ein. Versuchen Sie auch, in entsprechenden Situationen, diese Sätze zu äußern und für Ihr Kind »tröstende Eltern« zu sein.

4. Mögliche Anschlussübungen

- Gefühlsbilder für Problem-Situationen als therapeutische Übungsaufgabe zwischen den Sitzungen
- Übung *Katastrophengedanken entkräften*
- Information *Umgang mit Gefühlen**
- Gefühle erraten (siehe Therapiematerialien *Katzengefühle** oder *Wie fühlst du dich**)
- Übung *Einfühlen* für Eltern (in: Görlitz, 2003b, Körper und Gefühl in der Psychotherapie – Aufbauübungen)

1.11 Therapiematerial: Gefühlstrostsätze

Manchmal sagen Erwachsene die falschen Sätze, wenn Kinder Trost brauchen, oder es ist gerade niemand da, der tröstet. In solchen Situationen ist es hilfreich, ein paar eigene tröstende Sätze im Kopf zu haben. Wähle dir (oder wählen Sie) mindestens fünf der folgenden Sätze oder Verhaltensweisen aus, die dir (oder Ihnen) besonders hilfreich erscheinen.

- Jedes Gefühl kommt und vergeht auch wieder, kein Gefühl dauert ewig.
- Es gibt keine schlechten oder guten Gefühle, da alle zur Natur des Menschen gehören, nur manche sind angenehmer als andere.
- Für jedes noch so quälende Gefühl gibt es irgendeine Lösung.
- Du hast ein Recht auf deine Gefühle.
- Kein anderer weiß besser, was du fühlst, als du selbst.
- Dein Gefühl ist angemessen, erlaube dir dein Gefühl, es gehört zu dir.
- Lass dir von keinem Außenstehenden sagen, was du fühlen sollst, denn du weißt es selbst am besten.
- Jedes Gefühl ist richtig in diesem Moment für diese Person.
- Wenn du unangenehme Gefühle hast, musst du nicht gleich etwas tun, um diese zu beseitigen, sie dürfen einfach da sein und werden auch wieder verschwinden.
- Auch wenn es unangenehm ist, du kannst dieses Gefühl aushalten.
- Versuche nicht, das Gefühl zu ›schlucken‹, lass es einfach raus.
- Sprich das Gefühl aus, damit es nicht im Untergrund zu brodeln beginnt.
- Dieses Gefühl ist nur eine Reaktion auf eine Situation oder ein Problem, es bedroht dich nicht.
- Je mehr du dir deine Gefühle erlaubst, desto besser wird es dir gelingen, mit ihnen umzugehen.
- Gefühle helfen, Lösungen zu finden.
- Suche dir eine oder zwei Personen deiner Umgebung aus, denen du deine Gefühle anvertrauen kannst.
- Lass dir die Zeit, die du brauchst, um deine Gefühle in Worte zu fassen, Weinen ist ebenso erlaubt wie Lachen, Tanzen, Luftsprünge machen, Aufstampfen, um Hilfe rufen usw.
- Wenn gerade niemand da ist, dann nimm dein Kuscheltier, dein Lieblingskopfkissen oder dein Tagebuch und erzähle ihnen von deinen Gefühlen.
- Über Gefühle zu sprechen, sie aufzuschreiben oder aufzumalen ist hilfreich.
- Gehe in die Angst hinein und tu, was du befürchtest, damit du stolz auf dich und deinen Mut sein kannst.

Görlitz, G. (2007). Psychotherapie für Kinder und Familien. Pfeiffer bei Klett-Cotta

1.12 **Übung:** Kräfte messen
(für Kinder ab 4 Jahren, Jugendliche, Eltern und Familien)

Eltern leiden manchmal darunter, dass sie sich von Kindern nicht respektiert oder gar tyrannisiert fühlen. Kinder leiden darunter, wenn Eltern nicht klar ihre Erziehungskompetenzen und Grenzen zeigen. Bei dieser Übung wird Abgrenzung v. a. körperlich eingeübt und verankert .

1. Ziele der Übung
- Baseline der Kräfteverhältnisse in der Familie
- Stärkung der Elternposition
- Förderung von Körperkontakt
- Förderung von Empathie
- Ebenenwechsel durch körperliches Ausagieren
- Mobilisierung von Energie, Fähigkeiten und Ressourcen

2. Dauer
ca. 15–25 Min.

3. Durchführung und Instruktion
Für diese körperorientierte Übung ist es ratsam, einen etwas größeren Raum (ca. 25 bis 30 qm) zu benutzen. Sie spielt sich am Boden und im Stehen ab. Das Kind und die Bezugsperson messen durch verschiedene körperliche Übungen ihre Kräfte. Die Übung kann im ersten Schritt – ohne Kriterien zu formulieren – in Form einer Verhaltensbeobachtung mit Videoanalyse durchgeführt werden. Im zweiten Schritt erhalten die Eltern dann individuelle Anweisungen, wie und wann sie ihre Kräfte deutlicher zeigen und wann sie diese zurücknehmen sollten. (Sehr junge und körperlich schwache Kinder erhalten immer einen individuell definierten Kräftevorsprung, z. B. durch unterschiedliche Gewichtung der Punktevergabe.)

Wörtliche Instruktion (für Elternteil und Kind)

Wir wollen heute ausprobieren, wer von euch beiden welche besonderen Kräfte hat und wer der Stärkere ist.
Bitte setzt euch zunächst auf den Boden, *Rücken an Rücken,* und

versucht euch – nur mit eurer Körperkraft, ganz ohne Worte – durch den Raum zu schieben.

- Wer ist geschickter?
- Wer ist stärker?
- Wer bestimmt?
- Wer ist einfühlsamer?
- Wer ist klüger?
- Wer kann mit seiner Kraft besser umgehen?
- Wer ist behutsamer?
- Wer zeigt, wo es lang geht? usw.

Die erste Runde haben wir gut geschafft. Nun kommt die 2. Runde. Legt euch beide auf den Rücken, stemmt eure *Fußsohlen* gegeneinander. Wem gelingt es, mit der eigenen Kraft mehrmals über die Mittellinie (Berührungspunkt der Fußsohlen) zu kommen? (weiter Fragen w. o.)
In der dritten Runde möchte ich euch bitten aufzustehen und euch ebenfalls nochmals *Rücken an Rücken* mehrmals durch den Raum zu schieben. Ebenfalls wieder ganz ohne Worte (Fragen wie oben).
Nun kommen wir zur vierten Runde. Stellt euch einander gegenüber, legt die *Handflächen* aufeinander und schiebt euch auf diese Art und Weise wieder mehrmals durch den Raum (Fragen wie oben).
In der letzten Runde *rennt* einer von euch beiden los, und der andere versucht ihn zu fangen (Fragen wie oben. Weitere Körperübungen sind möglich).
Habt ihr selbst noch eine Idee für eine Übung zum Kräftemessen?
Nun setzt euch bitte wieder und schreibt kurz auf, was dir/Ihnen bei diesen Übungen alles aufgefallen ist. Anschließend können wir uns alles nochmals auf dem Video ansehen und eure Fragen beantworten. (Anmerkung: der Therapeut achtet dabei in der Regel auf die Stärkung der Elternposition, jedoch gleichzeitig auch auf die Wertschätzung und richtige Zuordnung der Kräfte des Kindes.)

4. Mögliche Anschlussübungen

- In Anwesenheit mehrerer Familienmitglieder können jeweils zwei üben und die anderen beobachten und Rückmeldung geben.
- Parallelen zum Erziehungsverhalten (z. B. nachgeben, bestimmen usw.) sammeln

- Formulierung von Abgrenzungs-Aufgaben zwischen den Sitzungen
- Übung *Grenze wahren*[*]
- Übung *Familie in Tieren*[*]
- Übung *Mein Körper und Ich*[*]
- Übung *Atementspannung*
- Übung *Gefühlskreis*
- Übung *Kopfwiegen*
- Übung *Indianertrab*
- Übung *Abklatschen* (in Görlitz, 2006a, Körper und Gefühl in der Psychotherapie – Basisübungen)

1.13 **Übung:** Verstärken
(für Eltern und Kinder ab ca. 5 Jahren)

Verstärkerprogramme gehören zu einer der frühesten und auch der bewährtesten Methoden in der kindertherapeutischen Verhaltenstherapie (s. Hippler & Scholz, 1974; Scholz, 1977). Lerntheoretisch betrachtet dienen Verstärkerprogramme zum Aufbau erwünschter Verhaltensweisen. Sie können vielfach eingesetzt werden. Dies beginnt bei alltäglichen lebenspraktischen Verhaltensweisen, um notwendige zwischenmenschliche Regeln im familiären Alltag mühelos zu installieren. Verstärkerprogramme sind jedoch auch therapeutisch zum Aufbau bestimmter Kompetenzen (z. B. Angstbewältigung, soziale Kompetenzen, Konzentrationsverhalten usw.) sehr nützlich. Im Folgenden habe ich die Erklärung eines Verstärkerprogramms in eine Übung verpackt, um die Einführung des Programms in einer Familiensitzung zu erleichtern.

1. Ziele der Übung
- Aufbau erwünschter Verhaltensweisen
- Abbau pathologischer Verhaltensmuster
- Beziehungsverbesserung zwischen Eltern und Kindern
- Aufbau von konsequentem Erziehungsverhalten
- Blick auf das Positive

2. Dauer
ca. 30 Min.

3. Durchführung und Instruktion
Den Eltern wird zunächst durch folgende Anweisung der Sinn von Verstärkung in der Erziehung verdeutlicht und anschließend das Verstärkerprogramm erklärt. Die Eltern bereiten dann bis zur nächsten Sitzung den Entwurf eines individuellen Verstärkerprogramms vor. In einer zweiten Sitzung wird dann gemeinsam mit Kind und Eltern der endgültige Verstärkerplan festgelegt.

Wörtliche Instruktion

Kennen Sie das?
»Putz dir deine Zähne, mach das Licht aus,
räum deinen Schreibtisch auf, beginne mit den Hausaufgaben,
leere den Abfalleimer, geh endlich ins Bett,
leg die schmutzige Kleidung in den Wäschekorb,
komm pünktlich nach Hause, ärgere deinen Bruder nicht« usw.

Der Erziehungsalltag besteht häufig aus der permanenten Wiederholung von Aufforderungen, und die meisten Kinder wehren sich irgendwann gegen diese alltäglichen Notwendigkeiten und bezeichnen solche Aufforderungen als »Meckern«. Erzieher fühlen sich durch diese Alltagskämpfe manchmal überstrapaziert. Das Klima droht zu vergiften.
Die Beziehung zwischen Erziehungspersonen und Kindern wird häufig durch gereizte Wiederholungen von Forderungen, Wünschen und Erziehungszielen belastet. Die Einhaltung alltäglicher Regeln wird je nach persönlicher Verfassung des Erziehers manchmal freundlich, oft ärgerlich wiederholt, gefordert oder angemahnt. Positive Rückmeldung *(Verstärkung)* kommt hierbei leider oft zu kurz.
Auch Erziehung unterliegt – ebenso wie das Erlernen anderer Fertigkeiten (z. B. Erlernen eines Musikinstruments, einer Fremdsprache, einer Sportart) – dem Lerngesetz der regelmäßigen Übung und *positiven Verstärkung*. Regelmäßige Wiederholung von Alltagsregeln durch Erzieher bedeutet wichtiges soziales Lernen für die Kinder. Es ist ganz in Ordnung, wenn Sie z. B. Ihr Kind fast täglich über

mehrere Jahre hinweg auffordern müssen, seine Zähne zu putzen, den Schreibtisch aufzuräumen, mit den Hausaufgaben zu beginnen usw. und es dafür zu loben. Das ist Erziehung und kein Grund, ärgerlich zu werden. Vielleicht kennen Sie diese alte Weisheit, die schon vielen Eltern geholfen hat, das Prinzip von Erziehung besser zu verstehen und geduldiger zu werden:

Gesagt ist nicht gehört.
Gehört ist nicht verstanden.
Verstanden ist nicht einverstanden.
Einverstanden ist nicht behalten.
Behalten ist nicht angewandt.
Angewandt ist nicht beibehalten.

Erziehen heißt also einüben, wiederholen, trainieren, auffrischen und positiv verstärken. Lassen Sie uns zunächst verschiedene Formen von positiver Rückmeldung einüben (Therapiematerialien: *Die richtige Zuwendung* und *Richtig loben*).
Zur müheloseren Einhaltung von wichtigen Regeln im Erzieheralltag oder therapeutischer Übungsaufgaben mit Kindern kann die Durchführung eines *Verstärkerprogramms* hilfreich sein.
Folgende Regeln gelten für die Aufstellung eines Verstärkerprogramms:
- Das Verhalten muss genau beschrieben werden.
- Es muss positiv formuliert werden.
- Es sollte möglichst ein genauer Zeitpunkt oder eine genaue Zeiteinheit angegeben werden.
- Es muss über längere Zeit konsequent durchgeführt werden und
- sollte nach Ablauf von sechs Wochen etwas verändert und neu bewertet werden.

Bei mehreren Kindern ist es sinnvoll, gleichzeitig auch für die Geschwister jeweils einen Verstärkerplan zu erstellen, um Gleichbehandlung zu gewährleisten und möglicher Rivalität oder Eifersucht vorzubeugen. Zur Veranschaulichung hier ein Beispiel:

Beispiel: Verstärkerplan mit Wunschliste

	Mo	Di	Mi	Do	Fr	Sa	So
1. Mittags Tisch abräumen	x						
2. 14.30 Uhr Hausaufgabenbeginn	x						
3. Schultasche am Abend einräumen	x						
Gesamtzahl: x	3x						

Eintauschbar für:
Eis 5 x / 1/2 Std. Vorlesen 8 x / Zoobesuch 10 x / T-Shirt 20 x / 2 Std. Monopoly 24 x / CD 25 x / Freizeitpark 30 x / usw.

4. Mögliche Anschlussübungen
- Übung *Blick auf das Positive*
- Übung *Familienkonferenz*
- Übung *Was ich alles kann** usw.

1.14 Information: Verstärkerprogramm

1. Der Erzieher setzt sich mit dem Kind zu einer *Kritikrunde* zusammen. Gemeinsam werden die alltäglich notwendigen Regeln festgehalten, wie z. B. regelmäßiger Beginn der Hausaufgaben um 14.30 Uhr, regelmäßiges Zubettgehen um 20 Uhr usw. Um vom Kind mehr darüber zu erfahren, welche Regeln notwendig sind bzw. welche Regeln es bereit ist einzuhalten, können folgende hilfreiche Fragen gestellt werden:
   - »Worüber meckere ich in der letzten Zeit am häufigsten?«
   - »Was glaubst du, wie wir uns das Zusammenleben erleichtern könnten?«
   - »Was müsste jeder von uns dazu beitragen?«
   - »Was stört dich zur Zeit an mir ganz besonders?«
   - »Was würde dir selbst den Alltag erleichtern?«

   Bitte achten Sie darauf, das erwünschte Verhalten *positiv und konkret* zu beschreiben (z. B. 14.30 Uhr mit den Hausaufgaben beginnen), statt das unerwünschte negativ auszuschließen (nicht beim Beginn der Hausaufgaben trödeln).

2. Anschließend wird das Kind nach seinen Wünschen gefragt, die dann als so genannte »Verstärker« in das Verstärkerprogramm aufgenommen werden. Folgende Fragebeispiele erleichtern das Erkennen möglicher Verstärker bei Kindern:
   - »Nenne mir drei ganz besondere Tätigkeiten, die du gerne, aber vielleicht zu selten mit mir machst.«
   - »Wenn du in ein Geschäft gehen und einen bestimmten Betrag zwischen 1 und 15 Euro ausgeben könntest, was würdest du kaufen?«
   - »Wenn eine Fee käme und dir sagen würde, dass du drei Wünsche offen hast, was würdest du dir wünschen?«

   Wichtig hierbei ist, dass es sich nicht um alltägliche Wünsche handelt, die ohnehin erfüllt werden, sondern um Außergewöhnliches, auf das sich das Kind in besonderem Maße freuen kann und dadurch auch besonders motiviert wird, die genannten Regeln einzuhalten. Benutzen Sie hierfür die folgende *Verstärkerliste* und das *Freizeitrad*.

3. Es wird nun im nächsten Schritt ein DIN A4 oder DIN A3 großer *Verstärkerplan* aufgezeichnet, der drei bis maximal fünf der gewünschten Erziehungsziele, Regeln oder therapeutischen Übungsaufgaben beinhaltet. Dann wird jeder einzelne Punkt mit der entsprechenden Anzahl von Belohnungskreuzen gemeinsam mit dem Kind bewertet. Die *persönliche Wunsch- oder Verstärkerliste* wird auf dem unteren Teil des Plans vermerkt. Diese soll sowohl materielle als auch soziale Verstärker beinhalten. Fünf bis maximal zehn Verstärker werden ausgesucht und ebenfalls mit der entsprechend notwendigen Anzahl von Belohnungskreuzen bewertet. Am oberen Rand werden die Tage mit dem jeweiligen Datum eingetragen.

4. Der Verstärkerplan wird zunächst über ca. sechs Wochen sichtbar aufgehängt, und das *Kind übernimmt die Verantwortung*, seine Kreuze selbst einzutragen. Der Erzieher bespricht lediglich am

Abend die Einhaltung der vorgesehenen Regeln und lobt das Kind regelmäßig, auch für sein Bemühen. Das Kind kann selbst entscheiden, ob es seine Kreuze täglich eintauschen oder sie für einen größeren Wunsch zusammensparen möchte. Die bereits eingetauschten Kreuze und Verstärker werden jeweils von der Liste gestrichen.

5. *Nach ca. sechs Wochen* wird wieder eine Kritikrunde einberufen und der Verstärkerplan neu besprochen. Einzelne erwünschte Verhaltensweisen haben sich in diesem Zeitraum oft schon stabilisiert, sodass das Kind sie auch unabhängig von Belohnung und Eintragen von Kreuzen befolgen kann, andere können sich als zu schwierig, undurchführbar, zu gering bewertet oder überflüssig erweisen. Es wird nun für einen gleichen Zeitraum ein neuer Verstärkerplan erstellt (und das Erreichen der Verstärker etwas erschwert), den nunmehr das Kind in Selbstverantwortung aufzeichnet, ebenso eine neue Wunschliste.

Das Verstärkerprogramm kann auch in Form eines *Gruppenverstärkerprogramms*, z. B. im *Kindergarten* oder in der *Schule*, durchgeführt werden. Dies fördert auch das Sozialverhalten und den Zusammenhalt in der Gruppe. Für bestimmte Verhaltensweisen, welche die gesamte Gruppe betreffen (pünktlich zum Unterrichtsbeginn im Klassenzimmer, beim Essen sitzen bleiben usw.), erhält die gesamte Gruppe dann ein Kreuz, wenn sich alle Beteiligten an die vereinbarte Regel gehalten haben. Die Erfahrung zeigt, dass Kinder in solchen Fällen auch untereinander dafür sorgen, dass sich möglichst alle daran halten. Dies bedeutet für Erzieher insofern eine Erleichterung, als ein Teil der Verantwortung von den Kindern selbst übernommen wird. Als Verstärker sollten in der Gruppe überwiegend *soziale Verstärker* aufgenommen werden wie z. B. außergewöhnliche Spiele, gemeinsame Aktionen oder auch Erleichterungen wie Erlassen von Hausaufgaben für die Schule.
Diese relativ einfache Möglichkeit, die täglichen Nörgel-Anlässe einzuschränken, hat schon vielen Kindern und Eltern geholfen, ihre Beziehung zu verbessern. Gleichzeitig erscheint es mir wichtig, darauf hinzuweisen, dass ein Verstärkerprogramm nicht verwechselt werden darf mit Erpressungsversuchen in der Erziehung nach dem

Muster: »Wenn du lieb bist, bekommst du auch etwas von mir«, oder dem Erzeugen einer Konsumhaltung auf Seiten des Kindes: »Ich tue nur dann, was du willst, wenn ich auch etwas dafür bekommen.« Der wesentliche Unterschied besteht darin, dass das geschilderte Verstärkerprogramm lediglich über einen begrenzten Zeitraum durchgeführt wird, um die tägliche Einübung notwendigen Sozialverhaltens zu erleichtern. Sobald sich das Verhalten stabilisiert hat, sollte das Kind hierfür zwar noch gelegentlich gelobt werden, jedoch keine direkten Belohnungen mehr erhalten. Erzieher müssen auch darauf achten, dass in ein Verstärkerprogramm lediglich notwendige Alltagsregeln aufgenommen werden und nicht unrealistische Erzieherwünsche.

Therapeutische Verstärkerprogramme werden eingesetzt, um genaue Handlungsanweisungen für erwünschte Verhaltensweisen zu formulieren und diese systematisch zu verstärken, wie z. B. Formulierung von Kriterien zur

- Angstbewältigung (z. B. Angstkonfrontationsübung gemacht),
- Aufbau von konzentriertem Hausaufgabenverhalten (z. B. 20 Min. konzentriert gearbeitet)
- Soziales Kompetenztraining (z. B. Lob geäußert).

Ideelle Belohnungen im Bereich Zuwendung, Spiel, gemeinsame Aktivitäten sind gegenüber materiellen Verstärkern zu bevorzugen. (Quelle: Görlitz, 1993)

Verstärkerliste

Im Folgenden sind verschiedene Verstärker und Aktivitäten aufgelistet, die Kindern unterschiedlichen Alters Freude bereiten können. Bitte schätze ein, wie viel Freude die Erfüllung dieser möglichen Wünsche dir bereiten würde – jeweils von 0 (keine) bis 10 (sehr große) – und ob deine Eltern einverstanden wären

Verstärker Aktivitäten	Wie angenehm alleine: 0–10	Wie angenehm mit Mutter/Vater: 0–10	Einverständnis der Eltern: ja/nein
Ausflug machen Bonbons kaufen Buch-Wunsch erfüllen			
CD einkaufen Comic-Heft Computerspiel Computerzubehör DVD			
Einkaufsbummel Freizeitpark besuchen Freund/in einladen Gummibärchen kaufen Hamster aussuchen			
Kabarett-Besuch Karten spielen Kassetten hören Katze aussuchen Kino besuchen Konzertbesuch Kreuzworträtselheft kaufen			
Monopoly Musical-Besuch Musikinstrument spielen Picnic machen			
Radtour machen Schokolade kaufen Spiel mit den Eltern Theaterbesuch Tischtennis			
Video ansehen Wellensittich kaufen Zoo-Besuch			
Eigene Wünsche			

Weitere Verstärkerlisten siehe LEV-K (Petermann, 1997)

1.15 Therapiematerial: Das Freizeitrad

Es ist wichtig, dass ihr – du und deine Familie – darauf achtet, dass es genügend abwechslungsreiche Freizeit gibt, die es dir und euch ermöglicht zu entspannen, kreativ und sportlich zu sein, Talente zu pflegen usw. Durch das Freizeitrad kannst du feststellen, ob die Freizeit abwechslungsreich genug ist und welche zusätzlichen Aktivitäten dich und deine Familie bereichern würden. Jedes Teilstück dieses Rades enthält einen Freizeitbereich. Eines der Felder kannst du grundsätzlich mit Nichtstun oder Langeweile belegen, damit du die Freizeit nicht vollständig verplanen musst. Denn Freizeit soll und darf nicht in Stress ausarten. Plane am Anfang der Woche die Felder deines Freizeitrades und trage dann täglich ein, wie du deine Freizeit verbracht hast. Hier ein Beispiel:

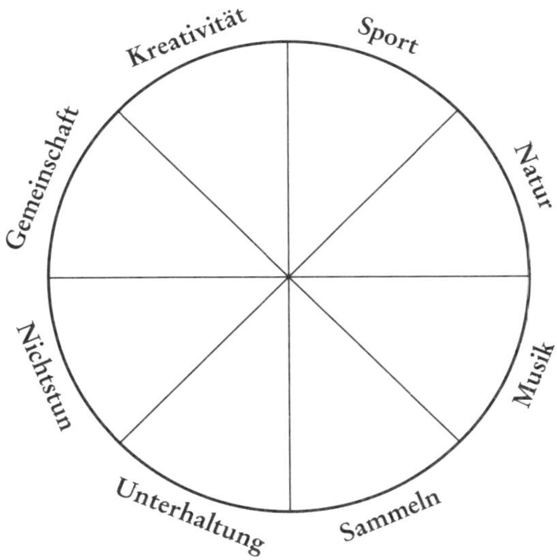

(Modifiziert nach Endres, 2003)

Nun kannst du auch deine Eltern bitten, ihr eigenes Freizeitrad zu zeichnen, um zu sehen, in welchen Bereichen es bereits Gemeinsamkeiten gibt und welche weiteren Gemeinsamkeiten du dir wünschst.

2. Übungen für die Gruppentherapie

2.1 **Übung:** Die Vorsichtigen und die Mutigen

(Gruppenübung für Kinder ab ca. 7 J. und für Eltern-Kind-Gruppen)

1. Ziele der Übung
- Aufbau von Sozialer Wahrnehmung und Verantwortung
- Aufbau von sozialer Kompetenz
- Abbau sozialer Ängste und Defizite
- Kontaktförderung

2. Dauer
Geschichte ca. 10 Min.
Rollenspiel ca. 20 Min.

3. Durchführung und Instruktion
In einer Kindergruppe wird die unten folgende Geschichte vorgelesen. Die Kinder werden anschließend in zwei Gruppen eingeteilt. Die Gruppe der *Vorsichtigen* übt soziale Wahrnehmung, und die Gruppe der *Mutigen* übt sich in sozialer Kompetenz. Anschließend spielen beide Gruppen – in ihren jeweiligen Rollen – verschiedene lösungsorientierte Rollenspiele zu relevanten Alltagsthemen, die zur Demonstration für Eltern auf Video aufgenommen werden.

Wörtliche Instruktion

Es waren einmal acht kluge Kinder – mutige und vorsichtige –, die zusammenkamen, um Freundschaften zu schließen, Rollenspiele zu machen und voneinander zu lernen. Sie spielten und lachten miteinander und schlüpften in verschiedene Rollen.
Die Mutigen halfen den Vorsichtigen, ein wenig *sicherer und mutiger* zu werden, und die Vorsichtigen halfen den Mutigen, ein wenig *ruhiger und vorsichtiger* zu sein, und deshalb tauschten sie – wie im Theater – ihre Rollen, um voneinander zu lernen.

Jede Rollenspielgruppe hatte ihr eigenes Motto. Das Motto der neuen *Mutgruppe* lautete (jeweils laut wiederholen lassen):

Probier's mit Mut – dann geht alles gut!

Das Motto der neuen *Vorsichtigengruppe* lautete:

Vorsichtig sein, das sag ich mir,
schadet weder mir noch dir!

Beide Gruppen hatten ihre Stärken und noch viele andere hilfreichen Sätze im Kopf. Überlegt euch nun, wessen Stärken eher darin liegen, vorsichtig zu sein und wer eher zur Gruppe der Mutigen gehört! Die Sätze der Ruhigen und *Vorsichtigen* lauteten (jeweils nachsprechen lassen):

- Ich kann gut zuhören.
- Ich überlege, bevor ich spreche.
- Ich nehme Rücksicht auf andere.
- Ich warte ab, bis andere ausgeredet haben.
- Ich passe auf, dass jeder zu Wort kommt usw.

Die Sätze der Sicheren und *Mutigen* lauteten:

- Ich traue mir etwas zu.
- Ich spreche laut und deutlich.
- Ich gehe aufrecht.
- Ich lächle und schaue beim Reden den anderen an.
- Ich traue mich zu fragen, ob ich mitspielen darf usw.

Die Mutigen und die Vorsichtigen wollten in ihren neuen Rollen gerne einen Videofilm drehen, um Spaß miteinander zu haben, um sich selbst als Schauspieler zu erleben, um ihren Eltern zu zeigen, was sie alles können, und um vielleicht auch anderen Kindern zu zeigen, wie sie mit einer guten Mischung aus Vorsicht und Mut noch besser durchs Leben kommen können. Nun dachten sie sich kleine alltägliche und auch lustige Szenen aus (Umgang mit Freunden, in der Familie, in der Schule, beim Sport und in anderen Situationen

des Lebens) und studierten diese – so wie die großen Schauspieler am Theater – ein. Die besten Szenen wurden gefilmt.
Als das gemeinsame Videoprojekt zu Ende war, hatten sie viel voneinander gelernt:

- Jeder fühlte sich ein wenig ruhiger und sicherer.
- Jeder ließ auch die anderen zu Wort kommen.
- Keiner machte sich mehr durch lautes »Reinplatzen« in ein Gespräch unbeliebt.
- Jeder sprach so laut und deutlich, dass ihn alle verstehen konnten – aber nicht zu laut.
- Keiner ging mehr scheu und gebückt, denn alle konnten nun aufrechter und sicherer gehen
- und sie unterstützten sich gegenseitig, diese Ziele zu erreichen.

Ihre Eltern waren von dem Videofilm und davon, was alles in ihren Kindern steckt, begeistert. Jede Familie wollte unbedingt eine Kopie des Films mit nach Hause nehmen.

Ihr könnt euch jetzt nochmals genau überlegen, zu welcher Gruppe ihr gehört. Die von Natur aus Mutigen dürfen heute die Rolle der Vorsichtigen spielen, und umgekehrt, die eher Vorsichtigen dürfen heute in die Gruppe der Mutigen gehen. Wenn wir uns gemeinsam entschieden haben, wer nun welche Rolle übernimmt, wiederholt jede Gruppe nochmals laut gemeinsam die (mutigen oder vorsichtigen) Sätze.
Nun habt ihr 5 Minuten Zeit, eure Sätze auswendig zu lernen, damit ihr wisst, wie ihr euch in den anschließenden Rollenspielen verhalten müsst. Wir werden dann verschiedene Rollenspiele, zunächst zum Thema *kennen lernen* (Schule, Kindergeburtstag usw.), spielen. Ich unterstütze euch dabei, an eure Rolle als Vorsichtige oder Mutige zu denken. Das nächste Mal wechselt ihr dann in die jeweils andere Gruppe.

Mögliche Anschlussübungen

- *Tipps um Freunde zu gewinnen**
- Übung *Freundlichkeitsgesten*
- *Selbstsicherheitsübungen**
- Übung *Das starke Ich**
- Rollenspiele mit Eltern

2.2 **Übung:** Neu in der Klasse

(Gruppenübung für Kinder ab ca. 7 Jahren und Eltern-Kind-Gruppen)

1. Ziele der Übung

- Aufbau von Selbsthilfestrategien in Außenseitersituationen
- Förderung des emotionalen Ausdrucks
- Aufbau von Kontaktverhalten
- Unterstützung des Überspringens einer Klasse für Hochbegabte

2. Dauer

Geschichte ca. 15 Min.
Theaterstück ca. 20 Min.

3. Durchführung

Der Leiter liest eine Geschichte mit Selbstinstruktionssätzen vor und lässt die Kinder diese Sätze wiederholen. Anschließend wird die Situation »Neu in der Klasse« im Rollenspiel mit Hilfe der Selbstinstruktionssätze und der Tipps, die auf Kärtchen geschrieben werden, durchgespielt. Zur Veranschaulichung dient die abgebildete Illustration. In Eltern-Kind-Gruppen kann den Eltern zum Abschluss das Theaterstück vorgeführt werden.

Wörtliche Instruktion

Bitte setzt euch nun bequem hin – mit offenen oder geschlossenen Augen, wie ihr wollt – und hört euch in Ruhe die folgende Geschichte an. Ab und zu werde ich euch bitten, einige Sätze laut zu wiederholen. Anschließend werden wir dann diese Geschichte im Rollenspiel durchspielen.

Geschichte für Klassenneulinge und Überspringer und alle, die »dazugehören« wollen

Es war einmal ein kleines Mädchen, das kam neu in eine Schulklasse, und als es das Klassenzimmer betrat, fühlte es sich von allen angestarrt. Es dachte: »Ich würde mich am liebsten verstecken. Alle starren mich an. Lacht der mich aus? Denkt die mit den Zöpfen, dass ich schüchtern bin? Ich würde am liebsten im Boden versinken!«

Ein kleiner Junge, der ebenfalls neu in der Klasse war – er hatte eine Klasse übersprungen –, fühlte sich etwas stärker und sicherer als das Mädchen, denn er hatte seinen »Helfer im Kopf«. Er sagte sich immer zwei hilfreiche Merksätze:

Sei stark und kein Tor Bereite dich vor	Nimm ihn am Schopf deinen Helfer im Kopf

Probiert mal, diese Sätze laut auszusprechen! – – – Als der Junge das Mädchen so schüchtern dastehen sah, sagte er auch zu ihm diese Sätze, und er erzählte ihm von seinem Helfer im Kopf und seinen hilfreichen Gedanken: »Wenn du dich hier in der Klasse wohler fühlen willst, dann habe ich ein paar Tipps für dich:

- *Sei hilfsbereit und hilf deinen Mitschülern in den Fächern, die dir leicht fallen. Dann kannst du dich dazugehöriger fühlen.«*

Das Mädchen sagte: »Das werde ich versuchen, aber was kann ich sonst noch tun?« Der Junge antwortete:

- *Mach möglichst viel Sport, auch außerhalb der Schule, denn wer sportlich ist, bewegt sich lässiger und wird eher anerkannt. Dann wirst du dich sicherer fühlen.*

Das Mädchen erwiderte: »Na gut, das kann ich ja probieren, und wie soll ich mich in der Schule verhalten?« Der Junge sagte:

- *Übernimm ein Amt in der Schule (z.B. Klassensprecher) oder beteilige dich an verschiedenen Schulgruppen (z.B. Schauspielgruppe). Darüber freuen sich auch die Lehrer. Das kann selbstbewusste Gefühle machen.*

Das Mädchen fragte: »Und was kann ich am Nachmittag und in meiner freien Zeit tun?« Der Junge prüfte sie: »Weißt du noch die Helfersätze?« (laut wiederholen lassen), und er erwiderte:

- *Telefoniere häufig am Nachmittag mit verschiedenen Klassenkameraden, um in Kontakt zu bleiben. Das kann dir ausgeglichene Gefühle verschaffen.*
- *Mach häufiger mal ein Fest (Sommer-, Herbst-, Geburtstagsfest, Spiele-, Bastel- oder Ausflugsnachmittage), zu dem du Klassenkameraden einlädst. Das bringt neue Kontaktmöglichkeiten und Freude.*
- *Bitte deine Eltern, Kontakte mit Eltern anderer Kinder zu knüpfen und diese auch mal zu euch nach Hause einzuladen. Mit Hilfe deiner Eltern wirst du dich in dieser Situation beschützt fühlen können.*

Aber das Mädchen hatte noch viele andere Fragen: »Ich lerne so gerne und es macht mir viel mehr Spaß als den meisten Schülern, soll ich das zeigen?« Der Junge antwortete:

- *Steh selbstbewusst dazu, dass dir das Lernen Spaß macht. Zeige ruhig, dass Lernen und Arbeiten für die Schule für dich ebenso ein Hobby ist wie für andere vielleicht das Briefmarkensammeln. Das macht dich selbstsicher.*

Das Mädchen wandte ein: »Und wenn sich jemand über mich lustig macht?« Der Junge hatte schon wieder eine Lösungsidee:

- *Lege dir, vielleicht mit Hilfe deiner Eltern, Antworten zurecht, falls du gehänselt wirst, und ziehe dich nicht beleidigt zurück. Du wirst dich durch diese Vorbereitung befreiter fühlen können.*

Das Mädchen wagte noch eine weitere Frage: »Wie kann ich denn in der neuen Klasse Freunde finden?« – »Zunächst brauchst du natürlich deine Helfersätze, weißt du sie noch?« (wiederholen lassen)

- *Sieh dich genau in der Klasse um, wer zu dir passt und wer irgendetwas mit dir gemeinsam hat (es genügen bereits einige wenige Gemeinsamkeiten); oder wer ebenso wie du auf der Suche nach Anschluss oder einem Freund ist oder vielleicht in der Pause alleine steht. Das macht dir Mut.*

Und nun nahm auch der Junge allen Mut zusammen und sagte zu dem Mädchen: »Schau mich an, ich bin auch neu hier und habe noch keinen Freund, vielleicht verstehen wir beide uns ja weiterhin so gut und können mal miteinander telefonieren und uns vielleicht auch treffen.«
Das Mädchen freute sich sehr über diesen Vorschlag. Es schlug sofort einen festen Termin vor: »Wie wäre es mit morgen um 15 Uhr nach den Hausaufgaben bei mir zu Hause?« Damit war der Junge sehr einverstanden. Er versprach, sein neues Spiel mitzubringen.
Zum Schluss wollte das Mädchen unbedingt noch wissen: »Und wie mache ich es als Neue in der Klasse am besten mit den Lehrern?«
Auch hierfür hatte der Junge, ihr Helfer, einige gute Ratschläge:

- *Arbeite im Unterricht regelmäßig mit und erledige deine Hausaufgaben. Das freut den Lehrer und beruhigt dich.*
- *Versuche dich auch in die Lehrer einzufühlen. Sei diplomatisch im Umgang mit deinen Lehrern, sag deine Meinung, aber beharre nicht darauf und diskutiere nicht endlos. Dann kannst du dich vom Lehrer eher angenommen fühlen.*
- *Wenn du mal einen Fehler gemacht hast, dann gib ihn zu und entschuldige dich auch einmal bei Lehrern oder Klassenkameraden. Das macht dich beliebter.*
- *Falls du dich mit Lästern und Hänseln herumschlagen musst, dann habe ich noch ein paar Zusatztipps für dich* (siehe Tipps Band 1).

Nun war das Mädchen gut vorbereitet und wusste eine ganze Reihe von Antworten und Lösungen auf ihre Fragen – und schon fühlte sie sich etwas *stärker* und *selbstbewusster* –, und sie bedankte sich ganz herzlich bei ihrem Helfer und freute sich schon sehr auf das morgige Treffen. Sie dachte: »Irgendwie ist das ja *ganz normal, schüchtern zu sein*, wenn man neu in eine Klasse kommt. *Jeder ist mal schüchtern, das ist ganz natürlich*, aber mit einem *Helfer im Kopf* kann man das einfach besser verkraften.« Halt, sie musste sich unbedingt nochmals nach den Helfersätzen erkundigen – wer von euch kann sie ihr sagen?
Und nun machen wir gemeinsam aus dieser Geschichte ein kleines *Theaterstück*. Zwei von euch spielen das Mädchen und den Jungen, die anderen sind die Helfer und schreiben sich jeweils zwei Hel-

fersätze auf ein Kärtchen. Außerdem benötigen wir noch zwei Regisseure. Das Theaterstück können wir dann euren Eltern zeigen.

4. Mögliche Anschlussübungen

- Veränderung des Inhalts für andere »Ersterfahrungen« (z. B.: Neu im Verein; Neu in einer Gruppe; Neu in der Siedlung)
- Sammeln von positiven Erfahrungen und Ängsten zum Thema
- Rollenspiele mit Eltern
- Therapiematerial *Freizeitrad*
- Übung *Freundlichkeitsgesten*
- Tipps *um Freunde zu gewinnen**
- Therapiematerial *Umgang mit Lästern und Hänseln**
- Übung *Mein innerer Helfer**
- Übung *Mut tut gut**

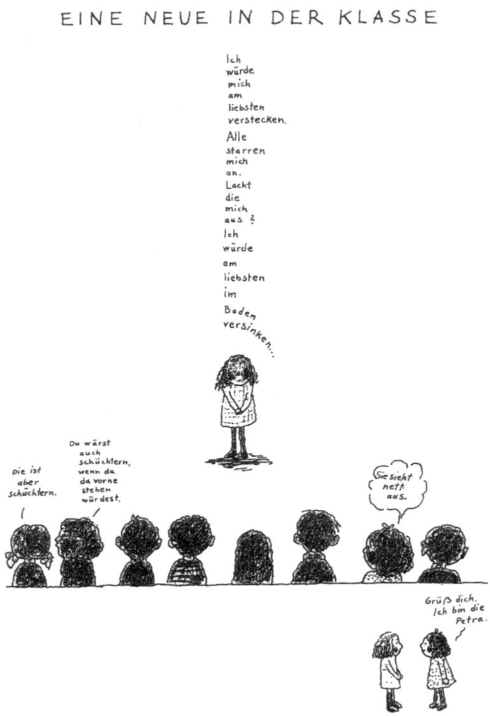
EINE NEUE IN DER KLASSE
Ich würde mich am liebsten verstecken. Alle starren mich an. Lacht die mich aus? Ich würde am liebsten im Boden versinken...
Die ist aber schüchtern.
Du wärst auch schüchtern, wenn du da vorne stehen würdest.
Sie sieht nett aus.
Grüß dich. Ich bin die Petra.

Aus: Aliki Brandenburg: Gefühle sind wie Farben. Beltz Verlag, Weinheim.

V. Informationen für Therapeuten

1. Hochbegabte und ihre Eltern in der Psychotherapie

Hinter manchem »schwierigen Kind«, das mit Leistungsverweigerung, Prüfungsängsten oder Verhaltensauffälligkeiten in Psychotherapie kommt, verbirgt sich vielleicht auch eine nicht erkannte Hochbegabung.

Etwa 3% der Kinder und Jugendlichen sind hochbegabt. Das bedeutet, dass uns auch in der Psychotherapie immer wieder Hochbegabte begegnen. Diese Kinder und Eltern fordern uns in einem ganz besonderen Maße. Da die speziellen Probleme hochbegabter Patienten in unserer Ausbildung bisher leider immer noch zu kurz kommen, möchte ich Sie in diesem Kapitel für die Fähigkeiten und möglichen Probleme Hochbegabter sensibilisieren.

Mit hochbegabten Kindern und deren Eltern zu arbeiten, kann sehr viel Freude machen. Wenn wir ihnen liebevoll und wertschätzend begegnen, sind diese Therapiesitzungen auch für uns eine Bereicherung. Hochbegabte durchleuchten oft Probleme (und auch psychotherapeutische Methoden) von allen Seiten, können schneller denken und wahrnehmen und stellen sehr differenzierte Fragen. Sie überprüfen oft sehr kritisch die therapeutische Beziehungsgestaltung und ob wir sie auch (wie so manche Erwachsene) als altklug oder besserwisserisch abqualifizieren, mit ihrem Intellekt rivalisieren oder sie wertschätzen. Oft befinden sich diese Kinder in einer gesellschaftlichen Außenseiterposition. Wir können ihnen helfen, mit dieser leben zu lernen, die damit zusammenhängenden überdurchschnittlichen Fähigkeiten und Energien positiv zu nutzen und ihre emotionalen und sozialen Fähigkeiten zu schulen, damit sie ihren »Platz in dieser Gesellschaft« finden können.

Name	***schulische/berufliche Situation***	***Störung***	***Ursachen***
Die Charmante 6 Jahre IQ 136	1. Klasse verweigert »langweilige« Hausaufgaben	Lügen, Verhaltensauffälligkeiten, v. a. Hyperaktivität	Inkonsequentes Erziehungsverhalten; Mangel an Zuwendung und Förderung
Der Liebenswerte 9 Jahre IQ 132	5. Klasse Gymnasium, 2. Klasse in der Grundschule übersprungen, sehr gute Schulleistungen	Störung des Sozialverhaltens, aufsässiges Verhalten, v. a. Hyperaktivität	Zeit- und Zuwendungsmangel der Eltern, hektisches Familienleben, Dauerkritik der Lehrer
Der Differenzierte 13 Jahre IQ 138	1. Klasse Grundschule wiederholt, 5. Klasse Hauptschule wiederholt	antisoziales Verhalten, Drogenkontakt	Massive familiäre Streitigkeiten, Fördermangel, Zuwendungsmangel
Der Höfliche 15 Jahre IQ 135	1. Klasse Grundschule übersprungen, 10. Klasse Gymnasium versetzungsgefährdet	massive Prüfungsängste, soziale Ängste	Gewaltsame Ausgrenzungserlebnisse und öffentliche Bloßstellung
Die Lebendige 17 Jahre IQ 135	10. Klasse Gymnasium, eine Klasse wiederholt	Magersucht, Depression	Abwertungen, mangelnde Akzeptanz, Ablehnung von Gefühlsäußerungen
Der Leistungsbetonte 18 Jahre IQ 128	K12 Notendurchschnitt 1,3	Soziale Ängste Selbstüberforderung Hohes Erregungsniveau	Überforderung seit früher Kindheit, Wutausbrüche des Vaters bei Nichterfüllung von Leistungsanforderungen

Die Überfliegerin 19 Jahre IQ 145	schlechter Realschulabschluss, derzeit Lehre	Leistungsverweigerung, Trotzverhalten, Passivität	Mangelnde Akzeptanz, Abwertung, permanente Kritik durch Lehrer
Die Brave 20 Jahre IQ 130	Abitur 3,0	Massive soziale Ängste, Überanpassung	Fehlende soziale Kompetenzen in der Familie, bestrafendes, autoritäres Erziehungsverhalten

Eine überdurchschnittliche Begabung ist primär ein unschätzbares Talent. Die meisten dieser Kinder entwickeln sich gesund und unauffällig (vgl. Terman, Studie »genetic studies of genius«, 1959). Eine Minderheit zeigt jedoch Entwicklungs- und Verhaltensprobleme, die teilweise auch aufgrund von Problemen der sozialen Umgebung mit der besonderen Begabung entstehen können. Zum Teil spielen bei der Problementwicklung jedoch auch ähnliche Faktoren wie bei allen anderen Kindern eine Rolle.
Die Bedürfnisse Hochbegabter sind prinzipiell die gleichen wie die anderer Kinder. Es kommt zu den gleichen Entwicklungsschritten, häufig jedoch zu einem früheren Zeitpunkt. Man spricht dann auch von einer sog. *»asynchronen Entwicklung«* im kognitiven, emotionalen und motorischen Bereich. Da bei manchen dieser Kinder ihr Denken so viel weiter entwickelt ist als die Feinmotorik, können sie z. B. eine Geschichte, die sie sich ausdenken, nicht niederschreiben, was zu starken Enttäuschungen führen kann, da die selbst gesteckten Ziele nicht erreicht werden. (Stapf, 2003, S. 90–92) Diese inneren Spannungen können manche Kinder aufgrund mangelnder oder unreifer emotionaler und sozialer Kompetenzen noch nicht adäquat bewältigen. »Wenn z. B. ein fünfjähriges Kind ein Pferd durch die Augen eines achtjährigen Kindes wahrnimmt, dann aber diese Wahrnehmung nicht psychomotorisch in einer Zeichnung umsetzen kann. Diese Diskrepanz frustriert das Kind sehr, und da es ihm fortgesetzt misslingt, zu produzieren, was es sich vorstellt, gibt es die Sache vielleicht ganz auf.« (Webb, 1998, S. 26) Das Kind zeigt dann für die Umgebung oft unverständliche Reaktionen wie Wutausbrüche, re-

signierten Rückzug oder Fragen nach dem Lebenssinn. Die asynchrone Entwicklung birgt auch die Gefahr in sich, dass die Umgebung falsche Verallgemeinerungen von der intellektuellen auf die soziale und emotionale Reife vornimmt; z. B.: »du bist doch sonst so klug, warum benimmst du dich dann nicht vernünftiger?« (s. BMBF, 2003, S. 10) Durch diese und andere charakteristischen Merkmale hochbegabter Kinder können – müssen aber nicht – bei ungünstigen Erziehungs- und Umgebungsbedingungen verschiedene Probleme entstehen.

Webb (1993b) hat dies tabellarisch zusammengestellt. Seine Beobachtungen Hochbegabter ergaben, dass verschiedene Eigenschaften und Fähigkeiten selten für sich alleine problematisch sind, jedoch in Kombination zu folgenden Problemen führen können:

- *Ungleichmäßige Entwicklung:* Die Feinmotorik hinkt häufig hinter den kognitiven Fähigkeiten her, was zu Frustrationen und emotionalen Ausbrüchen führen kann.
- *Beziehungen zu Peers:* Besonders Höchstbegabte rufen manchmal Ablehnung bei Gleichaltrigen hervor, weil sie aufgrund ihrer Führungstalente versuchen, Situationen und Menschen zu organisieren und komplexe Regeln aufzustellen.
- *Übertriebene Selbstkritik:* Die Idealvorstellungen vom eigenen Selbst können zu Selbstvorwürfen führen.
- *Perfektionsstreben:* Durch die Fähigkeit zu erkennen, was geleistet werden könnte, entstehen manchmal unrealistisch hohe Erwartungen an sich selbst.
- *Vermeiden von Risiken:* Durch die Fähigkeit, stets mehrere Möglichkeiten in Erwägung zu ziehen, entsteht ein potenzielles Bemühen, Probleme zu vermeiden.
- *Vielseitige Begabungen:* Durch die Möglichkeit, verschiedene Aktivitäten mit großer Intensität betreiben zu können, kann dies in verschiedener Hinsicht zu einem Entscheidungsdilemma führen.
- *Hochbegabte Kinder mit Behinderungen:* Eine körperliche, visuelle, auditive oder Lernbehinderung kann zu hohen Frustrationen führen.
- *Externe Ursachen für Probleme:* Mangelndes Verständnis oder Unterstützung und feindseliges Verhalten der Umwelt kann zu großen Problemen führen.
- *Schulkultur und Normen:* Das Kind lebt in dem Dilemma, sich

entweder an die Erwartungen für das durchschnittliche Kind anzupassen oder als unangepasst zu gelten.

- *Erwartungen durch andere:* Insbesondere kreativ hochbegabte Kinder verletzen Traditionen, Rituale, Rollen und Erwartungen.
- *Beziehungen zu Freunden:* Hochbegabte brauchen verschiedene Freundesgruppen aufgrund ihrer unterschiedlichen Interessen. Gelingt dies nicht, so werden sie häufig zu Einzelgängern. Sie erleben Stress im Konflikt zwischen Anpassung und Individualität.
- *Depression:* Ein wenig unterstützendes Familienklima oder die falsche Klasse oder Schule kann dazu führen, dass sich »das Kind in einer Welt fühlt, die sich in Zeitlupe bewegt«. Daraus können u. a. Depressionen entstehen, weil sich das Kind in einer unveränderbaren Situation gefangen fühlt.
- *Beziehungen in der Familie:* Wenn Eltern zu wenig Informationen über Hochbegabung haben, zu wenig Unterstützung geben oder unangemessen erziehen, kann sich daraus ein Fehlverhalten der Kinder entwickeln.

Einerseits scheinen Familien und Lehrkräfte das Anderssein von Hochbegabten zu würdigen, andererseits spotten dieselben Menschen manchmal über dieses Anderssein, versuchen vielleicht das Kind in eine normale Form zu pressen oder sagen ihm immer wieder, dass es nicht besser sei als irgendein anderes Kind und sich auf sein Anderssein ja nichts einbilden solle (s. Webb, 1998). Webb, der an der Professional Psychology Right State University Ohio das SENG-Programm (s. Webb, 1993a) leitet, vertritt daher die Auffassung, dass Eltern hochbegabter Kinder angeleitet werden müssen, ihre Kinder angemessen zu unterstützen. Das folgende Beispiel von Paula zeigt, wie wichtig ein frühes Eingreifen und die Mitarbeit der Eltern sind.

Fallbeispiel: Paula, »die Charmante«, 6 Jahre

> Die äußerst hübsche und charmante Paula steckt voller Energie und kreativer Ideen. Sie hält die Familie von morgens bis abends »auf Trab«. Ihre beruflich sehr eingespannten Eltern klagen darüber, dass sie sich immer wieder neue »Lügengeschichten« ausdenkt, um alltäglichen Pflichten und sozialen Spielregeln (Schulranzen packen, Hausaufgaben erledigen, zu Bett gehen, am Tisch essen usw.) zu entkommen. Sie zieht

außerdem die Kleidung der Schwester an, versteckt Geld der Eltern, kauft »auf Pump« ein, schmückt den Garten mit Luftschlangen, Versteckt sich unter dem Bett der Eltern, bringt der Lehrerin das Parfüm der Mutter als Geschenk mit ... und dies alles mit so viel Charme und Witz, dass ihr niemand wirklich böse ist. Die Mutter ist fasziniert und hilflos zugleich. Sie ermahnt Paula mit »entzücktem Lächeln«, ohne jemals eine Konsequenz zu formulieren.
Konsequentes Erziehungsverhalten und Förderung sowie mehr Spielzeit und symptomunabhängige Zuwendung werden nach einigen Sitzungen erfolgreich umgesetzt und reduzieren die auffälligen Verhaltensweisen von Paula deutlich.

Der Grundsatz, dass Erziehung und primäre Förderung der Kinder im Elternhaus geschieht, muss den *Eltern* als Grundlage vermittelt werden. »Eltern sind besonders wichtig bei der Verhinderung sozialer und emotionaler Probleme, die Schule kann unabhängig von ihrer Qualität oder Unterstützung selten ein Gegengewicht gegen unangemessene elterliche Erziehungsmaßnahmen bilden. Ein unterstützendes familiäres Umfeld kann dagegen die Auswirkungen von unglücklichen schulischen Erfahrungen mildern. Eltern brauchen Informationen, damit sie gute Erzieher und kluge Fürsprecher für ihre Kinder sein können.« (Webb, 2006)
Da sich hochbegabte Kinder, und auch deren Eltern, häufig dringend den Austausch mit anderen Betroffenen wünschen, bietet sich hier wie auch bei vielen anderen Störungen ein Eltern-Kind-Training in der Gruppe an.
Für viele der hochbegabten Patienten ist es hilfreich, wenn wir sie als Therapeuten auf der kognitiven Ebene abholen und gleichzeitig auch ihre sozialen und emotionalen Fähigkeiten fördern, möglichst unter Einbeziehung der Eltern. Nachdem ich mich viele Jahre – auch im Rahmen der Deutschen Gesellschaft für das Hochbegabte Kind (DGHK) – mit Hochbegabten beschäftigt hatte, beteiligte ich mich am Entwurf und der Durchführung eines Modellprojekts für hochbegabte Kinder im Alter zwischen 7 und 12 Jahren an der Universität München, Lehrstuhl Prof. Heller. Hier wurden in Zusammenarbeit mit der DGHK mehrere Eltern-Kind-Gruppen zur Förderung emotionaler und sozialer Fähigkeiten durchgeführt und wissenschaftlich begleitet (s. Görlitz & Rindermann, 1999). Hier ein Überblick über den Ablauf des Trainings:

1.1 Eltern-Kind-Training zur emotionalen und sozialen Förderung hochbegabter Kinder

Einheit	Teilnehmer	Ziele/Inhalte	Methoden
1	Eltern (Kinder) 120 Min.	• Information: **Hochbegabung** und **Erziehung** • Kennenlernen – Bedürfniserhebung • Transfer: Umsetzung und Selbstbeobachtung im Alltag • (Testung und Kennenlernen der Kinder)	• *Information Hochbegabung* • *Gerüchte über Hochbegabte* • Rollenspiel *Helferkarten* • Beobachtungsbögen • Fragebögen • Kennenlernen/Spiel
2	Kinder 90 Min.	• Verhaltensbeobachtung – **Spiel** • Kontaktaufbau/Selbstsicherheit – **Freunde** • Einführung: Selbstinstruktionstraining • Transfer in den Alltag: Selbstinstruktion • (Kennenlernen Eltern)	• Entspannung • Übung *Die Vorsichtigen und die Mutigen* • Rollenspiel: Ansprechen • *Tipps, um Freunde zu gewinnen*
3	Kinder 90 Min.	• Analyse von Problemsituationen – **Schule** • Aufbau emotionaler und sozialer Kompetenzen und lösungsorientierter Kognitionen • Transfer • (Austausch Eltern)	• *Regeln für Schüler* • Rollentausch: Schüler /Lehrer • *Helferkarten* • Selbstinstruktionstraining
4	Eltern (Kinder) 120 Min.	• (Elternberatung und Elterntraining) • Kommunikation • Wahrnehmung und Ausdruck von **Gefühlen** • (Testung und Spiel der Kinder)	• (Rollenspiel *Helferkarte)* • *Familienkonferenz* • Übung: *Gefühlsbesinnung* • Kognitiver Fähigkeitstest →

5	Kinder 90 Min.	• Schulung von Kommunikationsfertigkeiten • Konfliktbewältigung – **Familie** • Äußern von Wünschen und Bedürfnissen • Gefühle und Soziale Wahrnehmung • Transfer	• *Tipps für Gespräche mit Eltern* • *Gefühle von A bis Z* • *Helferkarten* • Rollenspiele • Selbstinstruktionstraining
6	Kinder 90 Min.	• Schulung von lösungsorientiertem Denken, Fühlen und Handeln – **Schule, Dazugehören wollen, Überspringen** • Gefühle und Selbstsicherheit	• Übung: *Neu in der Klasse* • Tipps für Überspringer • Lied: *Starke Kinder* • Übung *Mein innerer Helfer*
7	Kinder 90 Min.	• Konfliktbewältigung **Schule/Familie/Freunde** • Gefühle und Selbstsicherheit • emotionale und soziale Wahrnehmung, Rollenspiele	• Rollenspiele • Selbstinstruktions-Comics • *Helferkarten*
8	Eltern 120 Min.	• **Abschlussprojekt** • Abschluss Selbstinstruktionstraining • Elternberatung und Elterntraining • **Rückmeldung** – Elternfragebogen • (Nachtest – Kinder), Datenerhebung Eltern	• Videorückmeldung • Ergebnis: Helfersätze • Tipps *Umgang mit Lästern* • Eltern-Rückmeldebogen • Fragebögen
9	Eltern Kinder	• Eigeninitiative • Unterstützung	• Selbsthilfe: Eltern • Kontaktaufbau, Spiel: Kinder

Viele der hierfür verwendeten Übungen und Materialien finden Sie in diesem Band oder in Band 1 (Psychotherapie für Kinder und Jugendliche).

Die Idee, einen Diagnose- und Beratungsdienst für hochbegabte Kinder und deren Eltern anzubieten, wird sowohl in Deutschland an mehreren universitären Instituten und durch Selbsthilfeorganisationen wie z. B. die Deutsche Gesellschaft für das Hochbegabte Kind (DGHK) als auch in den USA z. B. durch James T. Webb (1998) in Form des so genannten SENG-Programms (Supporting Emotional Needs of the Gifted), bereits seit mehreren Jahren umgesetzt. Diese Erfahrungen bilden ebenso wie entwicklungspsychologische Erkenntnisse (s. Oerter et al., 2002), das Training sozialer Kompetenzen (s. Petermann & Petermann, 1996, 1997, 2003; Hinsch & Pfingsten, 2002) und das Konzept der Emotionalen Intelligenz (Shapiro, 1997) die theoretischen Grundlagen für das o. g. Eltern-Kind-Training.

Bei Verdacht auf Hochbegabung ist es sinnvoll, diese mit drei Intelligenztests, denen unterschiedliche Intelligenzmodelle zugrunde liegen, zu testen (z. B. APM von Raven, HAWIK-III-R, PSB).

Behandeln Sie Hochbegabte ebenso wertschätzend und verständnisvoll, wie Sie dies mit allen anderen Patienten tun. Gestalten Sie die Beziehung warm und liebevoll, und bauen Sie keine Konkurrenzbeziehung auf, auch dann nicht, wenn Ihre therapeutischen Methoden vielleicht noch logischer und besser erklärt werden müssen, um von diesen Patienten angenommen zu werden. Hochbegabte Kinder und Jugendliche sind zwar manchmal tatsächlich intelligenter als ihre Therapeuten, aber dies greift weder deren fachliche Kompetenzen noch deren Gesamtpersönlichkeit an, denn über Empathie ist ebenso wie zu allen anderen Patienten der beste Zugang gewährleistet. Für diese Patienten ist es ausgesprochen entlastend, in ihre Identitätsentwicklung ihr erlebtes Anderssein als Folge der Hochbegabung auch positiv zu integrieren. Dies ermöglicht auch vielen der betroffenen Eltern eine wohlwollende und verständnisvolle Haltung.

Für die begleitende Elternarbeit händige ich regelmäßig die folgende Information über Hochbegabung aus.

1.2 Information: Hochbegabung
(für Eltern und Therapeuten)

Da es für eine gesunde Persönlichkeitsentwicklung hilfreich ist, besondere Begabungen rechtzeitig zu erkennen und zu fördern, ist auch die möglichst frühzeitige Identifikation der Hochbegabung wichtig. »Begabte Kinder sollten für die Eltern ein Grund zu besonderer Freude sein, auch wenn sie häufig anstrengender sind und mehr von ihren Eltern fordern können als durchschnittlich begabte Kinder. Aus der Besonderheit ihrer Persönlichkeit und ihrer Fähigkeiten, die zunächst einmal vor allem als Entwicklungsvorsprung vor Gleichaltrigen, später immer deutlicher durch Arbeitstempo, Qualität der Leistungen, Art und Intensität der Interessen beeindrucken, können sich aber gelegentlich auch ganz spezielle Konflikte und Probleme im Kindergarten, in der Schule, im Elternhaus und im Umgang mit Gleichaltrigen ergeben.« (BMBF Ratgeber, 2003, S. 8)
Nur ein geringer Prozentsatz der Bevölkerung (ca. 3%) gilt als intellektuell hoch begabt. »Während sportlich oder musisch talentierte Kinder und Jugendliche ein etabliertes Fördersystem vorfinden, stehen intellektuell Hochbegabte noch ziemlich alleine da und müssen obendrein oft mit dem Unverständnis ihrer Umgebung kämpfen.« (S. 14)
Von intellektueller Hochbegabung wird dann gesprochen, wenn eine extrem hohe Intelligenz vorliegt, die sich in einem IQ ab 130 zeigt.

Intelligenzquotient	
IQ 120 bis 129 =	deutlich überdurchschnittlich begabt bis hochbegabt (7,24%)
IQ 130 bis 139 =	hochbegabt bis höchstbegabt (2%)
IQ über 140 =	höchstbegabt (0,4%) (Webb, 1998, S. 20)

Der Grenzwert IQ 130 für intellektuelle Hochbegabung wurde vor allem für Forschungszwecke festgelegt. Im Alltag würde man aber von einem Kind mit einem IQ von 128 kaum andere Leistungen erwarten als von einem Kind mit IQ 130, wenn diese Kinder sich sonst nicht unterscheiden (BMBF, S. 15).
Der IQ ist jedoch nur eine von mehreren Möglichkeiten, hochbegabte Menschen zu identifizieren. Andere Maße sind Schulleis-

tungen, kreative Verhaltensweisen, Beurteilung durch Lehrer und Eltern. Eine Person kann auch hochbegabt z. B. in einem kreativen Sinne sein, ohne dass ihr IQ den Wert von 130 erreicht.
In den IQ-Werten mischen sich mehrere Intelligenzaspekte. Manche Menschen sind eher für verbale Bereiche hochbegabt, andere für musische oder wieder andere für visuelle Beziehungen.

Die Kombination folgender Identifikationsmöglichkeiten erhöht deutlich die Wahrscheinlichkeit, einen hochbegabten Schüler zu erkennen:

1. Intelligenztests (nach Möglichkeit drei verschiedene Begabungs- und Intelligenztests, die auf unterschiedlichen Intelligenzmodellen basieren)
2. Merkmalslisten für Eltern und Lehrer
3. Schulnoten
4. Persönlichkeitsfragebögen
5. Interessensfragebögen
6. persönliche Befragung
7. herausragende persönliche Leistungen (s. Akademiebericht Nr. 255, 1994)

Das Klassifikationskonzept der Hochbegabung (bzw. Hochbegabungsleistung) im Münchner Begabungsmodell von Heller (2001) berücksichtigt *verschiedene Begabungsfaktoren*, die, verbunden mit *hoher Leistungsbereitschaft,* zu überdurchschnittlichen Leistungen führen können, wenn sowohl die nichtkognitiven *Persönlichkeitsmerkmale* als auch die *Umweltmerkmale* günstig sind.
Heller fand in einer Cluster-Analyse elf verschiedene Cluster von Hochbegabung mit sportlichen, musikalischen, kognitiven, kreativen, sozialen, naturwissenschaftlichen Schwerpunkten, die auch in gemischter Form auftreten. Man muss daher von der Vorstellung Abschied nehmen, dass Hochbegabte stets immer und überall überlegen seien. Berücksichtigt man zusätzliche Persönlichkeitsmerkmale, so gäbe es noch weitere Varianten, z. B. bezüglich Problemlösestil, Stressverarbeitungsstrategien, Selbstkonzept usw. Der Hochbegabte hat eben nicht nur die Eigenschaft hochbegabt, sondern eine ganze Reihe weiterer Persönlichkeitsmerkmale, die unter Umständen auch defizitär ausgeprägt sein könnten.

Die genannten Fähigkeits- und Persönlichkeitsmerkmale sind Anlagefaktoren, die in unterschiedlicher Ausprägung beim Menschen vorhanden sind. Anlagen müssen begleitet und gefördert werden, damit sie sich auch entwickeln können.
Die *Fähigkeit zum sozialen Umgang* ist hierbei ein wichtiges Verbindungsglied. Sie bildet die Grundlage eines wirksamen Austausches zwischen Person und Umgebung. Ein hochbegabtes Kind, das nicht entsprechend erkannt und gefördert wird, kann Verhaltensauffälligkeiten und im weiteren Verlauf seelische Erkrankungen entwickeln (vgl. Mönks & Ypenburg, 2000, S. 22–25).
Manche Hochbegabte werden als »Außenseiter« abgestempelt. Bei mangelnder Bindung und Zuwendung, Nichterkennung, ungünstigen Erziehungsbedingungen oder Mangel an häuslicher und schulischer Förderung besteht die Gefahr einer psychischen Fehlentwicklung oder Entwicklung zum hochbegabten Leistungsversager *(Underachiever)*. Deshalb sind Aufklärung, Information und Handlungsanweisungen für Erzieher und Berater dringend notwendig.
Insbesondere bei folgenden Kindern, die sich nicht durch hervorragende Schulleistungen auszeichnen, ist die *Identifikation der Hochbegabung* allerdings schwierig:

- bei hochbegabten Leistungsversagern
- bei Kindern mit überwiegend kreativen Talenten
- bei ausgeprägtem divergenten Denken (Ablehnung vorgegebener Lösungsstrategien, Suche nach ungewöhnlichen Lösungen)
- bei Spezialbegabungen
- bei mathematisch-naturwissenschaftlich begabten Mädchen (die häufig vorschnell aus der Wettbewerbssituation mit Jungs aussteigen)
- bei motorisch Ungeschickten (z. B. schlechte Schrift)
- bei hochbegabten Legasthenikern
- bei großer Selbstunsicherheit

Diese Kinder sollten durch eine mit dem Thema Hochbegabung vertraute Fachkraft (Diplompsychologe, Schulpsychologe, Beratungslehrer) mit verschiedenen Tests und Fragebögen – unter Einbeziehung ihrer Eltern – untersucht werden.
An einigen Schulen wurden bereits verschiedene Fördermodelle für Hochbegabte entwickelt (s. BMBF, S. 48).

Für den Erziehungsalltag haben sich bei entsprechenden Problemen folgende Förderziele bewährt:

Förderziele für Hochbegabte
(für Erzieher, Lehrer, Berater und Therapeuten)

Fähigkeiten (Merkmale)	**Mögliche Probleme** (mögliche Defizite)	**Förderziele** (Prävention)
abstraktes Denken	*Kommunikationsdefizite:* Gefühle der Ausgrenzung »keiner versteht mich«	Schulung alltäglicher *Kommunikationsfertigkeiten*
divergentes Denken	*mangelnde Alltagskompetenzen*: Übersehen nahe liegender, einfacher Lösungen	Beschäftigung mit Alltäglichem, *Lob und Motivierung auch für einfache Lösungen*
Ideenreichtum	*Überforderung:* Überflutung	*Strukturierung*/Prioritäten setzen/Entscheidungen treffen/Grenzen setzen
hohe Motivation bei schwierigen Aufgaben	*Unterforderung, Langeweile* und niedrige Motivation bei Routineaufgaben	Erweiterung der *Frustrationstoleranz* und *Gefühlsregulation/kognitive Förderung*
rasche Problemerkennung	*Problemfixierung*, negatives Denken	Beschäftigung mit Positivem und der *hilfreichen Seite* von Problemen
Perfektionsstreben	Unzufriedenheit, Verlieren in Details, Selbstzweifel, Selbstüberforderung, *psychosomatische Reaktionen*	gesunder Umgang mit der eigenen *Belastungsgrenze,* Umgang mit Fehlern, Schwächen, Unzulänglichkeiten
Selbstbeschäftigung »Sich alleine genügen«	*Identitätsproblematik:* Isolation, Außenseiter, *Depression, Soziale Ängste* fehlendes Regulativ	*Förderung von Sozialkontakten:* Interessensgruppen, Selbstsicherheitsgruppen, Selbsthilfegruppen (DGHK/ MENSA usw.)

Görlitz, G. (2007). Psychotherapie für Kinder und Familien. Pfeiffer bei Klett-Cotta

überdurchschnittliche Leistungen	*Selbstüberforderung,* Neid, Lächerlichmachung (Streber, Angeber, Wichtigtuer)	gleichzeitige Entwicklung *sozialer Fertigkeiten* Umgang mit Neid und Lästern
Ausgeprägte kognitive Beschäftigung	*Emotionale Verarmung:* mangelnder Zugang zu Gefühlen und Körperempfindungen	Förderung von Körper- und *Gefühlswahrnehmung* und Ausdruck von elementaren Bedürfnissen.
Verbale Geschicklichkeit, Organisations- und Führungsqualitäten	*Mittelpunkt – Verhalten* mangelnde soziale Wahrnehmung	Entwicklung *sozialer Wahrnehmungsfähigkeiten*
Kreatives Chaos	*Lern-, Arbeits- und Leistungsstörungen*	Aufbau von Struktur, *Arbeits- und Lernstrategien*

Hochbegabte Leistungsversager (Underachiever)
Das Nichterkennen bzw. die mangelnde Förderung der Hochbegabung kann dazu führen, dass das Kind, der Jugendliche oder auch der Erwachsene zum Leistungsversager wird, einen deutlichen Motivationsmangel erleidet, Selbstwertprobleme bekommt oder in der Schule durch Disziplinschwierigkeiten und Leistungsverweigerung auffällt. Als Underachiever werden Schüler bezeichnet, deren Schulleistungen oft weit unter dem Niveau liegen, das aufgrund ihrer Begabung zu erwarten ist. Hochbegabte Leistungsversager fallen insbesondere in weiterführenden Schulen auf, in denen Motivation und Anstrengungsbereitschaft vorausgesetzt werden. Während der Grundschulzeit mussten sich diese Schüler häufig nicht anstrengen und konnten dadurch keine Lernmotivation aufbauen. Aus diesem Grund ist das frühe Erkennen von Hochbegabung äußerst wichtig, um bereits in der Grundschule Lernmotivation und Lernbereitschaft zu wecken und zu fördern, da andernfalls die Gefahr besteht, dass sie das Lernen nicht lernen. Hochbegabte Leistungsversager zeigen häufig ein sehr negatives Selbstkonzept.

Ursachen des Leistungsversagens Hochbegabter

- Unterforderung des Kindes durch mangelnde Förderung
- Verunsicherung und Überforderung der Eltern
- Überforderung des Kindes durch überhöhte Erwartungen
- Mangel an Sozialkontakten
- Falscher Schultyp
- Fehlende Anleitung zum Lernen
- Langeweile im Schulalltag
- Bedrohung des Selbstwerts durch Abwertungen, Lächerlichmachung, Hervorhebung von Schwächen und Anfeindungen durch Lehrer, Erzieher, Gleichaltrige

Forschungsergebnisse zum Selbstkonzept machen deutlich: »Ein positives Selbstkonzept ist die treibende und bestimmende Kraft bei der Verwirklichung von Hochbegabung. Hochbegabte Jugendliche, verglichen mit durchschnittlich begabten Jugendlichen, so zeigt die internationale Forschung übereinstimmend, haben im Allgemeinen ein positiveres Selbstkonzept.« (Mönks & Ypenburg, 2000, S. 59–60)
Bei hochbegabten Leistungsversagern zeigt sich dagegen häufig ein sehr negatives Selbstkonzept. »Das Selbstkonzept des begabten Leistungsversagers ist im Hinblick auf die Schule derart negativ beladen, dass alles, was mit ihr zu tun hat, als eine fast unüberwindliche Hürde erfahren wird. Das bedeutet, dass das Unterrichtsprogramm, die Lehrer, die Klassenkameraden, das Leistungsklima, ja eigentlich die gesamte Schule eine negative Beurteilung bekommt. Die Leistungsmotivation ist niedrig, während die Prüfungsangst sehr hoch ist und eine ›innere Kontrollüberzeugung‹ über die eigenen Fähigkeiten nicht existiert.« (S. 60)
Für hochbegabte Kinder ist es hilfreich, möglichst frühzeitig (ab dem 5. bis 7. Lebensjahr) als hochbegabt erkannt zu werden. Dies gibt ihnen und den Eltern die Möglichkeit, ihr »Anderssein« zu verstehen und ihre eigene Identität zu entwickeln. Underachiever sind besonders empfänglich für persönliche verständnisvolle Gespräche (auch durch einen Psychotherapeuten) und individuelle Förderer.
Es scheint mir noch wichtig darauf hinzuweisen, dass hochbegabte Kinder – weil ihr *Aktivitätsnivau* so hoch ist – manchmal von Eltern oder Kinderärzten *irrtümlich für hyperaktiv* gehalten und vielleicht

sogar medikamentös behandelt werden. »Dieser Irrtum lässt sich indessen durch ein genaues Beobachten der Aktivitäten des hochbegabten Kindes vermeiden. Während das echt hyperaktive Kind eine sehr kleine Aufmerksamkeitsspanne hat, kann sich das hochbegabte Kind über lange Zeitstrecken auf eine einzige Aufgabe konzentrieren. Und wo die Aktivität des hyperaktiven Kindes sowohl konstant als auch ungerichtet ist, gilt die Aktivität des hochbegabten Kindes ganz bestimmten Zielen.« (Webb, 1998, S. 31–32)

Checkliste: Merkmale Hochbegabter

Um die besondere Begabung eines Kindes festzustellen, benötigen Sie mehrere Informationsquellen, wie z. B. das Ergebnis eines Intelligenztests, die Beobachtungen von Kindergärtnerin oder Lehrer, Zeugnisnoten usw. Die folgende Merkmalsliste dient zur ergänzenden Verhaltensbeobachtung, um die Aufmerksamkeit dafür zu schärfen, ob das Kind außergewöhnlich begabt sein könnte.

1. Merkmale des Lernens und Denkens

- hohes Detailwissen
- ungewöhnlicher Wortschatz für das Alter
- ausdrucksvolle, ausgearbeitete und flüssige Sprache
- ausgeprägte Fähigkeit, sich Fakten schnell merken zu können
- genaues Durchschauen von Ursache-Wirkungs-Beziehungen
- intensive Suche nach Gemeinsamkeiten und Unterschieden
- gutes Erkennen von zugrunde liegenden Prinzipien bei schwierigen Aufgaben
- besondere Fähigkeit, leicht gültige Verallgemeinerungen herzustellen
- außergewöhnlich gute Beobachtungsgabe
- selbstmotiviertes Lesen vieler Bücher; Bevorzugung von Büchern, die über die Altersstufe deutlich hinausgehen
- kritisches, unabhängiges und wertendes Denken

2. Arbeitshaltung und Interessen

- Aufgehen in bestimmten Problemen
- Bemühen, Aufgaben stets vollständig zu lösen
- Langeweile bei Routineaufgaben
- Streben nach Perfektion
- Selbstkritik
- kritische Haltung gegenüber dem eigenen Tempo oder Ergebnis →

- Bevorzugung von unabhängigen Arbeiten, um hinreichend Zeit für das eigene Durchdenken eines Problems zu haben
- Setzen von hohen Leistungszielen und Lösen (selbst) gestellter Aufgaben mit einem Minimum an Anleitung und Hilfe durch Erwachsene
- Interesse an vielen »Erwachsenenthemen« wie Religion, Philosophie, Politik, Umweltfragen, Sexualität, Gerechtigkeit in der Welt usw.

3. Merkmale des sozialen Verhaltens

- Beschäftigung mit Begriffen wie Recht/Unrecht, Gut/Böse und Bereitschaft, sich ggf. gegen Autoritäten zu engagieren
- Individualismus
- Akzeptanz von Meinungen von Autoritäten erst nach kritischer Überprüfung
- Fähigkeit zur Verantwortungsübernahme und Zuverlässigkeit in Planung und Organisation
- Wahl von Gleichbefähigten, häufig Älteren als Freunde
- Neigung, schnell über Situationen zu bestimmen
- Einfühlungsvermögen und Aufgeschlossenheit gegenüber politischen und sozialen Problemen

(aus: »Begabte Kinder finden und fördern«, Bundesministerium für Bildung und Forschung, 2003, S. 23–24)

2. Berufsbegleitende Supervision von Eltern-Kind-Psychotherapien

Supervision findet als fachliche und persönliche Begleitung der Behandlungsfälle statt. Da Kinder- und Jugendlichenpsychotherapie mit begleitender Bezugspersonen- und Familien-Arbeit eine besondere Herausforderung für den Psychotherapeuten darstellt, ist hier berufsbegleitende Supervision besonders wichtig. Die Supervision in der Kinder- und Jugendlichentherapie muss neben den Interventionen für das Kind auch den Umgang mit den Eltern berücksichtigen. Dies erfordert sowohl vom Therapeuten als auch vom Supervisor eine komplexe Sichtweise, da sich jede Intervention mit dem einzelnen Familienmitglied auf jeden anderen und auch auf das Gesamtsystem auswirkt. Der Supervisor muss daher neben dem Ausbildungskollegen und dessen Patienten auch gleichzeitig immer Eltern, Bezugspersonen und das Gesamtsystem im Blick haben.
Im Rahmen der *Ausbildung zum Psychotherapeuten* ist die Behandlung von Patienten unter Supervision verpflichtend. In der Supervision wird u. a. Unterstützung zur Erstellung des Kassenantrags gegeben, fachliche Informationen sowie Übungsmöglichkeiten für einzelne Interventionen. Der *Supervisor* übt mit dem Ausbildungsteilnehmer das Einnehmen einer professionellen Rolle ein, Beziehungs-, Methoden- und Ressourcenkompetenzen sowie Psychohygienemaßnahmen. Die Durchführung der Therapie kann vom Supervisor im Rollenspiel, per Video oder auch am Patienten selbst beobachtet werden. Die Supervision der Ausbildungstherapie muss durch mindestens drei anerkannte Supervisoren zu etwa gleichen Teilen erfolgen (s. auch Schmelzer, 1997; Sulz 2002b).
Da Psychotherapie ohne Supervision leicht zu einem Burn-Out führen kann, möchte ich allen praktizierenden Psychotherapeuten dringend empfehlen, sich auch berufsbegleitend immer wieder in Supervision zu begeben, um aufzutanken. Dies gibt zunehmend fachliche Sicherheit und tut der eigenen Psychohygiene gut. (s. auch Fengler, 2001, »Helfen macht müde«). Auch heute noch gönne ich mir selbst immer wieder Supervisionssitzungen und erlebe dies stets als Entlastung und Bereicherung.

Die nun folgenden Fall- und Supervisionsberichte von Kollegen, die sich nach ihrem Studium der Psychologie in der fünfjährigen Ausbildung zum Kinder- und Jugendlichenpsychotherapeuten befinden, werden Ihnen das praktische Vorgehen und Erleben in der Supervision veranschaulichen. Zusätzlich erhalten Sie abschließend nochmals einen anschaulichen Einblick in supervidierte ambulante und stationäre Behandlungsverläufe unter Einbeziehung von Eltern und Bezugspersonen.

2.1 Was bringt uns Supervision?

(Michaela Nagel)

Im Folgenden möchte ich einige Möglichkeiten zur Weiterentwicklung aufzählen, die ich selbst im Rahmen meiner eigenen Supervision für mich nutzen konnte.

- sich selbst als einen effizienten und *fähigen Therapeuten* zu erleben, statt dem Gefühl der therapeutischen Hilflosigkeit und Unfähigkeit ausgeliefert zu sein.
- Fragestellungen, welche die *eigene Person als PsychotherapeutIn* betreffen (z. B. eigene Authentizität als PsychotherapeutIn), zu klären, um das Einnehmen einer wertschätzenden therapeutischen Haltung zu erlernen.
- praktische *therapeutische Interventionen* durch eigenes Erleben (z. B. im Rollenspiel, in Übungen) und am Modell anderer Gruppenteilnehmer, sowie der Supervisorin zu erfahren.
- andere *Therapeutenmodelle* (Gruppenteilnehmer, Supervisorin) kennen zu lernen und von diesen zu profitieren.
- *sich selbst zu erfahren*, im Sinne des Erkennens und Sich-distanzieren-Lernens von Themen aus der eigenen persönlichen Entwicklung, damit diese sich nicht hinderlich auf den therapeutischen Verlauf auswirken können.
- in einem sicheren und *vertrauensvollen Beziehungsrahmen* eigene therapeutische Konflikte und Probleme ansprechen zu können, um Impulse und Hilfestellungen zu bekommen, die eine konstruktive Weiterentwicklung ermöglichen.
- Kritik nicht als Kränkung, sondern als *Hilfestellung* zu erleben.
- Wertschätzung als TherapeutIn zu erfahren.

2.2 Beispielhafte Supervisionsfälle

Fallbeispiel: Anja, 6 Jahre – Sprechverweigerung (Andreas Mühlbauer)

Das 6-jährige hübsche blonde Mädchen wird in der Klinikambulanz vorgestellt. Sie fällt durch eine deutliche Kontakthemmung auf, bei passiver Verweigerung und elektiv mutistischen Anteilen. Anja zeigte schon früh eine deutliche Sprachentwicklungsverzögerung sowie Trennungsängste im Kindergarten. Durch ihr Verhalten erreicht Anja Aufmerksamkeit und Kontrolle, sie kann Schwierigkeiten und Versagen ausweichen und kann ihre eigenen Bedürfnisse ausleben. Gleichzeitig ist sie sozial isoliert und weist auch durch die Sprechverweigerung Sprach- und Förderdefizite auf. Sie weigert sich mit Fremden zu sprechen, Fragen zu beantworten oder Anweisungen zu befolgen. Auch dem Therapeuten gibt sie in den ersten Sitzungen nicht die Hand, verweigert Zeichnungen und verschiedene kleine Aufträge, signalisiert die Verweigerung jedoch teilweise durch Kopfschütteln. Mit ihrer Mutter geht sie anklammernd, aber auch dominant um und sucht oft ihre Aufmerksamkeit in negativer Form auf sich zu ziehen und ihre Mutter zu ihrem »Sprachrohr« zu machen Die Mutter zeigt sich dem Verhalten ihrer Tochter gegenüber hilflos, spricht stets mit sehr weicher und leiser Stimme und kann keine Grenzen setzen.

Sowohl das Mädchen als auch ihre Mutter erwecken beim Therapeuten ein Helferbedürfnis gepaart mit Sympathie. Anja erreicht dies durch eine nonverbale schelmisch-charmante Art, ihre Mutter durch vertrauensvolles und bestätigendes Gebaren. Therapeutisch günstig sind die hohe Therapiemotivation und die Offenheit der Mutter sowie die im nonverbalen Bereich spürbare Kontaktsuche des Mädchens.

- *Behandlungsverlauf*

In 37 Psychotherapiesitzungen, die teilweise unter Einbeziehung der Mutter und einer Logopädin stattfanden und sich über einen Zeitraum von 15 Monaten erstreckten, wurde folgende Behandlungsstrategie verfolgt:

1. Operanter stufenweiser *Aufbau von Sprechkontakt* und Abbau von Verweigerung über positive Verstärkung (zwei Übungseinheiten am Anfang und Ende jeder wöchentlichen Behandlungs-

stunde, dazwischen Anleitung der Mutter und Besprechung der therapeutischen Übungsaufgaben im häuslichen Bereich). Schrittweise Öffnung nach außen (z. B. Zimmerwechsel) und Hinzuholen fremder Personen.
2. *Abbau der operanten symptomaufrechterhaltenden Anteile* im Eltern-Kind-Kontakt: *Elternanleitung* zum Umgang mit nonverbalen Signalen, Zuwendung und Aufmerksamkeit für Sprechverhalten, Kontingenzmanagement.
3. *Aufbau sozialer Kompetenzen:* Rollenspiele im familiären Bereich; *Verstärkerprogramm* außerhalb der therapeutischen Kontakte zur Erfüllung definierter Anforderungen (Hand geben und Hallo/Tschüss zum Therapeuten sagen; Selbst bestellen einer Juniortüte; Einkauf beim Bäcker usw.). Öffnung der Familie nach außen (Tagesausflüge usw.), *Selbstsicherheitstraining* mit der Mutter (Modelllernen).
4. *Elternanleitung*, Vermittlung des Störungsmodells, Psychoedukation, Rollenspiel, Arbeit an den bedingungsanalytisch relevanten Ereignissen in der Lebensgeschichte der Mutter, Arbeit an den Erwartungen der Mutter.

- *Veränderung der Symptomatik*

Unter der beschriebenen Vorgehensweise konnte die Symptomatik des Mädchens in kleinen Schritten und bei hervorragender Zusammenarbeit mit der Mutter deutlich verbessert werden. Passive Verweigerung im nonverbalen Bereich trat zum Ende der Therapie hin gar nicht mehr auf, auch das Einblenden der Logopädin gelang problemlos. Im Rahmen ihrer sprachlichen Fähigkeiten sprach Anja schließlich in den meisten Situationen. Lediglich vor großer Öffentlichkeit (wie z. B. vor der Klasse) flüsterte sie meist noch. Die gute Mitarbeit des Mädchens in der logopädischen Behandlung ist eine Voraussetzung für die langfristige Verbesserung ihrer Sprachkompetenz.

- *Aufbau stabilisierender Faktoren und Stärkung des Selbsthilfepotenzials*

Die Selbstsicherheit der Mutter und ihre erzieherische Kompetenz besserten sich deutlich im Verlauf der Behandlung. Sie konnte lebensgeschichtlich bedingte Schuld- und Insuffizienzgefühle reduzieren und altersgemäße Anforderungen an ihr Kind stellen sowie Vertrauen in ihre und die Kräfte ihres Kindes entwickeln. Über das soziale Interesse von Anja, das ihre Mutter vorsichtig und langsam, aber stetig unterstützte, ergaben sich vielfältige positive soziale Anregungen und Verstärker, die das Mädchen in seiner weiteren gesunden Entwicklung fördern.

Meine persönlichen Erfahrungen aus der Supervision

Bei meinem ersten »richtigen« Therapiefall kam ich noch sehr unsicher, was meine therapeutischen Qualitäten betraf, als »Frischling« in die erste Supervisionssitzung. Ich hatte die warnenden Stimmen der Kollegen im Kopf, dass bei einem solch schwierigen Störungsbild nur eine stationäre Behandlung erfolgversprechend sei. Nach der Einigung über die Formalitäten im Rahmen der Kinder- und Jugendtherapieausbildung sowie die ausbildungsinstitutsinternen Auflagen war ich überrascht und etwas irritiert, dass sich die Supervisorin gleich meiner offensichtlichen Unsicherheit annahm, sie in einen lebensgeschichtlichen Zusammenhang stellte und mir eine ressourcenorientierte und hilfreiche Übung zur Bewältigung anbot. Dieses punktuelle, konkrete und erlebnis- wie ressourcenorientierte Vorgehen hat sich dann als Leitlinie meiner weiteren Entwicklung im Rahmen der folgenden Therapien und Supervisionen herauskristallisiert. Hilfreich war zu Beginn auch die sorgfältige Durchsicht des Fallberichts. Die Erfahrenheit und das Wissen der Supervisorin über die Voraussetzungen einer gesunden kindlichen Entwicklung halfen mir ebenso wie konkrete Methoden, beim Patienten und dessen Bezugspersonen gesunde Verhaltensweisen aufzubauen. Wichtig war für mich auch die strukturierte und sachorientierte Gestaltung der Sitzungen sowie die Erwartung der sorgfältigen Dokumentation des Behandlungsverlaufs. Ich lernte meine – neben der vollen Berufstätigkeit – drohende »Aufschiebetendenz« zu verringern und hatte so auch stets einen Gewinn aus den Supervisionssitzungen. Nicht vergessen werde ich dabei die positiv verstärkende Haltung der Supervisorin, die mich die Wichtigkeit eines anerkennenden Lächelns, eines Nickens oder einer ermutigenden Geste erfahren ließ. Ich werde mich stets an das erlernte »professionelle Therapeutenverhalten« erinnern und dieses ausbauen. Sehr hilfreich und unterstützend empfand ich auch den positiven Blick auf meine individuellen professionellen Stärken und die Unterstützung derselben. In der Gruppensituation profitierte ich stark von dem Vorbild der talentierten anderen Teilnehmer, dem breiten Fallspektrum und dem Rückhalt durch die Gruppe. Oft bedeutete dies Erleichterung, Kräftetanken und Zutrauen gewinnen. Die regelmäßigen Rollenspiele und Videoanalysen sowie die Einbeziehung erlebnisorientierter Therapiemethoden halfen mir sehr, entscheidende Inhalte in den Therapiestunden immer besser parat zu haben. *Andreas Mühlbauer*

Fallbeispiel: Laura, 11 Jahre – ein Pflegekind mit Ängsten (Michaela Nagel)

Die 49-jährige Pflegemutter kommt mit ihrer 11-jährigen, schlanken, groß gewachsenen Pflegetochter Laura zur stationären Aufnahme in der Kinder- und Jugendpsychiatrie. Lauras leibliche Mutter ist psychisch schwer krank und kann deshalb ihre Kinder selbst nicht mehr versorgen. Laura leidet seit früher Kindheit unter Ängsten. Seit dem 8. Lebensjahr hat sie bereits zwei stationäre und eine ambulante Therapie hinter sich. Die letzte ambulante Behandlung konnte nach 1 1/2 Jahren keine Veränderungen mehr bewirken, sodass die Therapie beendet wurde. Laura geht in der Freizeit kaum mehr aus dem Haus. Zudem will sie auch nicht, dass die anderen Familienmitglieder aus dem Haus gehen oder sie alleine lassen. In angstauslösenden Situationen reagiert sie mit »Steifwerden der Beine«. Sie kann sich dann meist nicht mehr weiter fortbewegen, greift panikartig nach den Händen ihrer Begleitpersonen und klammert sich fest an diese. Wird diesem Verhalten keine Aufmerksamkeit geschenkt, schreit sie lautstark um Hilfe so dass die Pflegemutter ihr verstärkte Fürsorge und Aufmerksamkeit schenken muss.

Als *Therapieziele* führt die Pflegemutter an, dass sich das Vertrauensverhältnis zwischen Laura und der Pflegefamilie wieder verbessern müsste, damit Laura auf Dauer in der Pflegefamilie bleiben kann. Zunächst erwartet die Pflegemutter durch den stationären Aufenthalt eine Entspannung für die Familie und für Laura. Auch die Patientin führt als Aufnahmegründe an, dass ihr im Krankenhaus am besten geholfen werden könne, damit sie lerne, wie man sich in einer Familie benehme und sie beim Spazierengehen nicht immer stehen bleibe.

- *Behandlungsverlauf*

Laura befand sich während ihres 4-monatigen stationären Aufenthalts in insgesamt 21 Sitzungen in Behandlung. Es wurden zusätzlich ein Hausbesuch sowie 10 Eltern- bzw. Familiensitzungen durchgeführt. Die psychotherapeutischen Sitzungen hatten folgende Zielsetzungen:

Angst- und Panikbewältigung in den angstauslösenden Situationen (i. S. systematischer Angstdesensibilisierung in sensu und in vivo)

Stabilisierung, Aufbau von Selbstsicherheit und Einübung von Entspannungsverfahren (Übungen mit dem Kippboard, Etablierung eines »sicheren Ortes«, therapeutische Arbeit mit dem Buch »Das kleine Ich bin Ich«)

Bewältigung traumatischer Erfahrungen in der Herkunftsfamilie (z. B. Stabilisierungsübungen, Malen von Gefühlsbildern, altersangemessene Informationsvermittlung zum Thema »Kinder psychotischer Eltern«)

Bezugspersonen-Anleitung: Erarbeitung adäquater Verhaltensweisen zur verbesserten Nähe-Distanz-Regulation in der Pflegefamilie sowie Förderung eigener Autonomiebedürfnisse und deren Umsetzung (Wahrnehmung eigener Bedürfnisse und Wünsche sowie deren adäquate Äußerung; Sammeln von Möglichkeiten eigener außer- und innerhäuslicher Freizeitaktivitäten).

In *Bezugspersonensitzungen*, zu denen meist die Pflegemutter alleine erschien, wurde besonders an einem besseren Verständnis und damit differenzierteren Umgang der Pflegefamilie mit dem Störungsbild von Laura gearbeitet. Der Familie sollte es besser gelingen, das Verhalten von Laura nicht persönlich gegen sich selbst als Bezugspersonen gerichtet zu sehen, sondern vielmehr auf dem Hintergrund traumatischer Erfahrungen. Unterstützung der Pflegefamilie erfolgte im Rahmen der Förderung von Lauras Autonomie- und Selbstständigkeitsentwicklung, ohne zu starke Kontrolle und Vorgaben, sowie durch die Vermittlung eines sicheren familiären Umfeldes.

Das Mädchen konnte aufgrund eines Vertrauensvorschusses durch ihren ersten achtwöchigen stationären Aufenthalt auf derselben Station schnell erneutes Vertrauen zur Therapeutin aufbauen und zeigte sich von Anfang an emotional offen. Des Weiteren begünstigte der *hohe Leidensdruck* von Laura deren *Therapiemotivation*. Aufgrund ihrer hohen Sensibilität und schnellen Auffassungsgabe ließ sie sich auf sämtliche Therapieinterventionen gut ein und konnte in den meisten Bereichen *deutliche Fortschritte* erzielen. Durch therapeutische Interventionen lernte Laura in angstauslösenden Situationen (z. B. über eine Straße gehen, über einen freien Platz laufen, ins Schwimmbad gehen, Plätze ohne Möglichkeit sich festzuhalten überqueren, Inlineskaten …) ihre eigenen *Panikattacken unter Kontrolle* zu bekommen und die Situationen weitestgehend zu bewältigen.

Laura machte in der Therapie die positive Beziehungs-Erfahrung, dass ihre Ängste und ihr Erleben wahr- und ernst genommen und nicht verurteilt wurden und dass diese die bestehende Beziehung zur Therapeutin nicht gefährdeten. Dadurch gelang es ihr, sich emotional zu öffnen und ihre eigenen angenehmen wie unangenehmen Gefühle zuzulassen und adäquate Lösungsstrategien für die Bewältigung unangenehmer Situationen zu erarbeiten. Sie lernte in angstauslösenden Situationen sich selbst zu vertrauen und an die Effizienz ihres eigenen Handelns zu glauben. Dies führte letztendlich zu einer verbesserten Selbstkontrolle, welche einen Schutz vor überflutenden, nicht mehr kontrollierbaren Gefühls- und Erregungszuständen darstellt.

Der Pflegefamilie wurde die Weiterführung einer ambulanten Therapie für Laura unter Einbeziehung der Familie zur Stabilisierung der erreichten Therapiefortschritte angeraten.

Meine wichtigsten Supervisionserfahrungen zu diesem Fall

Zunächst erhielt ich ausführliche Unterstützung bei der Formulierung der Falldarstellung und der Verhaltensanalyse (bzw. des Kassenantrags). Ich lernte noch genauer zwischen diagnostischen und psychotherapeutischen Interventionen zu unterscheiden und dies auch in meinem Fallbericht entsprechend zu formulieren. Wichtig war für mich außerdem, dass ich – aufgrund der frühen psychosozialen Gefährdung von Laura, dem Krankheitsverlauf und den Vortherapien – meine Erwartungen an den Therapieerfolg relativiert habe. Dies wirkte sich deutlich entspannend auf den Therapieverlauf aus. Zusätzlich verstärkte ich das ressourcenorientierte Vorgehen. So konnte ich mich besser auf das Tempo der Patientin einstellen und auch kleine Therapiefortschritte würdigen. Hilfreich war für mich die Vor- und Nachbereitung eines Hausbesuches im Rollenspiel. Ich konnte mich dadurch in die schwierige Situation der Pflegeeltern und des Kindes besser einfühlen und verhindern, in ein Konkurrenzverhältnis zu den Pflegeeltern zu geraten. Durch das Erlernen und Einüben von Distanzierungstechniken in der Einzel- und Gruppensupervision gelang es mir zunehmend besser, das große Leid des Kindes nicht zu meinem persönlichen Leid zu machen. Mit dem nötigen Abstand und der inhaltlichen Vorbereitung und Einübung in der Supervision konnte ich so das Angstbewältigungstraining professionell und erfolgreich durchführen.

2.3 Erfahrungen aus der Gruppensupervision

Beispielhafte Themen einer Gruppensupervision
(Auszug aus einem Supervisionsprotokoll, Andreas Mühlbauer)

- In der Ausbildung seiner therapeutischen Kompetenzen ist es sinnvoll, die *eigene Persönlichkeit* und sein Temperament zu berücksichtigen und zu nutzen und nur Methoden anzuwenden, hinter denen wir auch persönlich stehen können.
- Dient eine *mangelnde Mitarbeit* des Patienten der Vermeidung, so sollte der Therapeut beharrlich bleiben und »Brücken schlagen«. Dient sie dem Schutz, so muss darauf eingegangen und ggf. das Vorgehen modifiziert werden (Stabilisierung, Ressourcenarbeit, Affektregulation usw.).
- Das normale *Schamerleben von Jugendlichen* im Umgang mit Gefühlen sollte in der Therapie anerkannt werden.
- Möglichkeiten der *Gefühlsarbeit* sind u. a. die Auswahl eines Musikstückes für jedes Gefühl, Sammeln von mimischen Gefühlsausdrücken, Gestaltung (interaktiver) »Gefühlsskulpturen«, ausdrucksstarke Bewegung zu einem bestimmten Gefühl und Sammeln von Bewältigungsmöglichkeiten (z. B. weinen, durchatmen, sich aufrichten, sich selbst spüren). Wichtig ist die Verstärkung von Fortschritten in der Gefühlsarbeit sowie eine Vermittlung der entsprechenden Hintergründe.
- Auch bei *starkem Behandlungsanliegen* ist es unerlässlich, sich mit einer ausreichenden professionellen Distanz zunächst einen Überblick zu verschaffen, notwendige Informationen zu erheben,

Diagnose und Indikation in den probatorischen Sitzungen zu klären. Die psychotherapeutische Behandlung beginnt erst nach der Formulierung der Verhaltensanalyse und des Behandlungsplans. Es ist nicht sinnvoll, sich zu schnellen »Tipps« drängen zu lassen. Akute Gefährdungen bedürfen dagegen einer sofortigen (fachärztlichen) Klärung oder Krisenintervention.

- Innere und äußere Distanzierungstechniken sind für die *Psychohygiene des Therapeuten* wichtig (z. B. hilfreicher innerer Satz: »ich bin nicht der Retter dieses Kindes«, oder die Familie vor Abschluss des Termins zu bitten, noch für einen Moment im Wartezimmer Platz zu nehmen, um evtl. selbst das weitere Vorgehen nochmals in Ruhe reflektieren zu können).
- Berufliche Realitäten (z. B. voller Terminkalender) kann man nicht durch guten Willen verändern. Im Abklärungsgespräch mit dem Patienten und seiner Familie ist es hilfreich, die eigenen *fachlichen und zeitlichen Möglichkeiten* transparent zu machen (um nicht die evtl. falsche Hoffnung auf Hilfe zu nähren).
- Nicht therapiebedürftige Themen (z. B. Liebeskummer) sollten *normalisiert* werden. Schmeicheleien kann man freundlich spiegeln und sich wohlwollend distanzieren.

Diese und andere Themen durch erlebnisorientierte Übungen in der Gruppensupervision selbst zu erfahren, hat einen höheren Lerneffekt, als nur darüber zu reden.

Persönlicher Erfahrungsbericht zur Gruppensupervision (Michaela Nagel)

Einer der wichtigsten Vorteile von Gruppensupervision war für mich das Erleben anderer Kollegen in der Auseinandersetzung mit ihren eigenen Fällen. Außerdem konnte ich mein fachliches Wissen hinsichtlich Diagnostik, therapeutischer Interventionen, störungsspezifischer Therapieansätze, rechtlicher Grundlagen etc. erweitern. Die Gruppensupervision ermöglichte mir auch viele neue persönliche Erfahrungen. Der Vergleich meiner Person mit anderen Gruppenteilnehmern, die konstruktive Kritik, die mir entgegengebracht wurde, und auch die anerkennende Bestätigung der Gruppe sowie der Supervisorin erlebte ich als hilfreiche Unterstützung auf dem Weg zum

Erwerb einer eigenen authentischen Therapeutenrolle. In meiner Erinnerung dauert es, ähnlich wie in einem therapeutischen Prozess, einige Gruppensupervisionssitzungen, bis unter den Gruppenteilnehmern ein tragfähiges und vertrauensvolles »Bündnis« wächst. Dies bietet dann jedoch die Möglichkeit, eigene Empfindungen, Konflikte und Schwierigkeiten in einem nichtzensierten Raum anzusprechen, darin wahrgenommen zu werden und die Gruppe nutzen zu können, um konstruktive Lösungsmöglichkeiten zu entwickeln. Neben all dem Gewinn aus einer Gruppensupervision sollte jedem Teilnehmer bewusst sein, dass jeder Einzelne zu gleichen Teilen die Verantwortung für eine effiziente Supervisionssitzung trägt, was Verbindlichkeit und Verlässlichkeit unter den Gruppenteilnehmern hinsichtlich persönlichem Engagement, Offenheit, ernsthaftem Interesse und Regelmäßigkeit zur Voraussetzung hat.

3. Vom Erstgespräch zum Kassenantrag

Für jede Kurz- und Langzeittherapie müssen Sie nach einer Anamnesesitzung, der notwendigen Testdiagnostik und etwa fünf probatorischen Sitzungen einen sog. *Kassenantrag* an die Krankenkasse des Versicherten stellen. Je nachdem, ob die Störung eher komplex oder umgrenzt ist, seit kurzem oder schon länger besteht, das Kind jünger oder älter ist und ob es sich um Kurz- oder Langzeittherapie, gesetzliche oder private Kassen oder Beihilfe-Anträge handelt, können sich sowohl Form als auch Differenziertheit und Umfang des Antrags ändern.

Auch die *Falldokumentation* im Rahmen der *Ausbildung* zum Kinder- und Jugendlichenpsychotherapeuten können Sie am besten von Anfang an in Form eines *Kassenantrags* (ca. vier Seiten für Langzeitanträge) formulieren, um sich auf Ihre spätere selbstständige praktische Tätigkeit vorzubereiten.

Da es für mich nach wie vor sehr hilfreich ist, mich an verschiedenen Vorlagen von Kassenanträgen zu orientieren, möchte ich Ihnen im Folgenden einen vom Gutachter genehmigten, anonymisierten Antrag auf *Langzeittherapie* als mögliche Vorlage darstellen sowie einen Antrag auf *Kurzzeittherapie* und die Behandlungsverläufe.

Hilfreich – zur Ergänzung der erhobenen Daten – ist der Fragebogen zum Lebenslauf für Kinder und Jugendliche *(im 1. Band)* sowie der Elternfragebogen *(in diesem Band).*

Den Fall *Lena* – den Sie bereits durch ihren *Abschiedsbrief* aus dem ersten Band kennen – möchte ich Ihnen etwas ausführlicher schildern, um Ihnen einen Einblick in das psychotherapeutische Vorgehen zu geben sowie die Integration *erlebnisorientierter Übungen* in ein Gesamtbehandlungskonzept zu verdeutlichen. Bei Lena haben sich aus einer frühen Trennungsangst und einer späteren Ablösungskrise sowie einer massiven Störung der Eltern-Kind-Beziehung und eigenen unbewältigten Problemen der Eltern verschiedene Ängste und Zwänge entwickelt.

Fallbeispiel: Lena 16 Jahre – Das geheim gehaltene Leid

»Heute ging es mir so dreckig, dass ich mir gedacht habe, schlimmer kann es nicht mehr werden, jetzt ist mir auch schon alles egal. Jetzt muss ich meiner Therapeutin endlich einmal sagen, was wirklich mit mir los ist, vielleicht bekomme ich diese bösen Gedanken dann endlich besser aus meinem Kopf.
In manchen Situationen habe ich so eine Angst, dass ich auf einmal ausflippen oder verrückt werden könnte. Natürlich weiß ich, dass das nicht passieren kann, aber mich beschäftigen immer wieder verschiedene schlimme Gedanken. Vor etwa einem Jahr hatte ich plötzlich Gedanken, dass ich etwas Böses oder Schlimmes tun könnte, z. B. jemandem Fremden eine Ohrfeige geben, ihn anspucken, alten Leuten ein Bein stellen, jemandem einen Hammer auf den Kopf hauen, meine Mutter würgen usw. Von da ab habe ich bei wirklich allem, was ich irgendwo gelesen, gehört oder gesehen habe, was irgendjemand Böses getan hat und für das er jetzt gesucht oder eingesperrt wird, Angst gehabt, ich könnte auch so etwas tun und dann ins Gefängnis kommen. Unter Schlimmem verstand ich immer die Sachen, die irgendjemand einem Menschen angetan hat. Jeden schlimmen Gedanken habe ich gleich so aufgefasst, dass ich ihn in die Tat umsetzen könnte. Das Absurde daran war, dass ich in meinem Innersten ganz genau wusste, dass das niemals der Fall sein wird. Trotzdem habe ich mich dann gedanklich immer wieder in so eine Situation versetzt und sie gedanklich immer wieder durchgespielt, um sicher zu sein, dass ich das wirklich nicht tun werde. Das kostet so viel Kraft und Zeit, dass ich mich fast gar nicht mehr auf meine Schule konzentrieren kann. Inzwischen behandle ich mich selbst schlecht, ich tue mir weh, schlage meinen Kopf an die Wand, bestrafe mich selbst absichtlich, indem ich mir etwas Schönes nicht gönne, für diese Gedanken. Dabei geht es mir echt beschissen. Ich mache das alles nur, um wieder Sicherheit zu bekommen.«
»Jetzt, wo ich das alles aufgeschrieben habe, fühle ich mich gleich schon wieder ein wenig besser.« (Aufzeichnungen von Lena in der 10. Therapiesitzung)

Der Beginn mit Lena – das Erstgespräch

Die 16-jährige, klein gewachsene schwarzhaarige Lena sitzt gemeinsam mit ihrer Mutter im Wartezimmer und springt aufgeregt auf, als ich die Tür öffne, um sie in meinen Therapieraum zu bitten.
Auf meine übliche Frage, ob sie zuerst gemeinsam mit der Mutter oder zunächst mit mir alleine sprechen wolle, antwortet sie rasch,

dass sie das gut alleine könne. Die Mutter beginnt noch im Wartezimmer eine heftige Diskussion mit der Tochter, dass sie unbedingt mit mir sprechen und mir erzählen müsse, was Lena für ein »Miststück« sei. Kurze Zeit höre ich den beiden zu. Lena beginnt schließlich zu weinen, die Mutter beschwert sich bei mir, dass die Tochter schon wieder so ein Theater mache: »Da sehen Sie gleich mal, was die für eine ist.« Ich mache schließlich den Kompromissvorschlag, dass die Mutter im Wartezimmer schon ein wenig Vorarbeit für das Gespräch leisten könne, indem sie den *Fragebogen zum Lebenslauf* der Tochter auszufüllen beginnt, währenddessen könne ich ja zunächst einmal mit Lena alleine sprechen. Die schluchzende Lena ist sofort einverstanden, die Mutter stimmt missmutig zu. Lena führe ich in den Therapieraum. Als ich der Mutter den Fragebogen bringe, versuche ich sie zu beruhigen: »Es ist gut, dass ich gleich in der ersten Sitzung selbst sehen kann, wie schwer Sie beide es haben. Das ist viel besser, als wenn Eltern mir die Schwierigkeiten nur erzählen. Alleine dadurch, dass Sie mitkommen, zeigen Sie mir ja schon, wie sehr Sie an einer Verbesserung interessiert sind. Ich werde Sie dann in ca. 20 Minuten zu einem Dreiergespräch in meinen Therapieraum bitten und Sie ohnehin nochmals alleine ohne Tochter bestellen. Dann können Sie mir ungestört Ihr Herz ausschütten.« Nachdem sich die Mutter allmählich wieder beruhigt hat, gehe ich zu Lena in den Nebenraum.

Lena beginnt sofort, sich über ihre unmögliche Mutter zu beschweren und dass diese nur eifersüchtig sei, weil der Vater Lena hier angemeldet habe. »Die möchte immer alles wissen, gönnt mir nichts, macht mich fertig, macht mich vor allen Leuten unmöglich.« Der Vater wolle der Tochter zwar helfen, stünde aber auch unter »der Fuchtel« der Mutter und sie als Tochter sei immer dazwischen. Lena redet sich in eine starke Erregung und klagt ihre Eltern an. Auf die Frage, ob sie selbst eine Therapie machen möchte oder ob es eher die Idee des Vaters sei, bricht ihr ganzes Leid unter Tränen aus ihr heraus. »Zu Hause ist nur noch Streit und Theater. Ich kann mich nicht mehr konzentrieren, habe Angst, vor allem Möglichen und schreie selbst nur noch herum. Das ist kein Leben mehr, nur noch Geschrei und Bienen im Kopf. Ich habe Angst, aus dem Haus zu gehen, weil ich nicht weiß, was dann wieder passiert. Ich fühle mich innerlich so unsicher und auch von anderen abgelehnt. Meine Mei-

nung interessiert eh keinen, deshalb halte ich meist meinen Mund. Aber das Theater mit meiner Mutter gerade eben war zu viel. Ich soll schließlich Therapie machen, weil die mit mir nicht mehr klarkommen, und deshalb möchte auch ich mit Ihnen alleine reden, und die da drüben geht das gar nichts an.«
Es gelingt mir nach ca. 15 Minuten schließlich doch, Lena davon zu überzeugen, dass es für sie und mich besser ist, wenn wir noch kurz die Mutter reinholen. Diese hat sich wieder beruhigt, und so kann der Rest des Gespräches einigermaßen friedlich verlaufen. Für die weiteren probatorischen Sitzungen bestelle ich Eltern und Lena dann getrennt.
Mit Lena führte ich anschließend eine Langzeittherapie durch, die Eltern wurden ebenfalls in die Behandlung einbezogen. Lena war sehr empfänglich für verschiedene erlebnisorientierte Übungen. Sie konnte dadurch, trotz wiederholter Krisen und schwieriger familiärer Umstände, immer wieder motiviert werden, die Therapie fortzusetzen.

3.1 Kassenantrag – Langzeittherapie – Lena

(Antrag auf *Langzeit*-Verhaltenstherapie für die gesetzliche Krankenkasse, Bericht zum Erstantrag; VT 3a – Umwandlung von Kurzzeit- in Langzeitpsychotherapie)

1. Angaben zur Symptomatik

Die 16-jährige Patientin stellt sich mit Angstzuständen, verbunden mit quälenden Gedanken und Herzrasen sowie einer schweren Selbstwertkrise, bei mir vor. Sie berichtet über Selbstsicherheitsprobleme, Schwierigkeiten, ihre Meinung zu sagen, allgemeine Unsicherheit und Angst. Im Kontakt mit den Eltern fühlt sie sich häufig missverstanden, abgewertet und hin- und hergerissen zwischen Trennungsangst und Ärgergefühlen gegenüber den Eltern. Sie leidet massiv unter den ständigen häuslichen Streitigkeiten und würde, wenn sie könnte, am liebsten ausziehen.

2. Lebensgeschichtliche Entwicklung

Die Patientin wuchs als Einzelkind bei ihren Eltern auf. Schwangerschaft, Geburt und frühkindliche Entwicklung verliefen unauffällig. Mit drei Jahren kam sie in den Kindergarten, dort entwickelte sie, nach Angaben der Mutter, massive Trennungsängste, hat viel geschrien und geweint, sodass sie schließlich nicht mehr in den Kindergarten gehen musste. Die Patientin hatte einige Verlusterlebnisse, die sie heute noch beschäftigen. Als sie sechs Jahre war, starb ihr Lieblingsopa, als sie acht Jahre alt war, ihre Lieblingscousine und im Alter von 12 Jahren ihr geliebter Hamster.

In den ersten beiden Jahren der Grundschule war die Patientin ebenfalls eher schüchtern und ängstlich, integrierte sich jedoch schließlich gut und wechselte nach der 4. Klasse Grundschule bewusst auf ein Mädchengymnasium aus Angst vor Jungs. Sie befindet sich derzeit in der 10. Klasse. Sie hat viele Freundinnen, sowohl innerhalb der Klasse als auch innerhalb ihrer Jugendgruppe.

Die Pubertätskrise wurde einerseits durch massive Streitigkeiten mit den Eltern, insbesondere der Mutter, ausgelöst, andererseits durch eine Krise mit ihrer besten Freundin.

Die **familiäre Atmosphäre** ist geprägt von Spannungen und Streitigkeiten zwischen den Eltern, aber auch zwischen Eltern und Patientin sowie teilweise widersprüchlichen Anweisungen und überhöhten Ansprüchen an Ordnung und Sauberkeit, insbesondere von Seiten der Mutter.

Die heute 40-jährige **Mutter**, halbtags als Angestellte bei der Stadt beschäftigt, wird als überfürsorglich und überkontrollierend geschildert. Die Mutter sei selbst sehr ängstlich und den ganzen Tag mit Putzen und Ordnung machen beschäftigt. Es sei schwierig für die Patientin, sich im Wohnzimmer oder in der übrigen Wohnung gemütlich aufzuhalten, da die Mutter stets alles wieder gerade rückt, Kissen aufschüttelt, Decken zurechtzieht, Gegenstände ordnet und diese zwanghaften Verhaltensweisen auch von der Patientin fordert. Darüber hinaus belastet es die Patientin, dass die Mutter immer wieder äußert, dass sie keine weiteren Kinder haben wolle. Als *belastende Sätze* der Mutter berichtet die Patientin z. B.: »Womit habe ich dich nur verdient.« »Du bist eine Psychopathin.« »So wie du bist, mag dich keiner« usw. Ihre *eigene Kindheit* sei von Armut

geprägt gewesen. Ihre Eltern waren mit sieben Kindern völlig überlastet. Es gab viel Streit, Schläge und Bestrafungen. Eigentlich hatte sie sich geschworen, selbst nie Kinder zu haben. Schließlich habe sie doch dem Wunsch des Mannes nachgegeben, was sie heute sehr bereut. Dies sei ein wesentlicher Streitpunkt in ihrer Ehe.
Der heute 43-jährige **Vater**, von Beruf Bankangestellter, wird einerseits als liebevoll und Vertrauter der Patientin, andererseits als überstreng und ihr auch immer wieder in den Rücken fallend beschrieben. Einerseits versucht er, die Patientin zu verstehen, andererseits geht er auch immer wieder eine Koalition mit der Mutter gegen die Patientin ein und wertet sie ebenfalls ab mit Sätzen wie: »Du bist ein Teufel, eine Hexe und von Gott geschickt, um uns zu bestrafen«, »du bist verrückt« usw. Die *eigene Lebensgeschichte* empfindet der Vater selbst als bis heute belastend. Er wuchs als uneheliches Einzelkind alleine mit seiner Mutter auf. Bis heute fühlt er sich ihr innerlich verpflichtet und von ihren Wünschen an ihn tyrannisiert. Er ist nicht in der Lage, sich von ihr abzugrenzen, und verbringt pro Woche mindestens zwei Abende bei seiner Mutter. Seinen größten Wunsch, eine eigene harmonische Familie zu haben, betrachtet er als gescheitert. Er fühlt sich derzeit als hilfloser Spielball zwischen drei Frauen.

3. Psychischer Befund

Die älter wirkende, körperlich sehr weibliche, hübsche Patientin, fällt im Kontakt durch starke Unsicherheit auf, weint häufig und ist insbesondere nach Auseinandersetzungen mit den Eltern sehr verzweifelt. Sie ist schnell in der Lage zur Therapeutin eine vertrauensvolle Beziehung aufzubauen. Ihre Symptomatik und die Problemzusammenhänge schildert sie sehr differenziert. Die ausgehändigten Fragebögen zum Lebenslauf und zur Symptomatik füllt sie prompt und sehr ausführlich aus.
In den *Fragebogen- und Testuntersuchungen* erzielte sie folgende Ergebnisse:

- Im *HANES* erzielte sie insgesamt einen relativ hohen Neurotizismuswert (Stanine 7 und 8).
- Im *Problemfragebogen für Jugendliche* war der Prozentrang von 82 im Bereich »Gedanken über mich selbst« auffallend hoch.

- Im *Angstfragebogen* ARL erzielte sie in den Bereichen Soziale Angst (Stanine 9), Agoraphobie (8) sowie Angst vor Krankheit und Tod (8) erhöhte Werte.
- Zur Feststellung des Begabungsprofils wurde der *IST-70-R* durchgeführt. Hier erzielte sie einen überdurchschnittlichen IQ von 119 mit einer hohen Begabung im Bereich räumlicher Vorstellung (Würfelaufgaben Standardwert 126).

4. Somatischer Befund

Die Patientin ist bei einer Körpergröße von 156 cm und einem Gewicht von 50 kg körperlich gesund, leidet ab und zu unter Kopfschmerzen, nimmt keine Medikamente oder Drogen ein. Menarche mit 11 Jahren. Außer den üblichen Kinderkrankheiten keine weiteren Erkrankungen oder Krankenhausaufenthalte. Weiterer körperlicher Befund siehe Konsiliarbericht.

5. Verhaltensanalyse

a) Bedingungsanalyse – Genese der Symptomatik (Krankheitsmodell)

Die Selbstunsicherheit der Patientin ist ebenso wie ihre ängstliche und zwanghafte Symptomatik aus der lebensgeschichtlichen Entwicklung erklär- und verstehbar.

- Durch eine **unsichere Eltern-Kind-Bindung** und persistierende **Partnerschaftsprobleme** der Eltern hat sich bei der Patientin im Kindesalter eine Trennungsangst entwickelt, die, auch bedingt durch weitere Verlusterlebnisse (Opa, Cousine, Hamster, Freundin), sich nun im Jugendalter als Verlust- und Trennungsangst bezüglich der eigenen Familie äußert. Außerdem hat sie Angst, ihren momentan einzigen äußeren Halt, das familiäre Gefüge, zu verlieren. Ihre altersentsprechende Entwicklungsaufgabe der Ablösung bringt sie daher in ein mit massiven inneren Spannungen verbundenes Dilemma zwischen Trennungsangst und Autonomiewünschen.
- Aufgrund des abwertenden und **wenig konstanten Erziehungsverhaltens** der Eltern war es der Patientin bisher nicht möglich, ein adäquates Selbstwertgefühl zu entwickeln. Die **elterlichen**

Abwertungen werden von ihr internalisiert, sodass sie sich selbst als schlechten Menschen sieht und Ängste davor entwickelt, anderen Menschen oder auch ihren Eltern etwas Schlechtes antun zu können. Ihre zeitweise Wut, ihren Hass und die Ablehnung ihrer Eltern versucht die Patientin stets unter Kontrolle zu halten, sodass sich, wie in einem circulus vitiosus, immer mehr Angst- und Zwangsgedanken entwickeln.

- Das ängstliche und zwanghafte Verhalten der Mutter wird im Sinne des **Modelllernens** als pathologische Konfliktbewältigungsstrategie imitiert. Obwohl die Patientin diese Verhaltensweisen bewusst ablehnt, fühlt sie sich immer wieder ihrer Prägung und den Forderungen ihrer Mutter hilflos ausgeliefert und zerrissen.
- Aufgrund **mangelnder familiärer Konfliktbewältigungsstrategien** ist es infolge dieses Erziehungsdefizits und dem »Lernen an aggressiven Modellen« der Patientin nicht möglich, Probleme adäquat zu bewältigen. Sie verfügt nur über destruktive Strategien, entweder Impulsivität oder Autoaggression.
- Die **mangelnde Stabilität** innerhalb der Familie erlebt die Patientin gleichzeitig auch als mangelnde Sicherheit und Stabilität in sich selbst.
- Hinzu kommen möglicherweise eine **familiäre Disposition** sowie eine erhöhte **Vulnerabilität**.

- *Auslösende und diskriminative Bedingungen*

Nach Streitigkeiten der Eltern, Abwertungen gegenüber der Tochter, sozialen Misserfolgen und schlechten Schulleistungen tritt die Symptomatik gehäuft auf.

Insbesondere wenn die Eltern sich überstreng verhalten, z. B. sie beim Essen ständig ermahnen oder das Wohnzimmer absperren, versucht die Patientin die Eltern absichtlich zu bestrafen, indem sie einen Haushaltsgegenstand heimlich zerstört oder einen Pullover der Mutter beschädigt, was wiederum Auslöser dafür ist, dass sie sich anschließend als schlechter Mensch fühlt und von Angst- und Zwangsgedanken gequält wird.

Verlust- und Trennungsangst erlebt sie immer dann, wenn sie auswärts übernachten oder mehrere Tage verreisen soll.

- *Bedingungen, unter denen sich die Symptomatik bessert:*

Wohler fühlt sich die Patientin, wenn der Kontakt zum Vater über mehrere Tage stabil ist und sie von ihm Unterstützung erfährt; ebenso wenn ihre Kontakte zu Freundinnen ohne Störung verlaufen.

- *Selbsthilfestrategien und Ressourcen*

Suche nach eigenen Bewältigungsmöglichkeiten durch gedankliche Abarbeitung der Situationen; Ablenkung durch Tagebuch schreiben, Rennrad fahren, Gitarre spielen und häufigen Kontakt mit gleichaltrigen Mädchen.

b) Phänomenologie – Erlebnisebenen

Kognitionen: Mit mir stimmt etwas nicht, ich bin ein schlechter Mensch, meine Eltern lehnen mich ab, ich habe schlechte Gedanken im Kopf, keiner mag mich, ich werde nie einen Freund bekommen, ich bin unselbstständig usw.

Emotionen: Angst, Unsicherheit, Hilflosigkeit, Wut, Ärger, Aggression usw.

Physiologie: Spannungszustände, Kopfschmerzen, verstärktes Herzklopfen usw.

Motorik und Verhalten: abwechselnd aggressive Kommunikation mit der Mutter und ängstlich-beleidigter Rückzug.

c) Funktionsanalyse

- Angst- und Zwangsgedanken haben die Funktion des pathologischen Versuchs, eine innere und äußere **Sicherheit** und **Stabilisierung** herzustellen.
- Eine weitere Funktion der Symptomatik besteht in einem **Hilfs- und Aufmerksamkeitsappell** gegenüber den Eltern und ihrer Umgebung
- sowie in einem **Abgrenzungs- und Durchsetzungsversuch.**
- Die Trennungsangst fungiert u. a. auch im Sinne eines pathologischen Versuchs **Homöostase** herzustellen, um die Familie zusammenzuhalten.
- Die emotionalen Explosionen sind einerseits als Hilflosigkeitsreaktionen zu betrachten, andererseits dienen sie zur **Spannungsreduktion**.

6. Diagnose

Die Patientin leidet unter einer Selbstwertkrise mit phobischen und zwanghaften Symptomen im Rahmen eines jugendlichen Ablösungskonflikts.
F93.0 Z: Zustand nach emotionaler Störung mit Trennungsangst des Kindesalters
F42.0 V Zwangsstörung mit Zwangsgedanken
Z62.3 Elterliche Probleme bei der Erziehung, insbesondere Feindseligkeit gegenüber dem Kind und ständige Schuldzuweisung an das Kind

7. Therapieziele

a) Aufbau von Selbstsicherheit und Selbstwertgefühl
b) Abbau der Angst- und Zwangsgedanken
c) Aufbau von Konfliktbewältigungsstrategien
d) Aufbau verstärkender Aktivitäten und Ressourcen
e) Verbesserung der familiären Beziehungen
f) Verarbeitung lebensgeschichtlich bedingter Konfliktsituationen und Verlusterlebnisse

8. Behandlungsplan und Prognose

Zu a) Zum Aufbau eines adäquaten **Selbstwertgefühls** sind Übungen zur Selbstwahrnehmung, Selbstsicherheit und Selbstverstärkung mit Hilfe von Selbstkontroll- und Selbstbeobachtungsmethoden sowie Rollenspielen geplant (Übung: *Das starke Ich*).
Zu b) Zum Abbau der **Angst- und Zwangsgedanken** sind kognitive Umstrukturierung sowie Übungen zur adäquaten Kausal- und Kontrollattribution vorgesehen. Sollten die Zwangsgedanken bereits verfestigt sein, müssen zusätzlich Übungen zur Reizkonfrontation und Reaktionsverhinderung durchgeführt werden. Zur Reduzierung des erhöhten Erregungsniveaus sind begleitend Entspannungsübungen geplant. (Übungen: *Katastrophengedanken entkräften; Den Zwang besiegen*[*])
Zu c) Zum Aufbau notwendiger Problemlöse- und **Konfliktbewältigungsstrategien** ist ein Kommunikations- und Problemlöse-

training auch unter Einbeziehung der Eltern vorgesehen. (Übungen: *Familienkonferenz; Familiensoziogramm*)
Zu d) Zum Aufbau verstärkender und **positiver Aktivitäten** werden ein Verstärkerplan aufgestellt, altersentsprechende Freizeitaktivitäten gefördert sowie die vorhandenen **Ressourcen** (Rennrad, Gitarre, Freundin) ausgebaut. (Übung: *Was ich alles kann*)
Zu e) Zur Verbesserung der **familiären Beziehungen** sind Familienanalysen, Interaktionsbeobachtungen, Verhaltensverträge und lösungsorientierte Rollenspiele zu aktuellen Konfliktsituationen geplant. Auch die Familienressourcen sollen so weit möglich analysiert und mobilisiert werden. (Übung: *Kraftquellen für die Familie*)
Zu f) Falls es gelingt, die aktuelle familiäre Situation zu entspannen und eine Symptomreduktion zu erreichen, werden noch ergänzende Methoden (Rollenspiele, Imaginationsübungen, Emotionsregulation usw.) zu belastenden lebensgeschichtlich bedingten **Verlust- und Konflikterfahrungen** empfohlen.
Die **Prognose** für eine verhaltenstherapeutische Behandlung erscheint aufgrund des jungen Alters der Patientin und ihrer hohen Eigenmotivation sowie ihres massiven Leidensdrucks, auch unter Berücksichtigung einer möglichen familiären Disposition und erhöhten Vulnerabilität sowie der gestörten familiären Interaktionen, als ausreichend günstig, da auch die Eltern (insbesondere der Vater) ihre Bereitschaft zur Mitarbeit in der Therapie signalisiert haben.

9. Begründung für die Umwandlung von Kurzzeit- in Langzeittherapie

Die Patientin befand sich vom … bis … in bisher insgesamt 21 Sitzungen einer genehmigten Kurzzeittherapie bei mir in verhaltenstherapeutischer Behandlung. Die Einbeziehung der Mutter war bisher aufgrund der ablehnenden Haltung sowohl der Patientin als auch der Mutter nur in einer Doppelstunde möglich, ebenso die Einbeziehung des Vaters.
Da ein großer Teil der bisher durchgeführten Sitzungen im Aufbau einer Vertrauensbeziehung zur Patientin bestand – die sehr lange Zeit benötigte, um ihre Angst- und Zwangsgedanken tatsächlich zu benennen, ebenso die auslösenden Abwertungen durch die Eltern –, ist es erst jetzt möglich, auch die Eltern verstärkt einzubeziehen.

Bisher durchgeführte Methoden
Die im Behandlungsplan erwähnten Methoden wurden begonnen, bedürfen jedoch dringend einer Fortsetzung und weiteren Stabilisierung (siehe Behandlungsverlauf).

Bisher erzielter Behandlungserfolg
Die **Stimmung** der Patientin hat sich im Laufe der Sitzungen deutlich verbessert, ist jedoch nach wie vor Schwankungen unterworfen, sodass eine weitere Stabilisierung dringend erforderlich ist.
Selbstsicherheit und **Ängste**, insbesondere auch die Trennungsängste der Patientin, haben sich bisher geringfügig verbessert, sodass in diesem Bereich die Fortsetzung eines Angstbewältigungstrainings einschließlich kognitiver Umstrukturierung notwendig ist sowie familienstabilisierende Maßnahmen. Die Mobilisierung von **Ressourcen** und der Aufbau von **Konfliktbewältigungsstrategien** wurden begonnen.
Bezüglich der **Angst- und Zwangsgedanken** – sie könnte anderen Menschen etwas Böses antun – konnte durch kognitive Umstrukturierung im Sinne von »Ich bin ein wertvoller Mensch, der sich viele Gedanken macht« sowie Übungen zur Kausal- und Kontrollattribution eine Reduzierung erzielt werden, wobei die Patientin insbesondere immer wieder nach Streitigkeiten, Auseinandersetzungen und Abwertungen durch ihre Eltern gefährdet ist, diese Zwangsgedanken zu entwickeln. Dies geschieht auch dann, wenn sie sich intensiv mit Zeitungsberichten über schlechte Taten anderer Menschen beschäftigt. Die Übungen zur Zwangsbehandlung wurden begonnen. Auch in diesem Bereich ist eine weitere therapeutische Arbeit dringend erforderlich.
Schwerpunktmäßig müssen in den kommenden Sitzungen auch die Eltern einbezogen werden, wozu die Patientin nach langer mühsamer Motivationsarbeit im Verlauf der vergangenen therapeutischen Sitzungen nun auch verstärkt bereit ist.

Folgende, auch familienzentrierte Methoden sind geplant:
1. Fortsetzung der Übungen zum Aufbau von Selbstsicherheit, Abgrenzung und Durchsetzung
2. Fortsetzung der Angst- und Zwangsbehandlung (Reizkonfrontation und Vier-Schritte-Methode nach Schwartz)

3. Mobilisierung und Erweiterung von familiären und persönlichen Ressourcen
4. Kommunikationsübungen mit Bezugspersonen
5. Aufbau familiärer Konflikt- und Problemlösestrategien

Aufgrund des Umfangs der geschilderten Symptomatik ist nunmehr eine Umwandlung von einer Kurzzeit- in eine **Langzeit-Verhaltenstherapie** über insgesamt 45 Einzelsitzungen sowie 11 Sitzungen begleitende Behandlung von Bezugspersonen erforderlich.

Der Behandlungsverlauf mit Lena

Die Patientin befand sich vom … bis einschließlich … bei mir in insgesamt 38 Einzelsitzungen einer verhaltenstherapeutischen Psychotherapie wegen einer schweren Selbstwertkrise mit phobischen und zwanghaften Symptomen im Rahmen eines jugendlichen Ablösungskonflikts. Die Eltern beanspruchten insgesamt 11 Sitzungen. Folgende Behandlung, die immer wieder von Kriseninterventionssitzungen unterbrochen war, wurde mit der Patientin durchgeführt:

1. bis 5. (7.) probatorische Sitzung **(Anamnese, Beziehungsaufbau)**
- Anamnese und Fragebogenuntersuchungen mit der Patientin und den Eltern
- **Übung** *Familiensoziogramm*
- Zusätzlich wurden zwei testpsychologische Sitzungen durchgeführt

1. bis 5. Psychotherapie-Sitzung **(Selbstsicherheit, Angst)**
- **Übung** *Mein starkes Ich**
- Aufstellen einer Angsthierarchie
- Beginn des Selbstsicherheitstrainings in Form von Rollenspielen zu konkreten alltäglichen Durchsetzungssituationen mit Eltern und Freunden
- Information über die Zusammenhänge zwischen Angst und Erregung
- Einführung von Entspannungsübungen
- **Übung** *Katastrophengedanken entkräften*
- Kognitive Angstbewältigung *(Zwei-Spalten-Technik)*

6. bis 10. Sitzung **(Ressourcen, Angst- und Zwangsinformation)**

- **Übung** *Was ich alles kann**
- Einführung eines Selbstverstärkungsprogramms für positive Eigenschaften, positive Handlungen, gute Sozialkontakte, Anwendung von Therapieübungen usw.
- Information über Angst- und Zwangsgedanken
- Fortsetzung von Entspannung und Angstbewältigung
- Fortsetzung Selbstsicherheitstraining
- Durchführung der **Übung:** *Der geheime Ort**, einschl. des Aufbaus von positiven Zukunftsvisionen, verbunden mit lösungsorientierten Handlungsanweisungen
- Krisenintervention, konkrete Vorbereitung eines Schullandheimaufenthaltes in Form von Rollenspielen und Erarbeitung entsprechender Lösungsstrategien

11. bis 15. Sitzung **(Zwangs- und Konfliktbewältigung, Familienressourcen)**

- Identifizierung von Angst- und Zwangsgedanken
- **Information:** *Anleitung zum Umgang mit Gefühlen**
- **Übung:** *Den Zwang besiegen**
- Durchführung einer Familiendoppelsitzung
- **Übung:** *Kraftquellen für die Familie*
- Aufbau von Problembewältigungsfertigkeiten mit Hilfe der **Übung:** *Mein Problemtopf**

16. bis 20. Sitzung **(Selbstsicherheit, Angst, Zwang)**

- Fortsetzung: Selbstsicherheitstraining
- Fortsetzung von Angst- und Problembewältigung
- Fortsetzung der **Übung:** *Den Zwang besiegen*
- Reizkonfrontationsübungen mit Angst- und Zwangsgedanken
- Erstellen einer Hierarchie irrationaler Zwangsgedanken

20. bis 25. Sitzung **(Familie, Angst, Zwang)**

- Aufgrund permanenter familiärer Streitigkeiten wurden zwei Doppelsitzungen mit den Eltern durchgeführt sowie weitere Informationen zur Biographie und Vulnerabilität der Eltern erhoben. Hier zeigte sich, dass die Mutter ebenfalls unter einer behandlungsbedürftigen Zwangserkrankung leidet.

- **Übung:** *Familienkonferenz* und Kommunikationsübungen *Kritik in Wünsche und Lösungen verwandeln*
- Fortsetzung der Behandlung von Angst- und Zwangsgedanken bei der Patientin

26. bis 30. Sitzung **(Familie, Ressourcen, Konfliktbewältigung)**
- **Übung:** *Familienkonferenz* und Vereinbarung eines *Verhaltensvertrags*
- Familiensitzung mit dem Ziel, den notwendigen Ablösungsprozess zu fördern. Hier wurden in konstruktiver Zusammenarbeit die Vorschläge und Wünsche aller Beteiligten auf einen Konsens geprüft und Vorsätze für die Zukunft schriftlich fixiert und von allen Beteiligten unterschrieben.
- **Therapiematerialien:** *Entwicklungsziele** und *Energiequellen**
- Krisenintervention: Liebeskummer wegen Ablehnung

31. bis 35. Sitzung **(Familie, Selbstsicherheit, Ressourcen, Zwang)**
- Kommunikationsübungen mit der ganzen Familie
- Fortsetzung Selbstsicherheitstraining
- **Übung:** *Mut tut gut*
- Fortsetzung von Selbstbeobachtungs- und Selbstkontrollmethoden
- Fortsetzung des Selbstverstärkungsprogramms
- Fortsetzung Reizkonfrontation (Angst und Zwang)

36. bis 40. Sitzung **(Familie, Konfliktbewältigung, Ressourcen)**
- Krisenintervention aufgrund eines massiven Streites in der Familie; daraufhin massives Zunehmen aggressiver Inhalte von Angst- und Zwangsgedanken
- Aufstellen einer Kriseninterventionsliste; Erkundigung nach betreuter Wohngruppe
- Fokussierung von Ressourcen und Ressourcenpotenzial
- Sitzung mit dem Vater, der sich in großer Not an die Therapeutin wendet und über zahlreiche psychische Erkrankungen in der Familie berichtet, die bisher vor allen geheimgehalten wurden (Suizid der eigenen Großmutter, Zwangserkrankung des Vaters der Ehefrau, Diagnose der Borderlinestörung der Mutter durch einen Psychiater)

- Doppelsitzung mit Vater und Tochter: Erarbeitung von Kriseninterventionsstrategien einschließlich Auszug in eine sozialpädagogisch betreute Wohngruppe.
- **Übungen:** *Kräfte messen* und *Grenze wahren** (mit Vater)

41. bis 49. Sitzung **(Ressourcen, Ablösung, Stabilisierung, Prävention)**
- Umsetzung des Kriseninterventionsplanes (mit Hilfe des Vaters gelingt es der Patientin schließlich auszuziehen)
- Vertiefung der Ressourcenarbeit
- Stabilisierung der Methoden zum Aufbau von Selbstsicherheit und Bewältigung von Angst- und Zwangsgedanken
- Bilanz, Zielerreichungs-Überprüfung und Rückfall-Präventions-Plan

Abschließende Beurteilung

Im Verlauf der Behandlung zeigte sich, dass die familiäre Disposition und die Vulnerabilität der Patientin sehr viel ausgeprägter war als zunächst angenommen. Trotz teilweise dramatischer Ereignisse, häufiger telefonischer Hilferufe von Patientin und Eltern sowie schwieriger Familiensitzungen war es schließlich gelungen, den notwendigen Ablösungsprozess von der Familie zu vollziehen. Daraufhin haben sich Angst- und Zwangsgedanken deutlich reduziert, die Selbstsicherheit und positiven Erlebnisse der Patientin zugenommen. Der Patientin ist es gelungen, ihren Blick häufiger auf ihre Fähigkeiten und Ressourcen zu lenken als auf Probleme. So konnte sie trotz dieser Schwierigkeiten auch die Schule weiterhin bewältigen, hat zwei neue Freundinnen gefunden und sich in einen Jungen verliebt.

Nach ihrem Auszug von zu Hause hat sie von den restlichen sieben Sitzungen noch eine wahrgenommen. Die Verarbeitung der belastenden Lebensereignisse war aus ihrer Sicht momentan nicht erforderlich. Als prognostisch günstig kann die gute Beziehung und Betreuung durch die für die Patientin zuständige Sozialpädagogin betrachtet werden.

Den Abschiedsbrief von *Lena* finden Sie in Band 1, S. 257.

3.2 Kassenantrag – Kurzzeittherapie – Tommy

(Antrag auf *Kurzzeittherapie* für die gesetzliche Krankenkasse)

1. Symptomatik

Die Eltern des 5 1/2-jährigen Kindes berichten über eine klonisch-tonische Stottersymptomatik des Jungen, die sich seit dem dritten Lebensjahr zunehmend verschlechtert und zu Kontaktproblemen und Schüchternheit geführt hat.

2. Lebensgeschichtliche Entwicklung

Tommy ist das dritte von drei Kindern (eine Schwester 7 Jahre, ein Bruder 12 Jahre).
Tommy ist ein Wunschkind. Die **Schwangerschaft** wurde durch Vorwehen kompliziert, weshalb in der ersten Hälfte der Schwangerschaft die Mutter viel gelegen und sich körperlich geschont habe. Der Vater habe sie in dieser Zeit bei der Betreuung der zwei älteren Kinder stark unterstützt. Ansonsten war die Schwangerschaft unauffällig, die Geburt termingerecht (3440 g, 53 cm, APGAR 9/10/10). Tommy wurde ein Jahr lang gestillt und wird als zufriedenes Baby beschrieben.
Die **Sprachentwicklung** habe sehr früh begonnen (ab 8. Lebensmonat), und bereits mit zwei Jahren habe er erstaunlich flüssig und komplizierte Sätze grammatikalisch richtig gesprochen. Tommy sei schon immer eher ängstlich und vorsichtig gewesen und sehr anhänglich, außerdem bis heute körperlich zart und eher untergewichtig. Mit 3 1/4 Jahren kam er halbtags in den **Kindergarten** und wurde stufenweise eingewöhnt. Ein Vierteljahr später habe sich die Stottersymptomatik entwickelt, anfangs nur in Form eines gelegentlichen Entwicklungsstotterns, seitdem habe jedoch die Symptomatik kontinuierlich zugenommen. In seiner Wohngegend gibt es **wenig Spielkameraden**, deshalb ist er überwiegend mit dem älteren Bruder zusammen. Er spielt auch viel alleine. Die Eltern beschäftigen sich viel mit Tommy, aber nur, wenn er danach verlangt. Von Angeboten ihrerseits halten sie wenig. Früher habe sich der ältere Bruder am meisten Zuwendung geholt. Wegen der Sprachprobleme bekommt momentan Tommy mehr Aufmerksamkeit als die beiden

anderen Kinder. Tommy ist laut Eltern intellektuell sehr gut entwickelt, spielt Strategiespiele mit seinem Bruder und Fußball.
Die 46-jährige **Mutter**, von Beruf Apothekerin, jedoch seit Geburt der Kinder zu Hause, ist sehr um das Wohl ihrer Kinder bemüht. Besonders um Tommy kümmert sie sich sehr intensiv. Sie bezeichnet sich selbst als schüchtern. Sie sei sehr streng erzogen worden und möchte es bei ihren Kindern besser machen. Im Kontakt wirkt die rundliche kleine Mutter warmherzig, liebevoll und gewährend.
Der 42-jährige **Vater**, von Beruf Apotheker, ist sehr familienorientiert und war als Kind ebenfalls schüchtern und litt selbst unter Stottern. Er fällt durch hohe Redeanteile und schnelles Sprechtempo auf. In seiner Familie durften Kinder niemals ungefragt und schon gar nicht bei Tisch sprechen. Er ist stolz darauf, dass in seiner heutigen Familie jeder so viel reden darf, wie er will, was insbesondere er und sein großer Sohn beanspruchen.
Der **Erziehungsstil** ist eher permissiv (akzeptierend und wenig fordernd), von wenig Regeln, Steuerung und Struktur, aber emotionaler Wärme geprägt. Es gibt wenig gezielte Zuwendung oder Förderung. Die Eltern wollen die Kinder möglichst sich selbst bestimmen und entfalten lassen. In letzter Zeit fühlen sich die Eltern jedoch sehr hilflos und erschöpft.

3. Psychischer Befund

Tommy wirkt im Kontakt freundlich zugewandt, etwas zögerlich und schüchtern. Auffallend sind seine Sprechvermeidung sowie die Angewohnheit, nur leise, kurze und knappe Antworten zu geben und Blickkontakt zu vermeiden.

4. Somatischer Befund

Siehe Konsiliarbericht des Kinderarztes und Neurologen.

5. Verhaltensanalyse

Aufgrund der frühen Sprachentwicklung und der **familiären Disposition** zur Entwicklung einer Stottersymptomatik hat sich bei dem Patienten im Alter zwischen dem 3. und 4. Lebensjahr zunächst ein

Entwicklungsstottern gezeigt, das durch Hänseleien im Kindergarten und Bewusstwerdung des Sprachfehlers zunahm. Daraus resultieren die Übernahme des Sprechens durch die Umgebung sowie das besorgte Verhalten der Eltern, was wiederum verstärkt zur Bewusstmachung des Sprachfehlers, zu **kognitiver Selbstabwertung** und Vermeidung des Sprechens führt. Der Vater berichtet, dass Tommy von seinem Stottern total beherrscht und gedanklich stets damit beschäftigt sei. Auf der **Gefühlsebene** habe er Angst davor, dass die Umgebung sein Stottern erkennen und ihn auslachen könne, dies erhöht sein **körperliches Erregungsniveau** und führt wiederum auf der **Verhaltensebene** zu Vermeidung (z.B. zu telefonieren). Aufrechterhaltend sind neben dem sekundären Krankheitsgewinn auch das ausgeprägte Sprechbedürfnis und das schnelle Sprechtempo der Geschwister, sodass der Patient häufig darum kämpfen muss, zu Wort zu kommen. Da die Eltern den Kindern sehr viel Selbstbestimmung zugestehen wollen, widerspricht es ihrem Erziehungsmodell, regulierend einzugreifen, was bei Tommy zu Hilflosigkeit führt.
Ein weiterer **Auslöser** ist nach Beobachtung der Eltern Übermüdung. Nach Angaben der Eltern hat Tommy eindeutig zu wenig Schlaf, was wiederum auslösend für ein verstärktes Auftreten des Stotterns ist. Mit Tommy regelmäßige Zubettgehzeiten zu vereinbaren scheuen sich die Eltern, da er gerade am späten Abend besonders gerne mit seinem Bruder spielt.
In folgenden Situationen und unter folgenden Bedingungen **verbessert** sich das Sprechen nach Beobachtung der Eltern: beim Sprechen von kurzen Sätzen, wenn die Eltern sich intensiv alleine mit ihm beschäftigen, wenn er ausgeschlafen ist, beim Zählen und Singen.

6. Diagnose

F98.5G Stottern bei ungünstigem Erziehungsstil (Z62.8) und familiärer Disposition

7. und 8. Therapieziele, Behandlungsplan und Prognose

1. Zur *Verbesserung der Sprechflüssigkeit* werden eine Verlangsamung des Sprechablaufs mit der Familie eingeübt sowie Kommunikationsübungen durchgeführt, auch zur Regulierung der Sprech-

anteile der einzelnen Familienmitglieder. Im Bedarfsfall wird dies zu einem späteren Zeitpunkt kombiniert mit der Sprechtechnik des metrischen Sprechens, da hier bereits ein hoher Bewusstseinsgrad für die Stottersymptomatik vorliegt.

2. Nachdem bereits seit 13 Monaten eine logopädische Behandlung durchgeführt wird, im Verlauf derer die Stottersymptomatik eher progressiv schlechter wurde, müssen auch folgende Maßnahmen am Symptom vorbei ergriffen werden:
   - *Abbau des Vermeidungsverhaltens* und Aufbau von Selbstsicherheit und Selbstständigkeit durch ein kindgemäßes Selbstsicherheitstraining,
   - Rollenspiele zum Aufbau von Strategien im *Umgang mit dem Stottern* und möglichen Hänseleien.
3. *Anleitung der Eltern* zum Abbau des sekundären Krankheitsgewinns des Stotterns, zur Einführung von konsequenten Alltagsregeln (insbesondere regelmäßige Schlafzeiten) sowie für einen fördernden Umgang mit Sprechen, Sprechvermeidung und Stottern. Aufbau eines strukturierten Erziehungsstils und eines regelmäßigen, gleich verteilten Zuwendungsangebots an die Kinder.

Aufgrund der hohen Motivation und des Leidensdrucks der Eltern sowie der Bereitschaft und des Interesses des Kindes kann die **Prognose** bezüglich einer Reduzierung des Stotterns, Verbesserung der Selbstsicherheit und Reduzierung des Vermeidungsverhaltens auch unter Berücksichtigung der familiären Disposition als günstig betrachtet werden.
Eine Einbeziehung der Eltern und teilweise auch der Geschwister ist notwendig. Es wird eine Kurzzeittherapie über 25 Sitzungen unter Einbeziehung der Eltern und zusätzlich 6 Sitzungen für die Eltern alleine (begleitende Behandlung der Bezugspersonen) beantragt.

Kurz-Zusammenfassung des Therapieverlaufs

Tommy befand sich teilweise alleine, teilweise gemeinsam mit den Eltern in insgesamt 17 Sitzungen und 3 Familiensitzungen (Doppelsitzungen) vom … bis … bei mir in verhaltenstherapeutischer

Behandlung. Die Eltern kamen zu insgesamt 6 Sitzungen (begleitende Behandlung von Bezugspersonen) alleine.
Die Stottersymptomatik reduzierte sich im Verlauf von 8 Monaten deutlich. Tommy ist selbstsicherer geworden und kann sich beim Sprechen besser durchsetzen. Die übrigen Familienmitglieder beachten seine Redebedürfnisse häufiger. In Ruhesituationen ist das Stottern nahezu vollständig remittiert. In Aufregungssituationen tritt es noch sporadisch auf, wobei Tommy bereits eine kontingente Verlangsamung des Sprechablaufs gezielt zur Reduzierung des Stotterns einsetzen kann. Diese Besserung konnte auch während des ersten Vierteljahres der Einschulung aufrechterhalten werden.
Folgende Interventionen waren hilfreich:

1. Führen eines *Selbstbeobachtungsbogens* zur Symptomatik (Bedingungen, unter denen sie gehäuft und reduziert auftritt), zu Familienressourcen und zum Erziehungsverhalten. (Übung *Kraftquellen für die Familie*)
2. Verlangsamung des Sprechablaufs (Einübung über die Eltern als Cotherapeuten im Spiel und bei Familiengesprächen, z. T. mit *Videorückmeldung*)
3. Aufbau von Selbstsicherheit und Selbstständigkeit sowie Abbau des Vermeidungsverhaltens, durch Rollenspiele mit Puppen und schrittweises Einüben der Vermeidungs-Situationen (Therapiematerial *Angstleiter**, Übung *Mut tut gut**)
4. Aufbau konsequenter Alltagsregeln (Leitfaden: *Entwicklungsförderndes Verhalten*) und regelmäßiger Schlaf- und Entspannungszeiten (Übung *Verstärkerprogramm* für alle Kinder)
5. Kommunikationstraining mit den Eltern *(Familienkonferenz)*
6. Einführung regelmäßiger Zuwendungszeiten für alle Kinder (Information *Elternzeit für Kinder*), um die Familienhomöostase zu gewährleisten und durch symptomunabhängige Zuwendungen den sekundären Krankheitsgewinn abzubauen.

Die Behandlung konnte nach insgesamt 29 Sitzungen als erfolgreich abgeschlossen betrachtet werden. Die Durchführung der Methode des metrischen Sprechens war nicht mehr nötig[1].

[1] Der Name Tommy wurde hier nur zur Veranschaulichung gewählt. Bitte verwenden Sie in Ihren Kassenanträgen aus Gründen der Anonymisierung statt des Vornamens die Bezeichnung »Patient« und in der Kopfzeile des Antrags die Chiffre (Anfangsbuchstaben des Nachnamens und das Geburtsdatum).

4. Tipps für Therapeuten von A bis Z zur Elternarbeit

Nun möchte ich Sie noch ein wenig an meinen eigenen Erfahrungen mit Kollegen in der Weiterbildung zum Kinder- und Jugendlichenpsychotherapeuten teilhaben lassen. Hier hat sich gezeigt, dass sich einige wichtige Fragen zu bestimmten Bezugspersonen-Themen wiederholen, die ich Ihnen im Folgenden zusammengestellt habe (zahlreiche weitere Tipps zur Kinder- und Jugendtherapie finden Sie in Band 1, Psychotherapie für Kinder und Jugendliche, Görlitz, 2004).

Ablösungsprozesse

Bei Jugendlichen ist die Autonomieentwicklung und Ablösung von den Eltern ein zentrales Thema. Neben Rollenspielen zu individuellen Ablösungssituationen können auch verschiedene andere Methoden in den Therapiesitzungen oder zwischen den einzelnen Sitzungen hilfreich sein, wie z. B.

- Erstellen einer Hierarchie selbstständiger Verhaltensweisen, die schrittweise eingeübt werden,
- Verhaltensverträge,
- Veränderung des Tagesablaufs,
- Veränderung der Sitzordnung,
- Aufstellen neuer Familienregeln und –pflichten usw.
- (siehe auch *Anleitung für die seelische Basisversorgung, Förderliche Erziehungshaltung in der Pubertät, Psychosoziale Entwicklungsstufen nach Erikson usw.*)

Aufregung vor Eltern- und Familiensitzungen

Die ersten Sitzungen mit Eltern und Familien sind auch für den Psychotherapeuten häufig mit Aufregung verbunden. Hier einige der häufigsten Fragen (mit Lösungsvorschlägen):

- Wie gestalte ich eine Familiensitzung? (siehe Basisinterventionen Kap. II und Erlebnisorientierte Übungen Kap. IV)
- Was werde ich tun, wenn die Eltern streiten (z. B.: Streit zulassen und Videobeobachtung mit Rückmeldung, Kommunikationstraining planen)?

- Was antworte ich, wenn ich nach meiner Erfahrung, meinem Alter, eigenen Kindern usw. gefragt werde (z. B.: »Ich verfüge über umfangreiches aktuelles Fachwissen, dies ist die wichtigste Grundlage für meinen Beruf. Meine persönlichen Erfahrungen würden Ihnen nicht weiterhelfen, da jede Lebenssituation einzigartig ist. Sie haben hier den großen Vorteil, dass es hier nicht um mich, sondern nur um Sie und Ihr Kind geht, und dass sich meine ganze fachliche Aufmerksamkeit nur um Ihre spezielle Situation dreht.«)
- Wie komme ich mit der Zeit (50 oder 100 Minuten) zurecht? (Bereiten Sie sich gut vor und planen Sie die Sitzung schriftlich mit ungefähren Zeiteinheiten. Sind Sie aber auch flexibel genug, bei Zeitmangel Themen auf die nächste Sitzung zu vertagen statt zu überziehen?)

(Weitere Anregungen finden Sie in diesem und im 1. Band.)

Emotionale Verwicklung

Im Rahmen der Kinder- und Jugendlichenpsychotherapie kommen Sie als PsychotherapeutIn immer wieder in Versuchung, die *Rolle der »besseren Eltern«* einzunehmen und dadurch in ein unprofessionelles Alltagsverhalten zu wechseln. In solchen Fällen ist es wichtig, in Distanz oder auch in Supervision zu gehen, da Sie nur die Eltern des Kindes selbst anleiten können, gute Eltern zu werden. Sie selbst können verschiedene Verhaltensweisen (z. B. Spiel oder Hausaufgabensituation) den Eltern modellhaft vormachen mit dem Ziel der Imitation durch die Eltern. Sie können jedoch nicht durch Übernahme einer Elternrolle Elternfiguren ersetzen oder sie gar »ausstechen« (siehe z. B. *Spieltraining*, Übungen *Familienrat*, *Freundlichkeitsgesten* usw.).

Sollten die Eltern des Kindes nicht präsent sein, so kann es für einen begrenzten Zeitraum sinnvoll sein, dem Kind ein stabiles Beziehungsangebot zu machen, bis dies durch eine entsprechende Bezugsperson (z. B. Pflegemutter) übernommen wird (Achtung vor negativen Beziehungs-Abbruchs-Erfahrungen!).

Fordern und Fördern

Um für jedes Alter und die individuelle Situation auch angemessene Fördermöglichkeiten und entsprechende elterliche Forderungen auf ihre Angemessenheit überprüfen zu können, empfehle ich Ihnen, sich sowohl den kognitiven als auch den emotionalen Entwicklungsstand des Kindes, auch mit Hilfe entsprechender Forschungsergebnisse der Entwicklungspsychologie (siehe auch *Band 1*), zu vergegenwärtigen. Die altersentsprechende Balance zwischen fordern, fördern und verwöhnen sollte bei jeder Kindertherapie im Auge behalten werden (siehe auch *Leitfaden Erziehung – Entwicklungsförderndes Verhalten*).

Informationsmaterialien

Zu vielen Störungen gibt es inzwischen ausgearbeitete Krankheitsinformationen. Auch dann, wenn Eltern oder Patienten sehr informiert erscheinen, ist es wichtig, die Not der Patienten durch entsprechende Fachinformationen gleich nach der ersten Sitzung etwas zu lindern. Eine entsprechende Sammlung ist hilfreich als Basisausstattung für den Kindertherapeuten. Wenn Sie den Eltern entsprechende Informationen aushändigen, können Sie hiermit Ihre Kompetenz deutlich machen. Anhand dieser Informationen können gleichzeitig auch Ähnlichkeiten, Abweichungen oder Unterschiede zur Symptomatik des Patienten besprochen und Antworten auf die häufige Frage »was wird in der Therapie gemacht« gegeben werden (siehe auch *Informationen zu Störungen und Therapie* in *Band 1*).

Lernprogramme

Nutzen Sie die sog. Lernprogramme oder Überlebensregeln als Schlüssel zum Wertesystem und tieferen Verständnis der inneren Haltung von Patienten und Bezugspersonen. Es ist sinnvoll, die Lernprogramme und *Überlebensregeln* der Eltern und des Kindes zu identifizieren, um die Motive ihrer Handlungen und Probleme besser zu verstehen. Ein Patient mit dem Lernprogramm »Ich muss immer etwas leisten, sonst bin ich nichts wert« bedarf anderer Interventionen als ein Patient mit dem gegenteiligen Lernprogramm »Wenn ich etwas leiste und ehrgeizig bin, werde ich abgelehnt«. Sulz (2003, S. 5) hat ein sehr nützliches Schema zur Arbeit mit Überlegungsregeln dargestellt, das auch in Form einer *Satzergänzungs-Übung* therapeutisch genutzt werden kann:

***Nur wenn ich immer** … (z. B. mich schüchtern zurückhalte)*
***und wenn ich niemals** … (z. B. vorlaut und frech bin)*
***bewahre ich mir** … (z. B. die Zuneigung der anderen Menschen)*
***und verhindere** … (z. B. deren Unmut und Ablehnung)*

Reizüberflutung

Kinder sind manchmal überfordert durch die ihnen angebotenen Reize ihrer Umwelt. Alleine im häuslichen Bereich kann die Spielzeugflut im Kinderzimmer, der CD-Player, der Fernseher, der Computer, das Handy, die Playstation, Spiele, Bücher, Schulmaterialien usw., entweder eine übererregende oder lähmende Wirkung auf Kinder ausüben. In der Psychotherapie ist daher, ebenso wie im Erziehungsalltag, eine genaue Analyse möglicher Auslöser für Reizüberflutung im häuslichen und außerhäuslichen Bereich wichtig (z. B. durch einen *Hausbesuch*).

Eine zweite Bedeutung dieses Begriffes bezieht sich auf die *Therapiemethode Flooding* bei Angst- oder Zwangsstörungen. Der Patient wird hier mit dem angstauslösenden Reiz – mit seinem Einverständnis – überflutet, um langfristig Angst zu reduzieren und Vermeidungsverhalten abzubauen (siehe Angst- und Zwangsbehandlung, *Band 1*).

Ressourcenorientiertes Vorgehen

Auch im Umgang mit den Eltern empfehle ich Ihnen, möglichst häufig ressourcenorientiert vorzugehen. Die Ressourcen, d. h. die Stärken, Fähigkeiten, Begabungen, Hobbys, Interessen usw., des Kindes und der Familie erfahren dabei besondere Beachtung und werden auch zur Problembewältigung genutzt (siehe auch Therapiematerialien *Hilfreiche Fragen**, *Energiequellen, Gemeinsame Aktionen, Freizeitrad* usw.). Mit den Übungen *Sieben Säulen* (s. Görlitz, 2003b) und *Reise zu den Stärken* sowie den Therapiematerialien *Glücksmomente, Wohlbefindlichkeitsprofil, Grundbedürfnisse* usw. (s. Görlitz, 2003a) können Sie in der Elternarbeit eigentlich nichts falsch machen, verschaffen den Eltern Wohlbefinden und schulen deren Blick für Ressourcen.

Auch Probleme können im Sinne von Ressourcen betrachtet werden, d. h. als für das Kind oder die Familie manchmal bestmögliche

Lösung, um eine schwierige Lebenssituation zu meistern oder gar zu überleben, Bindungsverhalten herzustellen oder die nötige Aufmerksamkeit und Zuwendung der Bezugspersonen zu erreichen. Symptome können in ressourcenorientiertem Sinn daher, insbesondere bei Kindern, manchmal nicht als krankes oder falsches Verhalten betrachtet werden, sondern auch als wichtige Information über das familiäre oder soziale System, in dem das Kind lebt. Auch die im Symptom steckende Energie, die Fähigkeit zum Verzicht, die Fähigkeit, Leid zu ertragen, oder die Fähigkeit der Familie, das Kind zu unterstützen, können als Ressourcen thematisiert oder umgedeutet werden. (Siehe auch Übungen: *Was ich alles kann**, *Kraftquellen für die Familie* usw.)

Selbstbestimmungsrecht
Bis zum vollendeten 7. Lebensjahr können grundsätzlich nur die Erziehungsberechtigten für ihr Kind einen Behandlungsvertrag eingehen. (Vgl. auch Schwarz, 2006)
Zwischen 7. und erreichtem 18. Lebensjahr können Kinder und Jugendliche einen Behandlungsvertrag abschließen, der zur Wirksamkeit jedoch der Zustimmung der gesetzlichen Vertreter bedarf. Bei Kindern ab dem 14. Lebensjahr geht man in der Regel von einer bis zu diesem Alter gewonnenen Einsichts- und Urteilsfähigkeit aus, die zu einem Selbstbestimmungsrecht führt.
Erziehungsberechtigte können für ihr Kind einen Behandlungsvertrag bis zu dessen Volljährigkeit rechtsverbindlich und ohne Zustimmung des Kindes abschließen. Dieser Behandlungsvertrag verpflichtet jedoch das Kind bzw. den Jugendlichen nicht, sich der Behandlung auch zu unterziehen (Pulverich, 2001, S. 24–25).
Kinder, die das 15. Lebensjahr vollendet haben (§ 36 SGBI) und gesetzlich versichert sind (§ 10 SGBV), haben eigene Leistungsansprüche gegen die Krankenversicherung und können ohne Einwilligung der Sorgeberechtigten, also selbstständig, eine psychotherapeutische Behandlung beanspruchen (Gerlach, 2003).

Schuldgefühle der Eltern
Durch den Blick auf das Positive, die Ressourcen und Veränderungsmöglichkeiten anstelle von Problemfixierung oder dem ausschließlichen Blick auf Erziehungsschwierigkeiten können Sie elterlichen

Schuldgefühlen entgegensteuern. Ein zu hohes Maß an Schuldgefühlen ist eher therapiehinderlich denn förderlich. Gleichzeitig sind unangebrachte Schuldgefühle zu trennen von *angebrachtem schlechten Gewissen*. Bei einem stabilen therapeutischen Bündnis können Sie Eltern auch die positive Funktion von schlechtem Gewissen im Sinne der »Erkenntnis, ich habe einen Fehler gemacht, ich möchte diesen wieder gutmachen«, von »Schuldgefühlen« unterscheiden helfen.

Sexueller Missbrauch

Die Diagnostik des sexuellen Missbrauchs ist schwierig, da es kein eindeutiges »Syndrom« des sexuellen Missbrauchs gibt (Engfer, 2002, S. 813). Beim Spielverhalten mit *anatomischen Puppen* unterscheiden sich missbrauchte und nichtmissbrauchte Kinder nicht so deutlich, wie ursprünglich angenommen wurde. Auch *Kinderzeichnungen* sind nicht eindeutig als diagnostische Hinweise zu nutzen, da auch nichtmissbrauchte Kinder Genitalien zeichnen und nicht alle missbrauchten Kinder den Missbrauch in Zeichnungen darstellen. Durch *Kreuzverhöre* und Suggestivfragen sind v. a. kleinere Kinder leicht zu Falschaussagen zu verleiten. Die zuverlässigste Quelle sind *spontane Berichte* der Kinder selbst (S. 814).

Der sexuelle Missbrauch wird nach Intensitätsgrad eingeteilt, und zwar in:

1. *leichte Form ohne Körperkontakt* (Exhibitionismus, anzügliche Bemerkungen, Pornos zeigen, beim Baden zusehen),
2. *wenig intensive Missbrauchshandlungen* (Anfassen der Genitalien, Berühren der Brust, sexualisierte Küsse),
3. *intensiver Missbrauch* (Berühren oder Vorzeigen der Genitalien, Masturbation),
4. *intensivster Missbrauch* (versuchte oder vollzogene orale, anale oder vaginale Vergewaltigung). (S. 809)

In einer Metaanalyse zeigte sich, dass missbrauchte Kinder im Vergleich zu nichtmissbrauchten, nichtklinischen Kontrollgruppen in der Regel eine höhere Symptombelastung haben. Sie haben häufiger Ängste, Depressionen und Aggressionen und zeigen sexualisiertes Verhalten (S. 814).

Bei schweren Misshandlungen von Kindern und sexuellen Übergriffen *dürfen* Sie Ihre Schweigepflicht brechen, *müssen* es aber nicht tun (Gerlach, 2003).

Therapieabbrüche

Sie sollten sich innerlich darauf einstellen, dass immer einige Eltern, Kinder oder beide die Behandlung bereits in der diagnostischen Phase oder auch nach Therapiegenehmigung abbrechen können. Natürlich ist es dabei immer wichtig, die eigene Verantwortung oder den eigenen Beitrag zum Therapieabbruch zu reflektieren. Dies sollten Sie jedoch auch mit einer gewissen professionellen emotionalen Distanz tun. Übertriebene Selbstvorwürfe oder Überverantwortlichkeit für die emotionale Situation des Kindes gehören eher in den Alltagsbereich denn in eine professionelle therapeutische Haltung. Sie können sich diesbezüglich selbst mit inneren hilfreichen Sätzen schützen, wie z. B.:

- Du bist nicht der Retter des Kindes!
- Wende dich nicht an das Kind, um deine Probleme zu lösen!
- Verwickle dich nicht emotional mit dem Kind!
- Entwickle keine Aggressionen gegen die Eltern, da ihre Situation für sie selbst am schwierigsten ist!
- Hüte dich zu agieren, um die Situation durch Telefonate, Briefe etc. nicht zu verschärfen! usw.

Überforderung

Neben möglicher Überforderung im schulischen Bereich können Kinder auch durch elterliche Erwartungen, nicht altersentsprechende Familienregeln, emotionale Belastungen, häufige Streitigkeiten, traumatische Erlebnisse usw. chronisch überfordert sein. Deshalb ist es wichtig, neben einer Begabungs- und Konzentrationsdiagnostik mit entsprechenden Fragebogenuntersuchungen, auch bei der Verhaltensanalyse auf mögliche Überforderungssignale zu achten und geeignete Veränderungen einzuleiten.

Zirkuläre Fragen

Diese Fragetechnik wurde von der *»Mailänder Schule« der systemischen Familientherapie* entwickelt. »Initiiert wurde die Idee des zirkulären Fragens durch Carl Auer, dem legendären Wegbereiter des systemisch-konstruktivistischen Ansatzes. Sein Silberblick führte dazu, dass jedes Mal, wenn Carl Auer einem von uns (gemeint ist das »Mailänder Quartett« Selvini, Boscolo, Cecchin und Prata) eine Frage stellte, ein anderer antwortete. Dementsprechend ist es die zugrunde liegende Struktur des zirkulären Fragens, von der jeweils explorierten Person die von ihr vermuteten oder unterstellten Ansichten, Meinungen und Wünsche einer anderen anwesenden Person (z. B. eines anderen Familienmitglieds) zu erfragen:

- »Wie fühlt sich Ihr Kind in dieser Situation?« »Was denkt es?«
- »Was glauben Sie, wie sehr Ihr Partner unter dieser Situation leidet?«
- »Wer leidet im Moment in der Familie am meisten unter der Situation?«
- »Wie würde Ihre Partnerin in dieser Situation reagieren?«

(s. Hungerige, 2001, S. 61)

Zuwendung

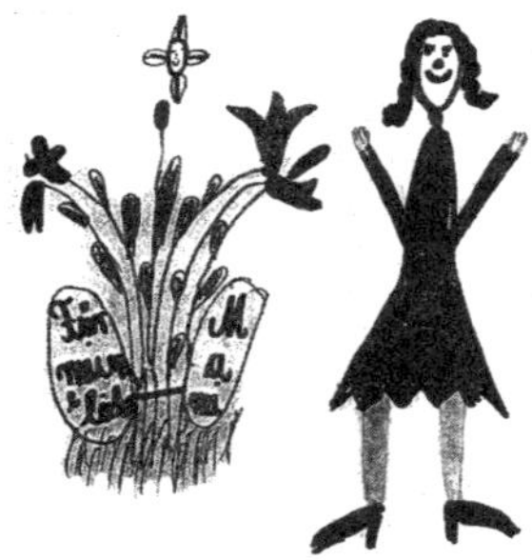

Wie Sie im Laufe der Lektüre dieses Buches immer wieder erfahren konnten, wurde die Förderung alters- und situations-angemessener Zuwendung und Wärme durch die Eltern als eines der zentralen Themen der Elternarbeit betrachtet. Sie können Eltern u. a. auch damit motivieren, sich Zuwendungszeit für ihr Kind zu nehmen, indem Sie den Eltern deutlich machen, dass all das, was sie ihrem Kind an Zuwendung geben, in irgendeiner positiven Form, direkt oder indirekt, wieder zurückkommt. Dies kann auf vielfache Weise geschehen: als gesunde geistig-seelische Entwicklung, in Form guter schulischer Leistungen, durch ein Lob des Lehrers oder der Nachbarin, als Resistenz gegenüber Alkohol und Drogen, im späteren Erwachsenenleben durch Selbstständigkeit und sicheres Bindungsverhalten oder durch ein spontanes Bildgeschenk zwischendurch, wie das Nebenstehende von dem 12-jährigen Kai.

Am Ende dieses Buches finden Sie zunächst noch einen *Eltern-Fragebogen zur Kindertherapie* sowie einige Gedanken und literarische Anregungen zum Umgang mit heranwachsenden und erwachsenen Kindern.

5. Eltern-Fragebogen zur Kinder- und Jugendlichenpsychotherapie

Name des Kindes: .... geb.: ....

überwiesen durch: ....

Schultyp: ....

Schulklasse: .... Notendurchschnitt: ....

Bitte füllen Sie diesen Fragebogen so vollständig wie möglich aus. Sie erleichtern dadurch das Erkennen der Problemzusammenhänge und auch die Durchführung der Behandlung. Die aufgeführten Fragen sind nur eine Vorbereitung auf das Gespräch mit Ihrer Therapeutin/Ihrem Therapeuten. Sie können dann im Gespräch Ihre Angaben jederzeit noch ergänzen oder korrigieren. Viele der folgenden Fragen sind sehr persönlich. Ihre Angaben werden daher **streng vertraulich** behandelt. Es ist keinem Außenstehenden ohne Ihre Erlaubnis gestattet, diese Daten einzusehen. Nehmen Sie sich zum Ausfüllen mindestens 1–2 Stunden ungestörte Zeit.

Bitte skizzieren Sie zunächst Ihren **Familienstammbaum** mit kurzer Erläuterung zu besonderen Lebensereignissen (z. B. herausragende Merkmale oder Fähigkeiten, Krankheiten, Lebensleistungen, Probleme usw. zu den einzelnen Personen)

Großeltern

Eltern
(Alter, Beruf usw.)
(andere Bezugspersonen am Rand ergänzen)

Kinder
(weitere Kinder ggf. ergänzen)

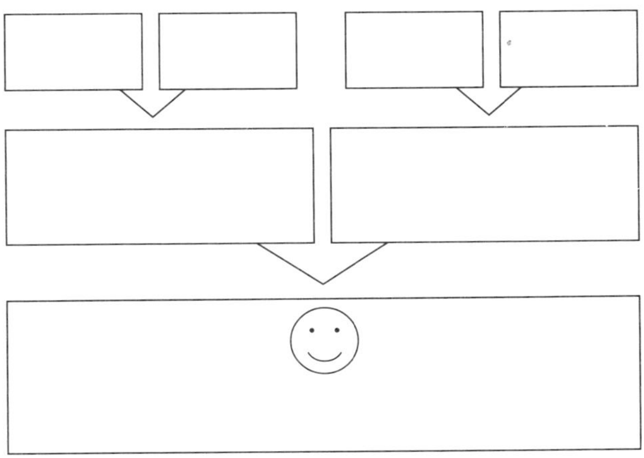

1. Fragen zur Symptomatik (Erfassung auffälliger Verhaltensweisen)

Bitte unterstreichen Sie im folgenden nur die Probleme, die bei Ihrem Kind **früher oder heute für einen längeren Zeitraum als drei Monate** auftraten oder heute noch bestehen:

aggressives Verhalten
Alkoholmissbrauch
Allergien
Anfallsleiden
Angst vor Menschen
Arbeitsstörungen
Asthma
Atembeschwerden
Aufmerksamkeitsstörung
Ausreißen
Bewegungsmangel
Bewegungsstörungen
Distanzlosigkeit
Drogen
Eifersucht
Einkoten
Einnahme von Medikamenten
Einnässen
Entwicklungsverzögerung
Essstörungen
Freudlosigkeit
geistige Behinderung
Haareausreißen
Hautausschlag
Hyperaktivität
Kasperlverhalten
Kontaktprobleme
Konzentrationsstörungen
Kopfschmerzen
Körperbehinderung
Krämpfe
Kreislaufbeschwerden
Leistungsschwankungen
Lese-, Rechen- oder Rechtschreibstörung
Lispeln
Lügen
Magen-Darm-Beschwerden
mangelnde Ausdauer
Minderwertigkeitsgefühle
motorische Unruhe
Nägelknabbern
Ordnungsdrang
Prüfungsangst
Rauchen
rhythmisches Körperwiegen
Schlafstörungen
Schlampigkeit
Schüchternheit
Schulangst
Schuleschwänzen
Schulprobleme
Selbstmordäußerungen
Selbstverletzungen
sexuelle Abweichungen
Sprachstörungen
Stehlen
Stottern
Tics
Traurigkeit
Trennungsangst
Trotz
Übelkeit
Überforderung
Übergewicht
übertriebene Selbstbefriedigung
Umweltängste
Ungeschicklichkeit
Unselbstständigkeit
Unterforderung
Untergewicht
vorzeitige Entwicklung
Wachstumsstörung
Zukunftsängste
Zündeln
Zwänge

Sonstige auffällige Verhaltensweisen oder Störungen:

....

....

....

Bitte beschreiben Sie nun das Problemverhalten, das Sie hierher führt, etwas genauer und seine Entwicklung bis heute:

....

....

2. **Lebensgeschichtliche Entwicklung** (Kind und Familie)

- **Schwangerschaft**: Bitte beschreiben Sie im Folgenden kurz Ihre Einstellung (Mutter/Vater/Geschwister) zur Schwangerschaft und den Verlauf, mögliche Erkrankungen der Mutter oder des Kindes, seelische oder körperliche Belastungen:

....

....

Bitte unterstreichen oder ergänzen Sie, was auf Sie zutraf (z. B. vorhergehende Fehlgeburt, Schädigung des Embryos, Sauerstoffprobleme, Blutgruppenunverträglichkeit, Zuckerkrankheit, Abtreibungsversuche, Infektionskrankheiten usw.)

....

- **Geburt**: Das Kind war eine Früh- ..... Spät- ..... Normalgeburt .....

  Geburtsgewicht: .... Größe: ....

Geburtskomplikationen (z. B. Saugglockenentbindung, Sturzgeburt, verlängerte Wehentätigkeit, Kaiserschnitt usw.)

....

Erfolgte der erste Schrei sofort nach der Geburt? Ja ..... Nein .....

Besonderheiten ....
Hatte das Neugeborene ein blaues oder blasses Aussehen? Ja ... Nein ...

Besonderheiten: ....

Ärztliche Beurteilung des Neugeborenen
(APGAR-Punktzahl der ersten Neugeborenenuntersuchung U1 .....)

Besonderheiten: ....

Wurde das Kind gestillt? Ja . . . Nein . . . Dauer ....

Weitere Bemerkungen zu Schwangerschaft, Geburt und Wochenbett:

....

....

- **Entwicklung**: In welchem Alter lernte es laufen? . . . . . sprechen? . . . . .

Wann wurde mit der Sauberkeitserziehung begonnen? . . . .

Wann war es sauber? tags: . . . . nachts: . . . .

Besonderheiten in der Entwicklung: ....

....

Bitte schildern Sie nun die **wichtigsten Ereignisse und Probleme** im Leben der Eltern und des Kindes:

vor der Geburt des Kindes

	Mutter, Geburtsjahr:	**Vater**, Geburtsjahr:
0–6 J.		
6–14 J.		
14–18 J.		
ab 18 J.		
Beurteilung der eigenen Lebens-geschichte		

seit der Geburt des Kindes

Kind, Geburtsjahr:	*Mutter, Alter .....*	*Vater, Alter .....*
0–3 J.		
3–6 J.		
6–10 J.		
10–15 J.		
ab 15 J.		
Wie sorgen Sie alle für Ihr **seelisches Wohlbefinden?**		
Bitte beschreiben Sie nun Ihre **Persönlichkeiten** in Stichworten:		

Wie beurteilen Sie Ihre eigene **seelische Verfassung** (z. B. ausgeglichen, labil, ängstlich, nervös, zufrieden, antriebsarm, selbstsicher, deprimiert usw.)

Mutter: ....

Vater: ....

Geschwister

Name, Alter, Schule	Eigenschaften	Fähigkeiten	Schwächen	Krankheiten

Bitte zählen Sie alle weiteren **Bezugspersonen** auf, mit denen das Kind zusammenlebt

....

- **Erziehung**: Von wem wurde das Kind bisher erzogen (z. B. Eltern, Großeltern, andere)?

....

Welche **Erziehungsziele** versuchen Sie zu verfolgen?

....

Welche Einigkeit oder Gegensätzlichkeit gibt es zwischen den Erziehern?

....

Wie und wie häufig **beschäftigen** Sie sich in der Regel mit dem Kind?

Mutter: .... Vater: ....

Welche **Regeln** gelten für das Kind in folgenden Bereichen

Essen/Essenszeiten: ....

Zubettgehen: ....

Welche anderen Regeln und **Pflichten** muss das Kind einhalten?

....

Welche **Konfliktthemen** gibt es in der Familie (bitte unterstreichen und ergänzen)? Religion, Haushalt, Beruf, Sexualität, Erziehung, Geld, Freunde, Schule, Ordnung, Gleichberechtigung, Verwandtschaft, Freizeit, Folgsamkeit, Fernsehen, Computer, Weggehen, Politik, Alkohol usw.

....

....

- **Lebenssituation**

Zeichnen Sie nun bitte eine kleine **Skizze Ihrer Wohnung**, markieren Sie das Kinderzimmer und machen Sie daneben kurze Angaben über Größe, Positives und Negatives Ihrer Wohnsituation:

Vorzüge:

Wohnungsskizze

Nachteile:

Wie verbringt die Familie ihre **Freizeit**?

....

Wie sind Sie selbst mit Ihrer gegenwärtigen **Arbeit** zufrieden?

Mutter: ....

Vater: ....

Ist Ihr **Familieneinkommen**
ausreichend für die gesamte Familie? Ja ..... Nein .....

Wie beurteilen Sie das **Kontaktverhalten** Ihres Kindes?

....

Wie häufig ist es mit Gleichaltrigen zusammen? In welchen Situationen? Namen der Freunde.

....

Wie beurteilen Sie Ihr eigenes Kontaktverhalten?

Mutter: .... Vater: ....

Welche regelmäßigen **Aktivitäten** hat das Kind außerhalb des Elternhauses? (Stunden pro Woche)

....

Welche Stärken und **Fähigkeiten** hat Ihr Kind?

....

Bitte nennen Sie **fünf bevorzugte Tätigkeiten** Ihres Kindes, z. B. Fernsehen, Musikhören, Musizieren, Lesen, Basteln, Sammeln, Spielen, Fahrradfahren, Sport, im Freien spielen, Kindergruppen usw.

....

Wie geht es Ihrem Kind im Kindergarten bzw. in der **Schule**?

....

Welchen seelischen und körperlichen **Umweltbelastungen** sind Sie ausgesetzt?

das Kind: .... die Eltern: ....

3. Psychischer Befund

Wie ist gewöhnlich die Grundstimmung Ihres Kindes?

....

Wie schätzen Sie seine intellektuellen Fähigkeiten ein?

....

(bitte vorhandene Fähigkeits- oder Intelligenztestuntersuchungen beilegen)

Was sind die wichtigsten Eigenschaften Ihres Kindes?

....

Welche Gefühle äußert das Kind am häufigsten?

....

4. Somatischer Befund

Behandelnde Ärzte : ....

Welche Krankheiten hat das Kind durchgemacht?

....

Weitere Informationen über kinderärztliche Vorsorgeuntersuchungen (U2-U ...)

....

5. Verhaltensanalyse S–O–R–K

(S = Stimulus/Auslöser, O = Organismusvar., R = Reaktion, K = Konsequenz)

- ***Bedingungsanalyse (Krankheitsmodell)***

Wie ist das Problem Ihrer Meinung nach entstanden?

....

....

Welche möglichen **Ursachen** sehen Sie? (z. B. Komplikationen während Schwangerschaft/Geburt, Erkrankungen des Kindes oder anderer Familienmitglieder / Erziehungsunsicherheiten oder Zeitmangel der Eltern / frühe Trennung von den Eltern / Begabungsdefizite oder besondere Begabungen / mangelnde Entspannungsphasen usw.)

....

....

Auslöser: Wann und in welchen Situationen tritt das Problem häufig oder regelmäßig auf?

....

Unter welchen Bedingungen tritt das Problemverhalten nicht oder nur selten auf?

....

- ***Erlebnis-Ebenen***

Welche typischen **Gedanken** äußert Ihr Kind in Problemsituationen?

....

welche **Gefühle?**

....

welche **Körperreaktionen**?

. . . .

Welches **Verhalten** zeigt Ihr Kind in diesen Situationen?

. . . .

- *Funktionsanalyse*

Mit welchen **Veränderungen** in der Familie oder Lebenssituation könnte das Problem zusammenhängen?

. . . .

Konsequenzen: wie verhält sich die Umgebung (Mutter, Vater, Großeltern, Geschwister, Erzieher, Lehrer, Nachbarn usw.), wenn das Problemverhalten auftritt?

. . . .

. . . .

Welche **Chancen** könnte das Problem für alle Beteiligten in sich bergen?

. . . .

Was würde sich in Ihrer Familie positiv (+) oder negativ (–) verändern, wenn das Kind keine Probleme mehr hätte?

. . . .

Welchen möglichen »**Gewinn**« hat das Kind oder die Angehörigen von dem Problem?

. . . .

- ***Selbsthilfestrategien***: Was erleben Sie als hilfreich im Umgang mit den oben geschilderten Problemen?

. . . .

Was ist weniger hilfreich?

. . . .

Was haben Sie bereits bisher versucht, um sich zu helfen?

Mutter . . . . Vater . . . . Kind . . . .

6. Diagnose

Bezeichnung bzw. Diagnose des **Problemverhaltens**:

....

Disposition: Wer in der Familie (oder Verwandtschaft) leidet oder litt unter ähnlichen Problemen?

....

Welche **Behandlungsversuche** wurden bisher unternommen (Kind, Eltern, Geschwister) und was haben diese bewirkt?

....

7. Behandlungsziele

Was möchten Sie durch die psychotherapeutische Behandlung verändern?

mittelfristig (in 3 bis 6 Monaten)	langfristig (für die kommenden 5 Jahre)
Kind 1. 2. 3.	
Eltern 1. 2. 3.	
Andere (Großeltern, Lehrer usw.)	

Was wäre **Ihrer Meinung** nach *(denn Sie kennen Ihr Kind am besten!)* zu tun, um diese Ziele zu erreichen?

1. ....

2. ....

3. ....

Motivation: Bitte schätzen Sie nun noch die Bereitschaft aller Beteiligten für eine psychotherapeutische Behandlung ein: (bitte tragen Sie eine Zahl von 0 = keine Bereitschaft bis 100 = sehr große Bereitschaft ein)

Kind ..... Vater ..... Mutter ..... Geschwister ..... Großeltern .....

Lehrer/Erzieher ..... andere .....

Wie viel **Zeit** können Sie sich **täglich** zusätzlich für **therapeutische Übungsaufgaben** nehmen?

Mutter .... Vater .... Kind ....

Welche **zusätzlichen Informationen** erscheinen Ihnen noch wichtig zu sein (z.B. Vorerkrankungen, beängstigende Erfahrungen, familiäre Geheimnisse usw.)? Bitte halten Sie keine wichtigen Informationen zurück, denn der **Erfolg einer Psychotherapie** hängt auch wesentlich davon ab, dass Ihr(e) Psychotherapeut(in) möglichst alle Informationen erhält, die direkt oder indirekt mit dem Problem zusammenhängen könnten. Sie können sich sicher sein, dass Ihr(e) Therapeut(in) unter **Schweigepflicht** steht.

....

....

Ist Ihnen beim Ausfüllen des Fragebogens irgendetwas deutlicher oder **bewusster** geworden, das Ihnen selbst helfen könnte, die Probleme zu bewältigen?

Mutter: ....

Vater: ....

Wie **fühlen** Sie sich jetzt nach dem Ausfüllen des gesamten Bogens (außer dass es natürlich anstrengend war)?

Mutter: ....

Vater: ....

Vielen Dank, dass Sie sich die Mühe gemacht haben, diesen Bogen auszufüllen.

Görlitz, G. (2005): Psychotherapie für Kinder und Familien.
Stuttgart. Pfeiffer bei Klett-Cotta.

Ausblick – Festhalten oder Loslassen?

Am Ende dieses Buches möchte ich Ihnen noch ein paar Anregungen für die Arbeit mit Eltern heranwachsender und erwachsener Söhne und Töchter mitgeben.

Fallbeispiel Markus: Abschiedsworte seines Vaters

> Bis Sie mich in meiner Vaterrolle entdeckt und gefordert hatten, war unser gemeinsamer Sohn mit seinen 15 Jahren auf dem besten Wege, ein verweichlichtes Muttersöhnchen zu werden. Bis dahin hatten wir beide geglaubt, ihn nur mit Schuldgefühlen für die Herzanfälle meiner Frau in Schach halten zu können. Sie haben mich gelehrt, ihm zu zeigen, wie sich ein Mann benimmt und artikuliert, mit ihm zu streiten, ihn zu fördern und ihm meine Liebe auf meine etwas rauere männliche Weise zu zeigen. Nun spielen wir beide Schach, machen Bergtouren, fahren Kajak und bauen in der Garage Modelle – ohne Mutter. Seit ich mich mehr mit ihm beschäftige, kann sie besser loslassen! Markus wird allmählich ein erwachsener Mann, der Konflikte mit seinen Eltern, auch ohne Schuldgefühle und ohne Kopf- und Bauchschmerzen, aushalten kann. Ich bin stolz auf ihn!

Für alle Eltern heranwachsender Kinder ist die Frage »Festhalten oder Loslassen? – nach dem gleichnamigen Titel von Howard M. Halpern (2001) – ein wichtiges Thema, das sie von Beginn der Pubertät bis in das Erwachsenenalter ihrer Kinder begleitet. Hier zur Veranschaulichung zwei Beispiele aus o. g. Buch:
»Eine Frau hatte gerade den jüngsten, elfjährigen Sohn zum Bus begleitet, der ihn in ein Sommerlager bringen sollte. Sie stand draußen vor dem Bus und weinte. Er fehlte ihr bereits. Ihr Sohn öffnete das Busfenster und sagte: ›Hör mal, Mama. Du kannst einen sehr schönen Sommer haben – wenn du willst.‹ Die Worte dieses klugen elfjährigen Jungen können alle Eltern inspirieren, deren Kinder fortgehen oder sich aus der abhängigen, sehr engen Beziehung der früheren Zeit gelöst haben. Diese Worte sagen dir und mir, dass wir die Wahl haben: Wir können weinen und den Verlust der früheren Nähe beklagen und uns dann klammern, oder wir können die neu errungene Freiheit dazu benutzen, hinauszugehen und eine neue, erfüllende Lebensphase zu schaffen – wenn wir es wollen.« (S. 205)

Eine andere Mutter erzählte von ihrer erwachsenen Tochter: »Ich wurde es müde, sie immer anzustoßen und zu zwingen: Komm und besuch mich, ruf mich doch mal an, wo bist du denn gewesen, mit wem gehst du aus usw., Sachen, die ich einfach nicht sagen musste. Ich merkte immer, wie ich dort drängelte, wo ich nicht erwünscht war. Und ich wurde auch nicht gebraucht. Meine Tochter hatte ihre Unabhängigkeitserklärung ganz laut und deutlich und einfach so abgegeben – nachdem ich, was weiß ich wie lange, versucht hatte, mich an die Vergangenheit zu klammern. Schließlich wurde mir klar, dass ihre Unabhängigkeitserklärung auch meine Unabhängigkeitserklärung war. Ich empfand es als Erleichterung, nicht länger die Verantwortung für sie zu haben. Ich war befreit davon, eine Mutter zu sein oder mich wie eine Mutter benehmen zu müssen, und ich konnte einfach ich sein.« (S. 212)

Solange sie leben, hören Eltern nie auf, die Elternrolle einzunehmen und auch ihre erwachsenen Kinder wie damals, als sie noch unter den Fittichen der Eltern standen, zu behandeln und neue Fehler zu machen. Eltern mit einer guten Beziehung zu ihren erwachsenen Söhnen und Töchtern sind in der Lage, Meinungsverschiedenheiten und Konflikte als unvermeidlichen Teil einer guten Beziehung zu akzeptieren. »Sie unterscheiden sich darin von Eltern, die eine enttäuschende Beziehung zu ihren Kindern haben, weil jene in Konflikten und Zusammenstößen oft eine Beleidigung sehen, eine Tragödie, einen Verrat, ein Unglück, Ursachen für ständigen Schmerz oder einen Grund, Schuldgefühle zu provozieren. Die Fähigkeit, eine andere Meinung zuzulassen, ist eng verwandt mit der Fähigkeit zu vergeben und sich vergeben zu lassen.« (S. 201)

Die meisten Eltern sind dankbar für Anleitungen. Folgende – gleichzeitig befreiende und schmerzliche – Lebensregeln, die Sie mit Eltern erwachsener Töchter und Söhne diskutieren und erarbeiten können, habe ich von einer lieben Freundin, selbst Mutter von vier erwachsenen Kindern, bekommen (»Danke dir, liebe Pat, für diese wertvolle Anregung«):

Lebensregeln für ältere Menschen im Umgang mit jüngeren

Karl Barth

- *Du sollst dir klarmachen, dass die jüngeren, dir verwandten oder sonst lieben Menschen beiderlei Geschlechts ihre Wege nach ihren eigenen (nicht deinen) Grundsätzen, Ideen und Gelüsten zu gehen, ihre eigenen Erfahrungen zu machen und nach ihrer eigenen (nicht deiner) Fasson selig zu sein und zu werden das Recht haben.*
- *Du sollst ihnen also weder mit deinem Vorbild noch mit deiner Altersweisheit, noch mit deiner Zuneigung, noch mit Wohltaten nach deinem Geschmack zu nahe treten.*
- *Du sollst sie in keiner Weise an deine Person binden und dir verpflichten wollen.*
- *Du sollst dich weder wundern noch gar ärgern und betrüben, wenn du merken musst, dass sie öfters keine oder nur wenig Zeit für dich haben, dass du sie, so gut du es mit ihnen meinen magst und so sicher du deiner Sache ihnen gegenüber zu sein denkst, gelegentlich störst und langweilst und dass sie dann unbekümmert an dir und deinen Ratschlägen vorbeibrausen.*
- *Du sollst bei diesem ihrem Tun reumütig denken, dass du es in deinen jüngeren Jahren den damals älteren Herrschaften gegenüber vielleicht (wahrscheinlich) ganz ähnlich gehalten hast.*
- *Du sollst also für jeden Beweis von echter Aufmerksamkeit und ernstlichem Vertrauen, der dir von ihrer Seite widerfahren mag, dankbar sein; du sollst aber solche Beweise von ihnen weder verlangen noch erwarten.*
- *Du sollst sie unter keinen Umständen fallen lassen, sollst sie vielmehr, indem du sie freigibst, in heiterer Gelassenheit begleiten …*

(aus: Carl Zuckmayer / Karl Barth (1986), Späte Freundschaft in Briefen)

Es ist hilfreich, wenn wir uns auch sprachlich auf diese neue Situation einstellen und nicht mehr von unserem Kind, sondern stattdessen von unserer *erwachsenen Tochter* oder dem *erwachsenen Sohn* sprechen. Erst wenn wir unsere erwachsenen Kinder wirklich als Erwachsene akzeptieren, können wir unsere Beziehung zu ihnen neu definieren und uns darauf einigen, dass uns ein besonderes und einzigartiges Band mit ihnen verknüpft. »Es beginnt mit dem unvergleichlichen Wunder der Geburt, ist dann gekennzeichnet durch deine Hingabe, dieses hilflose Wesen am Leben und gesund zu erhalten, und später durch deine tägliche Anteilnahme an den Belastungen und dem Wunder ihres Wachstums und ihrer Entfaltung.« (Halpern, 2001, S. 14) Es kann dann sehr wohl notwendig sein, diese Beziehung neu zu überdenken, gleichgültig, ob die gegenwärtigen Sorgen einer Ernüchterung über die Abnabelung, einer Enttäuschung über mangelnde Rücksichtnahme oder auch nur einem Unbehagen über die gegenwärtige Entwicklung entspringen. Für alle betroffenen Mütter und Väter dieser Welt ist es hilfreich und notwendig, den heranwachsenden oder erwachsenen Sohn oder die Tochter in einem neuen Licht zu sehen.

Anhang

Verzeichnis der Übungen – Therapiematerialien – Informationen in diesem Band

• **Informationen**

Literatur

Alexander, J. F. & Parsons, P. V. (1982). Functional family therapy. Monterey. Brooks/Cole.

Ball, J; Lohaus, A.; Lißmann, I. (2006). Entwicklungspsychologische Grundlagen. In: Mattejat, F. Lehrbuch der Psychotherapie. Band 4. München. CIP-Medien.

BMBF PUBLIK. (2003). Bundesministerium für Bildung und Forschung – Begabte Kinder finden und fördern. Bonn. Referat Öffentlichkeitsarbeit.

Borg-Laufs, M. (2001). (Hrsg.). Lehrbuch der Verhaltenstherapie mit Kindern und Jugendlichen. Band II. Interventionsmethoden. Tübingen. dgvt.

Borg-Laufs, M. &Hungerige, H. (2006). Selbstmanagementtherapie mit Kindern. Stuttgart. Leben Lernen 183. Klett-Cotta.

Comer, R. J. (1995/2001). Klinische Psychologie. Heidelberg. Spektrum Akademischer Verlag.

Cusinato, M. (1994). Parenting over the family life cycle. In: L'Abate, L. (Ed.). Handbook of family psychology and psychopathology. New York. Wiley.

Döpfner, M.; Schürmann, S.; Frölich, J. (1997). Therapieprogramm für Kinder mit hyperkinetischem und oppositionellem Verhalten. THOP. Weinheim. Beltz *PVU.*

Eggers, C.; Fegert, J. & Resch, F. (Hrsg.) (2004). Psychiatrie und Psychotherapie des Kindes- und Jugendalters. Berlin. Springer.

Endres, W. (2003). So macht lernen Spaß. Weinheim. Beltz.

Engfer, A. (2002). Misshandlung. Vernachlässigung und Missbrauch von Kindern. In: Oerter, R. & Montada, L. (Hrsg.). Entwicklungspsychologie. Weinheim. Beltz *PVU.*

Erikson, E. H. (1963/1976). Kindheit und Gesellschaft. (6. Aufl.). Stuttgart. Klett-Cotta.

Erikson, E. H. (1994). Identität und Lebenszyklus. Drei Aufsätze (14. Aufl.). Frankfurt am Main. Suhrkamp.

Falloon, I. R. H. (Ed.) (1988). Handbook of behavioral family therapy. New York. Guilford Press.

Fengler, J. (2001). 6. Aufl. Helfen macht müde. Stuttgart. Klett-Cotta.

Galbraith, J. & Delisle, J. (1996). The Gifted Kid's Survival Guide. A Team Handbook. Free Spirit Publishing Inc. Minneapolis. Kanada

Geary, D. C. (2000). Evolution and proximate expression of human paternal investment. Psychological Bulletin. 126, 55–77.

Gerlach, H. (2003). Ganz Recht. In: Psychotherapeutenjournal 1/2003. Heidelberg. R. V. Decker.

Gordon, T. (1980). Familienkonferenz. Die Lösung von Konflikten zwischen Eltern und Kind. Reinbek bei Hamburg. Rororo

Görlitz, G. (1993). Kinder ohne Zukunft? Verhaltenstherapeutische Praxis im Erzieheralltag. München. Pfeiffer.

Görlitz, G. (2003/2006a).Körper und Gefühl in der Psychotherapie. Basisübungen. Stuttgart. Klett-Cotta. 4. Auflage 2006

Görlitz, G. (2003/2006b). 2. Aufl. Körper und Gefühl in der Psychotherapie. Aufbauübungen. Stuttgart. Klett-Cotta. 3. Auflage 2006

Görlitz, G. (2004/2006). Psychotherapie für Kinder und Jugendliche. Erlebnisorientierte Übungen und Materialien. Stuttgart. Klett-Cotta. 2. Auflage 2006

Görlitz, G. & Rindermann, H. (1999). Förderung sozialer und emotionaler Fähigkeiten hochbegabter Kinder. Beschreibung eines Modellprojekts an der Universität München. DGHK. Labyrinth, 59, 15–19.

Halpern, H. M. (2001). Festhalten oder Loslassen. Wie Eltern die Beziehung zu ihren erwachsenen Kindern gestalten können. Salzhausen. Isko-Press.

Hartung, J. (2001). Aggressivität. In: Lauth, W., Brack, U. B., Linderkamp, F. (2001). Verhaltenstherapie mit Kindern und Jugendlichen. Weinheim. Psychologie-Verlagsunion, Verlagsgruppe Beltz *PVU*.

Heekerens, H.-P. (2002). Verhaltenstherapeutische Elterntrainings. In: Sulz, S. K. D. & Heekerens, H. P. (Hrsg.). Familien in Therapie. München. CIP-Medien.

Heller, K. A. (1992/2001). (Hrsg.). Hochbegabung im Kindes- und Jugendalter. Göttingen. Hogrefe.

Hinsch, R. & Pfingsten, U. (2002). 4. völl. neu bearb. Aufl. Gruppentraining sozialer Kompetenz. Weinheim. Beltz *PVU*.

Hippler, B. & Scholz, W. (1974). Token-Verstärkungssystem in der Schule. In: Kraiker, C. (Hrsg.). Handbuch der Verhaltenstherapie. München. Kindler.

Hippler, B. & Görlitz, G. (2001). Selbsterfahrung in der Gruppe. Person- und patientenorientierte Übungen. Stuttgart. Klett-Cotta.

Hippler, B, (2000). Wieder lieben lernen – Integrative Paartherapie nach Jacobson und Christensen. In: Sulz, S. K. D. (Hrsg.). Paartherapie. München. CIP-Medien.

Hungerige, H. (2001). Das Explorationsgespräch mit Eltern. In: Borg-Laufs, M. (Hrsg.). Lehrbuch der Verhaltenstherapie mit Kindern und Jugendlichen. Band II. Interventionsmethoden. Tübingen. dgvt.

ICD-10-GM. (2004). Köln. Deutsches Institut für Medizinische Dokumentation und Information.

Jänicke, W. & Borg-Laufs, M. (2001). Systemische Therapie und Verhaltenstherapie. In: Borg-Laufs, M. (Hrsg.). Lehrbuch der Verhaltenstherapie mit Kindern und Jugendlichen. Band II. Tübingen. dgvt-Verlag.

Junge, J.; Neumer, S.; Manz, R.; Margraf, J. (2002). Gesundheit und Optimismus GO. Trainingsprogramm für Jugendliche. Weinheim. Beltz *PVU*.

Kaiser, P. (2002). Einführung in die Paar- und Familienpsychologie. In: Sulz, S. K. D. & Heekerens, H. P. (Hrsg.). Familien in Therapie. München. CIP-Medien.

Kaufmann, R. A. (1990). Die Familienrekonstruktion. Heidelberg. Asanger.

König, O. (2004). Familienwelten. Theorie und Praxis von Familienaufstellungen. Stuttgart. Klett-Cotta

Könning, J. (2006). Euthyme Methoden mit Kindern und Eltern. In: Mattejat, F. Lehrbuch der Psychotherapie. Band 4. München. CIP-Medien.

Krucker, W. (2000). Diagnose und Therapie in der klinischen Kinderpsychologie. Stuttgart. Klett-Cotta.

Langenscheidt, S. & G. (1994). Liebe das Leben. München. Heyne.

Lauth, W., Brack, U. B., Linderkamp, F. (2001). Verhaltenstherapie mit Kindern und Jugendlichen. Weinheim. Beltz *PVU*.

Mackowiak, K. (1999). Motivations- und Beziehungsaufbau in der Verhaltenstherapie mit Kindern und Jugendlichen. In: Borg-Laufs, M. Lehrbuch der Verhaltenstherapie mit Kindern und Jugendlichen. Band I. Tübingen. dgvt.

Mähler, G. & Mähler, H. G. (2000). Familienmediation. In: Sulz, S. K. D. (Hrsg.). Paartherapien. München. CIP-Medien.

Mattejat, F. (Hrsg.) (2006). Lehrbuch der Psychotherapie. Band 4. Verhaltenstherapie mit Kindern, Jugendlichen und Familien. München. CIP-Medien.

Minuchin, S. (1974). Families and family therapy. Cambridge, MA. Harvard University Press.

Minuchin, S. (1981). Praxis der strukturellen Familientherapie. Freiburg. Lambertus.

Mönks, F. J. & Ypenburg, I. H. (2000). Unser Kind ist hochbegabt. Ein Leitfaden für Eltern und Lehrer. München. Ernst Reinhardt.

Oerter, R. & Dreher, E. (2002). Jugendalter. In: Oerter, R. & Montada, L. (Hrsg.). Entwicklungspsychologie. Weinheim. Beltz *PVU*.

Oerter, R. & Montada, L. (Hrsg.) (2002). Entwicklungspsychologie. 5. vollst. überarb. Aufl. Weinheim. Beltz *PVU*.

Oerter, R.; Montada, L. (Hrsg.) (1995). Entwicklungspsychologie 3. Aufl. Weinheim. Beltz *PVU*.

Olson, D. H. (1990). Family circumplex model: Theory, assessment and intervention. Japanese Journal of family Psychology, 4, 55–64.

Papoušek , M. (2003). Gefährdungen des Spiels in der frühen Kindheit: Klinische Beobachtungen, Entstehungsbedingungen und präventive Hilfe. In: Papoušek & v. Gontard, A. (Hrsg.). Spiel und Kreativität in der frühen Kindheit. Stuttgart. Klett-Cotta.

Petermann U. & F. (2003). Training mit sozial unsicheren Kindern. Weinheim. Beltz *PVU*.

Petermann, F. & U. (1997). Training mit aggressiven Kindern. Weinheim. Beltz *PVU*.

Pulverich, G. (2001). Rechtliche Bedingungen. In: Lauth, G. W. et al. Verhaltenstherapie mit Kindern und Jugendlichen. Beltz *PVU*.

Richter, H. E. (1970). Patient Familie. Reinbek. Rowohlt.

Rothenberger, A. (2004). Tipps für Angehörige. In: Deutsche Gesellschaft für Zwangserkrankungen. Basisinformationen Zwangserkrankungen. Leverkusen. Verlag Patient und Gesundheit e. K.

Saile, H. (2001). Familieninteraktion und -kommunikation. In: Lauth, W., Brack, U. B., Linderkamp, F. Verhaltenstherapie mit Kindern und Jugendlichen. Weinheim. Beltz *PVU*.

Satir, V. (1975/2004). Selbstwert und Kommunikation. Familientherapie für Berater und zur Selbsthilfe. 16. Aufl. Stuttgart. Klett-Cotta.

Scheib, P. & Wirsching, M. (2004). Paar- und Familientherapie. Leitlinien und Quellentexte. Stuttgart. Schattauer.

Schmelzer, D. (1997). Verhaltenstherapeutische Supervision. Hogrefe. Göttingen.

Schmelzer, D. (1999). Probleme und Möglichkeiten begleitender Elternarbeit. In: Borg-Laufs, M. (Hrsg.). Lehrbuch der Verhaltenstherapie mit Kindern und Jugendlichen. Band I. Grundlagen. Tübingen. dgvt.

Schmidt-Denter, U. (2003). Entwicklung von Trennungs- und Scheidungsfamilien: Die Kölner Längsschnittstudie. In: Schneewind, K. A. (Hrsg.). Familienpsychologie im Aufwind. Brückenschläge zwischen Forschung und Praxis. Göttingen. Hogrefe.

Schneewind, K. A. (1995). Familienentwicklung. In: Oerter, R. & Montada, L. (Hrsg.). Entwicklungspsychologie. Weinheim. Beltz *PVU*.

Schneewind, K. A. (1999). Familienpsychologie. Stuttgart. Kohlhammer.

Schneewind, K. A. (2000) (Hrsg.). Familienpsychologie im Aufwind. Brückenschläge zwischen Forschung und Praxis. Göttingen. Hogrefe.

Schneewind, K. A. (2002a). Entwicklung von Familienbeziehungen. In: Oerter, R. & Montada, L. (Hrsg.). Entwicklungspsychologie. Weinheim. Beltz *PVU*

Schneewind, K. A. (2002b). Familienentwicklung. In: Oerter, R. & Montada, L. (Hrsg.). Entwicklungspsychologie. Weinheim. Beltz *PVU*.

Schneewind, K. A. (2005). Freiheit in Grenzen. Eine interaktive CD-Rom zur Stärkung elterlicher Erziehungskompetenzen. Universität München. www.3c3c.de

Scholz, W. (1977) (Hrsg.). Verhaltensprobleme in der Schulklasse. München. Reinhardt.

Schulz von Thun, F. (1988). Miteinander reden: Störungen und Klärungen. Psychologie der zwischenmenschlichen Kommunikation. Reinbek bei Hamburg. Rororo Sachbuch

Schwäbisch, L. & Siems, M. (1978). Anleitung zum sozialen Lernen für Paare, Gruppen und Erzieher. Reinbek bei Hamburg. Rowohlt.

Schwarz, M. (2006). Rechtliche Aspekte in der Kinder- und Jugendlichenpsychotherapie. In: Mattejat, F. Lehrbuch der Psychotherapie. Band 4. München. CIP-Medien

Selvini Palazzoli, M.; Boscolo, L.; Cecchin, G.; Prata, G. (1981). Hypothetisieren – Zirkularität – Neutralität: drei Richtungen für den Leiter der Sitzung. Familiendynamik, 6 (2), 123–139.

Shapiro, L. E. (1997). EQ für Kinder. Wie Eltern die emotionale Intelligenz ihrer Kinder fördern können. Bern. Scherz.

Stapf, A. (2003). Hochbegabte Kinder. Persönlichkeit – Entwicklung – Förderung. München. Beck.

Steinhausen, H-C. (2006). Psychische Störungen bei Kindern und Jugendlichen. München.Elsevier, Urban und Fischer.

Stone, L. J. & Church, J. (1973). Kindheit und Jugend. Einführung in die Entwicklungspsychologie. Stuttgart. Thieme.

Sulz, S. K. D. (2000a) (Hrsg.). Paartherapien. München. CIP-Medien.

Sulz, S. K. D. (2000b) (Hrsg.). Von der Kognition zur Emotion. München. CIP-Medien.

Sulz, S. K. D. (2002a) Das Individuum in der Familie. In: Sulz, S. K. D. & Heekerens, H. P. (Hrsg.). Familien in Therapie. München. CIP-Medien.

Sulz, S. K. D. (2002b).Information zur Ausbildung zum Kinder- und Jugendlichenpsychotherapeuten. München. CIP.

Sulz, S. K. D. (2003) (Hrsg.). Theoretische Grundlagen der Interaktionellen Fallarbeit. In: Von der Balintgruppe zur Interaktionellen Fallarbeit. München. CIP-Medien.

Terman, L. M. & Oden, M. H. (1959). The gifted group at midlife. Genetic studies of genius (vol. 5). Stanford, CA: Stanford. University Press.

Toman, W. (1987). Familienkonstellationen. München. Beck.

v. Aster, S. & v. Aster, M. (2003). Eltern-Kind-Spiel und videogestütztes Feedback als Element der begleitenden Elternarbeit in der Kinderpsychotherapie. In: Papoušek, M.; v. Gontard, A. (Hrsg.) (2003). Spiel und Kreativität in der frühen Kindheit. Stuttgart. Klett-Cotta.

v. Aster, S. (2006). Spieltherapeutische Ansätze in der Verhaltenstherapie mit Kindern. In: Mattejat, F. Lehrbuch der Psychotherapie. Band 4. München. CIP-Medien.

Vopel, K. W. (1992). Wege des Staunens. Probleme lösen. Band IV. Salzhausen. Iskopress.

Walper, S. (2002). Verlust der Eltern durch Trennung, Scheidung oder Tod. In: Oerter, R. & Montada, L. (Hrsg.). Entwicklungspsychologie. Weinheim. Beltz *PVU.*

Warnke, A. (1993). Elterntraining. In: Steinhausen, H.-C. & v. Aster, M. (Hrsg.). Handbuch der Verhaltenstherapie und Verhaltensmedizin bei Kindern und Jugendlichen. Weinheim. Beltz *PVU.*

Watzlawick, P.; Beavin, J. H.; Jackson, D. D. (1969). Menschliche Kommunikation. Bern. Huber.

Webb, J. T. & De Vries, A. R. (1993a). Training Manual for facilitators of SENG model guided discussion groups for parents of talented children. Dayton, Ohio. Psychology Press.

Webb, J. T. (1993b). Nurturing social-emotional development of gifted children. In: Heller, K. A.; Mönks, F. J.; Passow, A. H. (Hrsg.). International handbook of research an development of giftedness an talent (S. 525–538). Oxford. Pergamon.

Webb, J. T.; Meckstroth, E. A.; Tolan, S. T. (2006). Hochbegabte Kinder – ihre Eltern, ihre Lehrer. Bern. Huber.

Wewetzer, C. (Hrsg.) (2004). Zwänge bei Kindern und Jugendlichen. Göttingen. Hogrefe

Wewetzer, C. & Hemminger, U. (2006) Zwangsstörungen bei Kindern und Jugendlichen. In: Mattejat, F. Lehrbuch der Psychotherapie. Band 4. München. CIP-Medien.

White, M. & Epston, D. (2002). Die Zähmung der Monster. Der narrative Ansatz in der Familientherapie. Heidelberg. Carl Auer-Systeme Verlag.

Zimbardo, G. & Gerrig, R.J. (2004). 16. Aufl. Psychologie. München. Pearson Studium

Gudrun Görlitz:

Psychotherapie für Kinder und Jugendliche

Erlebnisorientierte Übungen und Materialien

270 Seiten, broschiert, ISBN 978-3-608-89017-4

Leben Lernen 174

Was braucht ein Kind, um sich gesund zu entwickeln? Was zeichnet eine gute Kindertherapie aus? Mit welchen Methoden werden die spezifischen Störungen am effektivsten behandelt? Diese und viele andere Fragen, die sich sowohl Kinder- und Jugendlichentherapeuten als auch besorgte Eltern stellen, werden hier ausführlich beantwortet. Im Zentrum steht eine reichhaltige Sammlung von Übungen, Therapiematerialien und Informationen: Einstiegsübungen zum Kennenlernen, Übungen zur Förderung der sozialen Kompetenz des Kindes, spezielle Vorschläge zu einzelnen Störungen u.v.a.m. ermöglichen einen spielerischen und leichten Zugang zum Kind oder Jugendlichen.

Bernd Hippler / Gudrun Görlitz:

Selbsterfahrung in der Gruppe

Ein person- und patientenorientiertes Übungsbuch

348 Seiten, broschiert, ISBN 978-3-608-89694-7

Leben Lernen 142

Nur wer sich selbst mit seinen Stärken und Schwächen kennt und verhaltenstherapeutische Methoden am eigenen Leib erfahren hat, kann anderen Menschen mit therapeutischen Interventionen helfen. Die in diesem Buch vorgestellten Gruppenübungen für die verhaltenstherapeutische Selbsterfahrung dienen dem Ziel, die eigenen Stärken und »wunden Punkte« erfahrbar zu machen und auf dieser Basis die therapeutische Kompetenz zu verbessern. Fortbildungsleiter, Gruppentrainer, aber auch Teilnehmer von Selbsterfahrungsgruppen finden hier eine Fülle von Übungen und Materialien, die an die Frage *»Wer bin ich?«* näher heranführen.

Leben Lernen
Klett-Cotta